Heinz Welling

Kommunikation in der Medizin

Leitfaden
für die erfolgreiche
Praxisführung

2., überarb. Auflage

Heinz Welling

Kommunikation in der Medizin

Leitfaden für die erfolgreiche Praxisführung

2. überarbeitete und erweiterte Auflage

ecomed
MEDIZIN

ecomed Umweltinformation
Dieses Buch wurde auf chlor- und säurefrei gebleichtem Papier gedruckt. Unsere Verlagsprodukte bestehen aus umweltfreundlichen und ressourcenschonenden Materialien. Wir sind bemüht, die Umweltfreundlichkeit unserer Werke im Sinne wenig belastender Herstellverfahren der Ausgangsmaterialien sowie Verwendung ressourcenschonender Rohstoffe und einer umweltverträglichen Entsorgung ständig zu optimieren. Dabei sind wir bestrebt, die Qualität beizubehalten bzw. zu verbessern.
Schreiben Sie uns, wenn Sie hierzu Anregungen oder Fragen haben.

Bibliografische Informationen Der Deutschen Bibliothek

Die Deutsche Bibliothek verzeichnet diese Publikation in der Deutschen Nationalbibliografie; detaillierte bibliografische Daten sind im Internet über <http://dnb.ddb.de> abrufbar.

Heinz Welling
Kommunikation in der Medizin
2., überarb. Auflage

Justus-von-Liebig-Straße 1, 86899 Landsberg/Lech
Telefon 08191/125-0, Telefax 08191/125-292, Internet: http://www.ecomed.de

Satz: Fotosatz H. Buck, 84036 Kumhausen
Druck und Bindung: Druckerei Zimmermann, Balve
ISBN 3-609-16135-9

Inhalt

Herzlichen Glückwunsch, liebe Leserin und Leser!

Mein Eindruck ist: Wer dieses Buch liest und wer vor allem viele der Tipps in die Praxis umsetzt, gewinnt.

Der Gewinn liegt auf vielen Ebenen. Gute, gekonnte Kommunikation bedeutet: mehr Kunden, die richtigen Kunden, zufriedene Kunden, die Ihre Praxis weiterempfehlen und dadurch die Existenz der Praxis sichern und den Erfolg des „Unternehmens Praxis" steigern.

Gleichzeitig macht bei guter Kommunikation die Zusammenarbeit im Praxisteam, wie auch mit den Vorgesetzten mehr Spaß. Wenn es im Team funktioniert, merken das die Kunden sofort an der guten Stimmung und der persönlichen Betreuung.

Als Geschäftsführer eines Beratungs- und Trainingsunternehmens, das Ärzte, Pharmareferenten und Kunden gleichermaßen trainiert, sehe ich die Wirkung von Kommunikation noch viel konsequenter.

Kommunikation und damit professioneller Umgang mit Patienten ist einer der drei wichtigsten Erfolgsfaktoren. Kompetenz, Organisation und Kommunikation sind die Lebensnerven für den wirtschaftlichen Erfolg. 30 % und mehr des Umsatzes einer Praxis hängen von der Qualität der Kommunikation ab.

Patienten erwarten heute sehr viel höhere Qualitätsstandards in der Kommunikation mit dem Arzt und dem Team – und das zu Recht.

Sind sie freundlich und höflich? Werde ich mit Namen begrüßt? Werde ich mit positiver Sprache angesprochen? Werde ich wie ein Gast behandelt, sogar verwöhnt? Hat der Arzt Zeit für mich, nimmt er mich wichtig, geht er auf mich ein? Stimmt der Service der Praxis?

Der Patient kann das Können des Arztes nicht einschätzen, sehr wohl aber seine Art des Umgangs, seine Kommunikation.

Diese höheren Kommunikationsstandards leiten eine neue Form der Selektion ein. Patienten selektieren Praxen mit schlechten Kommunikationsstandards – das könnte man einen „kommunikativen Darwinismus" nennen.

Survival of the fittest. Patienten wählen die Praxis nach Sympathie, Zufriedenheit und Atmosphäre. Sie wählen sie aber auch ab.

Unfreundliche, nicht gutgelaunte, gefrustete Mitarbeiter, Konflikte im Team, die jeder sofort an der Stimmung merkt, Demotivation und teure Fluktuation, all das hat mit Kommunikation zu tun.

Unzufriedene Patienten geben der Praxis in der Regel keine Chance. Wer sich schlecht behandelt fühlt, sagt nicht viel, geht und kommt nie wieder.

Geht es uns nicht allen so, wenn wir beim Einkaufen, in Hotels oder bei Reisen unzufrieden sind? Wir gehen.

Unsere Faustregel ist:

Ein unfreundlicher Mitarbeiter oder Arzt verliert pro Jahr ca. 100 Patienten.

Die Praxis verliert damit 100 x den Umsatz von ca. 5 Jahren, falls der Patient ein treuer „Stammkunde" geworden wäre.

Jeder der 100 Patienten erzählt ca. 5 anderen Patienten davon und macht negative Imagewerbung. Also gute Chancen für gute Kommunikatoren.

Freundlichkeit liegt vielen in der Wiege – gute Kommunikation nicht.

Sie ist lernbar. Herr Welling und sein Buch öffnen Türen für mehr Erfolg. In diesem Sinne schreibt Herr Welling ein Erfolgsbuch.

Viel Spaß beim Lesen.

Dr. Gerhard Bittner
Erfolgstrainer und
Geschäftsführer Point Consulting

Vorwort

Wozu ein Buch über Kommunikation in der Medizin? Reicht nicht eine solide Ausbildung in Diagnostik und Therapie, um damit in der Klinik oder Praxis erfolgreich tätig zu sein? Schließlich hat das in der Vergangenheit ausgereicht, um die Bevölkerung angemessen medizinisch zu betreuen! In fast keinem Lehrplan findet man das Fach Kommunikation an unseren medizinischen Fakultäten und trotzdem ist unsere Bevölkerung nicht kranker als anderswo auf der Welt.

Vielleicht ist jedoch genau das die Ursache, warum sich viele Menschen enttäuscht von der Schulmedizin abwenden, weil gerade die kommunikativen, zwischenmenschlichen Aspekte in der Ausbildung fast unberührt bleiben. Natürlich wollen die Patienten eine Apparatemedizin. So ergab eine Umfrage der Zeitschrift Capital, dass für 80 % der Befragten die technische Ausstattung einer Arztpraxis wichtig oder sehr wichtig wäre. Technik alleine genügt den Menschen jedoch nicht, das zeigen viele andere Umfragen. Weitaus höher schätzen sie das Gespräch mit ihren Ärzten.

Ergebnisse haben alle Arzt-Patienten-Gespräche, gute oder weniger gute. Da eine Ausbildung in diesem Bereich kaum stattfindet, ist es für die Patienten vom Zufall abhängig, ob sie kommunikativ starke Mediziner/innen vor sich sitzen haben oder nicht.

Der größte Teil der Arbeitszeit fast aller Ärzte wird jedoch durch Gespräche mit Patienten ausgefüllt. Die Lehrpläne fast aller unserer Universitäten berücksichtigen, wie schon gesagt, diese Sachlage leider nicht. Daher habe ich mir mit diesem Buch folgende Ziele gesetzt:

1. Die medizinische Effektivität der Gespräche zu verbessern.

*Ausschließlich medizinische Kenntnisse zu haben reicht nicht aus. Damit diagnostische Verfahren von Patienten akzeptiert und der therapeutische Kontext soweit nötig verstanden und mitgetragen werden kann, müssen Mediziner/innen kommunikativ überzeugend sein. Besonders **unter dem Aspekt eines funktionierenden Disease Managements** können Diagnostik und Therapie heute nicht mehr „angeordnet" werden. Es macht daher wenig Sinn, teure Disease-Management-Programme aufzulegen, wenn diese nicht effizient kommunikativ umgesetzt und von den Patienten verstanden und mitgetragen werden können.*

*Damit die Compliance gewährt ist, benötigt jede Therapie ein **partnerschaftliches und kooperatives Verhältnis von Arzt und Patient**. Partnerschaftliche Akzeptanz erhält man jedoch nur dann, wenn man den Nutzen, der sich aus Diagnostik und Therapie ergibt, kommunikativ effizient und transparent machen kann. Ein Beispiel für fehlende Compliance sind z.B. viele Diabetiker. Dabei wäre es gerade bei dieser Erkrankung wünschenswert, eine optimale Mitarbeit der Patienten zu gewährleisten. Ein „gut geführter" Typ-II-Diabetiker, kostet die Krankenkassen ca. 8.000 € im Jahr, wogegen ein Diabetiker, der im Spätstadium dialysiert werden muss, mit ca. 60.000 € zu Buche schlägt!*

Zwei Drittel der Hypertoniker sind schlecht oder gar nicht eingestellt. Auch das ist u. a. eine Folge unzulänglicher Kommunikation!

Schätzungsweise 70 bis 80 % der Arzneimittel in Deutschland werden nicht so eingenommen, wie es sinnvoll wäre und empfohlen wird. Selbst den Patienten, die eine hohe Bereitschaft zur Zusammenarbeit mitbringen, unterlaufen häufig Einnahmefehler.

Für die Vereinigten Staaten von Amerika liegt eine Zahl aus dem Jahre 1976 vor. Damals schätzte man den volkswirtschaftlichen Schaden, der durch Noncompliance entstanden ist, auf immerhin 100 Mrd. $!

Für die alte Bundesrepublik Deutschland beziffert man den gesamten Schaden, der durch eine unzureichende Compliance entsteht, auf 20 Mrd. DM [1].

Nach einer Untersuchung von Urquhart 1994 [2] ergeben sich erstaunliche Daten:

- *Lediglich **6 % der Patienten hält die Dosisintervalle weitgehend so ein, wie im Therapiegespräch empfohlen**. Diese Patienten lassen eher selten eine Dosis aus und nehmen sehr selten eine Extradosis ein.*
- *Nur **33 % der Patienten werden als „ausreichend compliant" bezeichnet**. Sie lassen selten eine oder mehrere Dosen aus, oder nehmen selten eine Extradosis.*

Bei vielen anderen Patienten sieht die Compliance noch deutlich schlechter aus: Viele nehmen gleich ihre „drug holidays", also zwei oder mehrere Tage gar keine Dosis, ein.

Einige nutzen den „Parkplatzeffekt", in dem sie vor ihrem Arztbesuch die Dosen vernichten, die sie hätten nehmen sollen.

Wieder andere setzen den „tooth brush effect" ein, der vom Zahnarzt bekannt ist. Dort wird vor dem Arztbesuch seit langer Zeit die erste Zahnreinigung durchgeführt. Ähnlich ist es in vielen Arztpraxen: Man möchte Frau Doktor nicht enttäuschen und nimmt die Tabletten kurzfristig ein, damit zumindest beim Arztbesuch die Laborwerte stimmen!

Das Erschreckende an diesen Compliance-Daten ist:

> *Je ausgeprägter ein zu erwartender therapeutischer Erfolg durch die Therapie zu erwarten wäre, um so negativer wirkt sich die schlechte Mitarbeit der Patienten beim Ergebnis aus!*

Schlechte Compliance beruht häufig auch auf der Unkenntnis der Patienten. Leider verbleiben aus allen Gesprächen nur ca. 20 % des Gehörten im Gedächtnis. Das ist in der ärztlichen Konsultation nicht anders als im sonstigen Leben. Daraus erklären sich ebenfalls viele ***Einnahmefehler der Patienten.***

Nach einer Untersuchung von Heilmann (1988) [3] zeigte sich nach ärztlichen Konsultationen folgendes überaus bedenkliches Ergebnis:

- **Lediglich 82 % der Patienten konnten sich nach dem Gespräch erinnern, wie lange sie das Medikament einnehmen sollten.**

Mittel und Wege zu finden, die eine effektive Compliance gewährleisten, sind eine wichtige Herausforderung für die Medizin der Zukunft, auch oder gerade im Zeichen knapper Ressourcen!

Effektive Kommunikation fördert den Heilungserfolg. *Zu diesem Ergebnis kamen Medizinstatistiker der Universität York in Großbritannien. Eine Metaanalyse von 25 Studien mit 3.611 Patienten brachte dieses Ergebnis zutage. Zelda Di Blasio et al. [4] untersuchten, ob eine effektive Arzt-Patienten-Beziehung den Heilungserfolg beschleunigte. Das Ergebnis zeigte, dass Patienten wesentlich schneller gesund wurden, wenn ihnen Ängste genommen und vor allem wenn ihnen Chancen und Möglichkeiten für einen positiven Heilungsverlauf aufgezeigt wurden. Darüber hinaus zeigten sich deutlich weniger Nebenwirkungen während der Therapie! Der Studienleiter führte weiter aus, dass Ärzte, die eine warmherzige Beziehung zu ihren Patienten unterhielten und sie in Krisensituationen beruhigten, ihnen positive Ausblicke gaben, effektiver waren als Ärzte, die in ihren Konsultationen unpersönlich und formell waren oder sich unklar ausdrückten. Letztendlich bedeutet das:*

> *Effektive Kommunikation schafft Vertrauen und erhöht die Heilungschancen.*

Denn nur durch effektive Kommunikation ist die Mitarbeit der Patienten gewährleistet! Eine Metaanalyse von 41 Studien, die Hall et al. durchgeführt haben, zeigte im Jahre 1988 eine klare Korrelation zwischen der Partnerschaftsidee der Therapeuten und der

Zufriedenheit der Patienten, also letztlich auch der Bereitschaft zur Zusammenarbeit. Partnerschaft bedeutet jedoch auch, die früher so häufig geübte Geheimniskrämerei „zum Wohle des Patienten" aufzugeben.

Die ***Prävention ist eine weitere wichtige Herausforderung****, denn gerade in den Vorsorgemaßnahmen werden die großen Chancen der kommenden Jahre liegen. Primärprävention in den Focus zu nehmen, ist über die letzten Jahrhunderte gesehen, eine überaus erfolgreiche Strategie gewesen. So waren präventive Maßnahmen überproportional erfolgreicher als therapeutisch-kurative. Die entscheidenden Verbesserungen, die eine rapide steigende allgemeine Lebenserwartung ermöglichten, kamen durch die Optimierung der Lebensbedingungen, also Nahrung, Trinkwasser und Atemluft, zustande. Frühprävention und Impfprophylaxe brachten weitere entscheidende Verbesserungen.*

Psychosomatische Ursachen werden in Zukunft noch deutlich häufiger die Ursache für Erkrankungen sein. Daher wird es zunehmend wichtiger, im Selbstmanagement der Menschen präventiv tätig zu werden.

Gesundheitsökonomen fordern immer vehementer, präventiven Maßnahmen mehr Bedeutung beizumessen, um die rapide steigenden Kosten im Gesundheitswesen besser in den Griff zu bekommen. Die Politik scheint neuerdings diesen überaus sinnvollen Forderungen Rechnung tragen zu wollen. Denn es macht z.B. wenig Sinn, Symptome des metabolischen Syndroms zu bekämpfen, als vielmehr Verhaltensänderungen bei den Menschen zu bewirken, sei es gesundheitsfördernde Essgewohnheiten anzustreben oder sie zu mehr Bewegung zu motivieren.

> *Prävention ist nur durch überzeugende Präsentation von Vorteilen und Nutzen erfolgreich.*

Prävention ist zuerst einmal eine kommunikative Herausforderung, denn wie wir aus Untersuchungen wissen, pflegt nur ca. 20 % der Bevölkerung einen präventiven Lebensstil. Das spiegelt sich z.B. in den enormen Ausgaben für Alkohol und Nikotin wider. Dagegen sind viele Menschen nicht bereit, Geld für gesundheitsfördernde Maßnahmen auszugeben. Spätfolgen dieser Lebensweise soll dann selbstverständlich die Solidargemeinschaft bezahlen.

Sicherlich ist mir bewusst, dass man die große Gruppe der Uneinsichtigen auch mit den besten Argumenten nicht erreichen kann. Ich bin jedoch davon überzeugt, dass deutlich mehr Menschen zu Verhaltensänderungen bereit wären, wenn kommunikative Mittel verstärkt genutzt würden, um die Vorteile einer gesundheitsfördernden Lebensweise transparent zu machen.

Volkswirtschaftlich gesehen ist es eine große Herausforderung, möglichst frühzeitig, am besten schon vor der Schulzeit, präventiv tätig zu werden. Das wird eine Aufgabe für die Mediziner/innen der Zukunft werden, und dazu benötigen sie effektive Kommunikationsmuster. Es bleibt nur zu hoffen, dass die Politik das auch erkennt und Mittel bereit stellt, die es ermöglichen, dass eine Ausbildung unter kommunikativen Gesichtspunkten stattfindet!

> *Effektive Kommunikation ist erforderlich, um Disease-Management-Programme und Prävention erfolgreich zu machen!*

2. Um erfolgreich und damit zufrieden als Mediziner arbeiten zu können, ist eine effektive innere Kommunikation erforderlich.

- *Viele, niedergelassene und in der Klinik tätige Mediziner/innen, klagen über eine hohe Arbeitsbelastung und eine schlechte Bezahlung bzw. über eine hohe finanzielle Belastung. Der ungünstige Umgang mit diesen Stressfaktoren führt häufig gleich zum nächsten Punkt:*
- *Viele klagen, auch schon in jungen Jahren, über ein „Burn-out-Syndrom".*
- *Mediziner verüben deutlich häufiger Selbstmord als die übrige Bevölkerung. Bei Ärztinnen ist die Selbstmordrate sogar doppelt so hoch, wie bei Frauen in anderen Berufen [5].*

Eine wesentliche Ursache dafür ist, durch einen negativen Umgang mit Stressfaktoren im inneren Dialog zu sehen. Wir alle benötigen diesen Dialog, um u. a. zu Entscheidungen zu gelangen. Wird er dauerhaft negativ geführt, kommt es zu oben beschriebenen Ergebnissen. Um bessere Resultate zu erzielen, benötigt man einen positiven und erfolgreichen Umgang mit sich selbst.

Besonders Ärztinnen und Ärzte sollten mit sich selbst im Einklang stehen. Sie haben in unserer Gesellschaft traditionell eine besondere Funktion, die bis zu den Höhlenmenschen zurückreicht. Für die Bürger sind sie die Erben einer jahrtausende alten Heiltradition! Ärztinnen und Ärzte werden als „Wissende" betrachtet. Wissende sollten selbstverständlich kongruent und authentisch auftreten können. Nur so sind sie in der Lage, den Heilungsprozess wirkungsvoll zu unterstützen. Ihr Rat und ihre beruhigenden Worte sind es, die in der Lage sein können, die Selbstheilung, die auch immer erforderlich ist, in die Wege zu leiten.

Voltaire hat das ketzerisch so formuliert: ***Die Medizin unterhält die Menschen, während die Natur sie heilt!***

3. Um wirtschaftlich arbeiten zu können, ist es sinnvoll, kurze Konsultationszeiten zu pflegen.

In der niedergelassenen Praxis ist es schon heute ein entscheidender Faktor der wirtschaftlichen Praxisführung, kurz bemessene Konsultationszeiten zu haben. Erfolgreiche Mediziner/innen führen Gespräche mit kurzen und knappen, jedoch effektiven Gesprächszeiten!

Da ich seit vielen Jahren, u. a. als Praxisberater tätig bin, hatte ich in dieser Zeit Gelegenheit, weit über 1.000 Arzt-Patienten-Gespräche zu verfolgen. Dabei habe ich festgestellt, dass die meisten niedergelassenen Mediziner, die eine überproportional lange Gesprächsdauer pflegen, nicht effizienter sind. Ich messe oft 8 Minuten und mehr im Schnitt. Dagegen kenne ich viele erfolgreiche Mediziner/innen, die nur ca. vier bis fünf Minuten benötigen – wohlgemerkt das ist ein Durchschnittswert! Es sind sowohl Zehn-Minuten-Gespräche sowie auch die Injektion in der Kabine darin enthalten. Die Qualität der Kommunikation ist dennoch sehr hoch. In einigen dieser Fälle habe ich Patienten-Befragungen durchgeführt. Die Ergebnisse waren für diese Mediziner durchweg positiver, als bei vielen anderen, die ausufernde Gespräche führen.

Bei 60 Patienten-Gesprächen am Tag bedeutet das:

Falls Sie die Konsultationsdauer um 2 Minuten pro Patient reduzieren, können Sie ca. 2 Stunden am Tag einsparen.

Vielleicht ergibt sich damit die Möglichkeit, mehr Non-GKV-Leistungen anzubieten oder mehr Zeit für Ihre Familie oder Ihr Hobby zu gewinnen.

Wichtig: *Ziel ist es, Kontaktzeiten pro Gespräch von 4 bis maximal 6 Minuten im Schnitt zu erreichen, bei hoher Effizienz und* ***Akzeptanz der Patienten****!*

Enid Balint hat zu diesem Thema ein Buch veröffentlicht [6]:

Fünf Minuten pro Patient

Darin kommt die Meinung zum Ausdruck, dass für ein Gespräch zwischen Arzt und Patient ca. 5 Minuten Dauer ausreicht. Alle längeren Gespräche seien nur Zeitverschwendung und brächten keinen therapeutischen Erfolg.

Wohlgemerkt gilt das für das psychotherapeutische Gespräch in der ärztlichen Allgemeinpraxis! Um wie vieles schneller sollte dann die Behandlung von Bagatellerkrankungen oder Routinekontrollen bei chronischen Erkrankungen vonstatten gehen?

Die ***Entwicklung in den Kliniken*** *wird in den nächsten Jahren ebenfalls zunehmend von betriebswirtschaftlichen Faktoren bestimmt werden. Auch im Krankenhausbereich wird es wichtig, kurze und effiziente Gespräche zu führen.*

4. Effektive Kommunikation ist ein entscheidender Faktor für eine hohe Arzt-Patienten-Bindung.

Eine enge Bindung ist zum einen wichtig für den therapeutischen Erfolg, denn nur bei gutem Kontakt (Rapport) können gute Ergebnisse erzielt werden. Fehlt dieser Rapport, sind die Ergebnisse durchweg schlecht (siehe Kap. Der gute Kontakt).

Eine funktionierende Arzt-Patienten-Bindung ist andererseits auch ein Wirtschaftsfaktor für jede Praxis und in Zukunft auch für jede Klinik:

- *Die so genannten „Soft Skills" oder Schlüsselqualifikationen sind unabhängig von den medizinischen und fachlichen Kenntnissen ein entscheidender Faktor jedes beruflichen Erfolges. Diese früher eher amerikanische Sicht der Dinge gewinnt auch in Europa immer mehr an Bedeutung, weil man erkennt, dass*
  - *Kommunikationskompetenz,*
  - *Durchsetzungskraft,*
  - *Ausstrahlung,*
  - *sicheres Auftreten,*
  - *und Teamfähigkeit*

  entscheidende Faktoren jedweden Erfolges im Beruf und im Privatleben sind. Diese Schlüsselqualifikationen sind schon heute eminent wichtig. Sie werden in Zukunft das Leben der Mediziner noch entscheidender beeinflussen, da sie die wichtigsten Parameter für die Akzeptanz ihrer Patienten sind. Expertentum alleine reicht nicht mehr aus. Man muss auch in der Lage sein dieses ökologisch in den Alltag der Menschen integrieren zu können!
- *Es ist wesentlich teurer und aufwändiger, neue Patienten zu gewinnen, als Stammpatienten zu halten. Denn es gibt für niedergelassene Ärzte oder Kliniken nur sehr wenig*

erlaubte Werbemaßnahmen. Stammpatienten jedoch mit einer effektiven Gesprächsführung zufrieden zu stellen, ist eine relativ einfache Möglichkeit, erfolgreich zu sein. Gerade das Gespräch mit ihren Therapeuten hat für alle Patienten immer noch absolute Priorität.

- *Viele Patienten sind mit dem Arzt-Patienten-Gespräch unzufrieden. Ich erlebe immer wieder Unterbrechungen von Gesprächen. Viele Patienten fühlen sich dadurch gering geschätzt und nicht verstanden. Sie gehen spürbar unzufrieden aus der Konsultation. Andere Patienten erklären, dass sie viele Begriffe, die ihre Therapeuten verwenden, nicht verstanden haben. Sie wechseln daher die Praxis. Sie und das Praxisteam merken das häufig leider viel zu spät, um reagieren zu können. Ein Anruf hilft in der Regel nicht, um sie erneut zu gewinnen, denn mit ziemlicher Sicherheit haben die Patienten bis dahin jemand anderes gefunden und zu ihm Vertrauen gefasst.*
- ***Zufriedene Patienten sind Multiplikatoren.** Das effektivste Werbemedium einer Klinik oder Arztpraxis sind zufriedene oder noch besser begeisterte Patienten, die im Gespräch ernst und wichtig genommen werden und sich verstanden fühlen. Sie haben daher keinen Anlass ihre Therapeuten zu wechseln.*
- ***Leider sind unzufriedene Patienten auch Multiplikatoren** und zwar in noch höherem Maß als die zufriedenen. Das liegt ganz einfach am Wesen der Menschen, die eher bereit sind, über negative Dinge zu berichten, als über Positives. Hören Sie sich einmal die Gespräche von Patienten in den Warteräumen unserer Kliniken und Praxen an. Hauptthema sind die Krankheiten und Katastrophen, eigene und fremde.*
  Oder besuchen Sie eine Party bzw. eine Tagung. Diejenigen, die vorher im Stau gestanden haben, werden ihre Erlebnisse jedem erzählen. Sind sie jedoch reibungslos zum Zielort gekommen, ist das keine Silbe wert. Mit diesen Geschichten stehen die Menschen im Mittelpunkt des Interesses! Die Journalisten nennen das: „Bad news are good news!"
  Gerade die Patienten, die unzufrieden mit dem Arzt-Patienten-Gespräch sind, werden das daher bei jeder sich bietenden Gelegenheit weitertragen.
- *Der **Preis einer Non-GKV-Leistung** wird von zufriedenen Stammpatienten eher akzeptiert werden, als von Patienten, die zum ersten Mal in Ihrer Praxis sind. Auch Patienten, die tendenziell unzufrieden mit dem Gespräch waren, werden kaum bereit sein, Geld für Non-GKV-Leistungen zu investieren. Da die Selbstzahlerleistungen für jede Praxis in Zukunft immer wichtiger werden, sollten Sie besonders diesem Punkt erhöhte Bedeutung beimessen!*

5. Effektive Kommunikation ist eine Voraussetzung, um erfolgreich eine Leitungsposition auszufüllen.

Die meisten Mediziner/innen kommen früher oder später in eine Leitungsposition. Sei es in der niedergelassenen Praxis oder in der Klinik. Um Mitarbeiter erfolgreich zu führen, sind kommunikative Fähigkeiten eine wichtige Voraussetzung für den ökonomischen Erfolg eines jeden Unternehmens. Leider werden die Mediziner in der Ausbildung darauf in keiner Weise vorbereitet. Es ist leider nicht so, dass man mit der Erlangung einer Leitungsposition automatisch die entsprechende Kommunikationskompetenz mitgeliefert bekommt!

6. Effektive Kommunikation ist eine wichtige Voraussetzung um Leistungen verkaufen zu können.

Wie schon gesagt, wird es für die meisten Mediziner/innen zunehmend wichtiger werden, ihre Leistungen (Non-GKV) an ihre Patienten (Kunden) zu verkaufen. Die Einnahmen aus der gesetzlichen Krankenversicherung reichen für viele Fachgruppen nicht aus, die Praxis wirtschaftlich zu führen. Als Praxisberater empfehle ich Hausärzten schon heute, ca. 20 % ihrer Einnahmen aus dem Non-GKV-Bereich zu erlösen. Bei einigen Fachgruppen, z.B. Dermatologen, sollten es dagegen mindestens 40 % sein, wobei nach oben selbstverständlich keine Grenzen gesetzt sind.

Privatpatienten sind nicht beliebig vermehrbar. Selbstzahlerleistungen zu verkaufen wird dagegen in Zukunft zunehmend möglich sein. Die Akzeptanz dafür ist in den letzten Jahren deutlich gestiegen und wird noch besser werden, da vielen Patienten klar geworden ist, dass viele Leistungen, die früher von den Kassen übernommen wurden, nicht mehr erstattet werden können.

Wir wissen, dass im Non-GKV-Bereich ca. 20 Mio. € jedes Jahr für Leistungen ausgegeben werden, die auch von Ärzten erbracht werden können und aus medizinischen Gründen dort auch besser angeboten werden sollten.

Ca. 20 % der bundesdeutschen Bevölkerung pflegt einen präventiven Lebensstil und ist bereit, Geld für die Gesundheit auszugeben und zwar über die Kassenbeiträge hinaus. Sie sind Mitglieder in Fitnessclubs, kaufen Vitamine und Mineralien oder geben ihr Geld für Heilpraktiker aus.

Viele Mediziner tun sich sehr schwer, diesen Menschen Angebote zu machen, auch wenn sie vom Nutzen der Therapien überzeugt sind. Einerseits haben sie Glaubenssätze, die ih-

nen die Leistungsanbietung unmöglich machen. Andererseits fehlen ihnen die verkäuferischen Fähigkeiten, die es ermöglichen würden, Leistungen erfolgreich an ihre Patienten zu verkaufen.

Dieses Buch möchte Anregungen geben, wie man mit solchen Glaubenssätzen umgehen und darüber hinaus, wie der Verkauf in der Praxis erfolgreich werden kann.

1. **Die medizinische Effektivität der Gespräche wird durch eine effektive Kommunikation verbessert: Disease Management und Prävention werden effektiver!**
2. **Um erfolgreich und zufrieden arbeiten zu können, ist eine effektive innere Kommunikation erforderlich.**
3. **Um wirtschaftlich arbeiten zu können, ist es sinnvoll, kurze Konsultationszeiten zu haben.**
4. **Effektive Kommunikation ist ein entscheidender Faktor für eine hohe Arzt-Patienten-Bindung.**
5. **Effektive Kommunikation ist eine Voraussetzung, um erfolgreich eine Leitungsposition auszufüllen.**
6. **Effektive Kommunikation ist eine wichtige Voraussetzung, um bestimmte Leistungen verkaufen zu können.**

[1] Mühlig S. (1998): Das Compliance-Problem. Deutsche Apotheker Zeitung 138, 14: 1279–1280

[2] Urquhart J. et al.: Role of patient compliance in clinical pharmacokinetics. A review of recent reseach. Clin Pharmacokinet 27:202–215

[3] Heilmann K. (1988): Arzneimittelsicherheit. Die Rolle des Patienten. DIV-Verlag GmbH, Köln

[4] Ärztezeitung vom 12.03.2001

[5] Harpers Index, Focus 24/2001

[6] Fünf Minuten pro Patient, Enid Balint und J.S. Norell, Herausgeber: Alexander Mitscherlich, Suhrkamp Verlag, ISBN 3-518-07278-1

NLP

Liebe Leserin, lieber Leser, das folgende Kapitel ist relativ theoretisch, jedoch sehr wichtig. Wer NLP verstehen möchte, sollte es lesen, früher oder später!

Sie haben nun die Möglichkeit, das Kapitel zu überspringen und erst später zu lesen oder es als Gerüst für die folgenden Kapitel zu nutzen.

Es ist wie immer im Leben – viele Wege führen nach Rom. Die einen schneller, die anderen angenehmer oder informativer. Welcher der Richtige für Sie ist, können nur Sie wissen!

Falls Sie das Kapitel erst später lesen, werden Sie sogleich auf einige unbekannte Begriffe stoßen. Diese sind *kursiv* gedruckt und werden im Glossar beschrieben.

Die ersten **NLP-Theorien** wurden Anfang der 70er Jahre in den USA von *Richard Bandler* und *John Grinder* beschrieben. *Bandler*, Gestaltpsychologe und Mathematiker, sowie *Grinder* als Linguist, untersuchten, weshalb einige Therapeuten in den Vereinigten Staaten wesentlich erfolgreicher waren als viele andere; ja, sie schienen wahre Magier im Umgang mit ihren Klienten zu sein. Beide begleiteten die Familientherapeutin *Virginia Satir*, den Gestalttherapeuten *Fritz Pearls* und den Hypnotherapeuten *Milton Erickson*. Obwohl sich diese Drei in ihren Arbeitsweisen völlig unterschieden, stellten *Bandler* und *Grinder* fest, dass alle ähnliche Kommunikationsmuster verwandten und damit Meister der Kontaktfähigkeit, Motivation und Überzeugungskunst waren. Diese gaben ihnen einen effizienten Zugang zu ihren Klienten und brachten überzeugende therapeutische Erfolge.

Bandler und *Grinder* wandten diese Muster nun ebenfalls an und hatten sogleich überraschend gute Ergebnisse damit.

Bandler und *Grinder* beobachteten daraufhin noch weitere erfolgreiche Führungskräfte aus der Wirtschaft und kamen dabei zu ganz ähnlichen Ergebnissen.

Sie kombinierten ihre Beobachtungen mit den neuesten Erkenntnissen der Hirnforschung, z.B. von *Gregory Bateson*, und nannten das Resultat neurolinguistisches Programmieren.

■ **Neuro** benennt die selektive Wahrnehmung durch die Sinne, nämlich das Sehen, das Fühlen, das Hören, das Riechen und das Schmecken.
Im NLP werden die Sinneskanäle:

- Visuell (sehen) **V**
- Auditiv (hören) **A**
- Kinästhetisch (fühlen) **K**
- Olfaktorisch (riechen) **O**
- Gustatorisch (schmecken) **G**

benannt, wobei das Schmecken in der Regel dem Riechen zugeordnet wird. Wahrnehmungsprozesse werden im NLP häufig auch als V A K O-Prozesse bezeichnet.

Neuro also, da alle Wahrnehmungen durch unser Nervensystem geleitet werden.

- Hinter **linguistisch** verbirgt sich die verbale bzw. nonverbale Repräsentation der Wahrnehmungen. Diese wenden wir nicht nur im Umgang mit anderen Menschen an. Auch in den Prozessen der inneren Kommunikation wird „Sprache" genutzt.
- **Programmieren** beschreibt den inneren bewussten und unbewussten Verarbeitungsprozess, um ein bestimmtes Ergebnis zu erzielen.

Die „Amtssprache" des NLP ist Englisch. Das hat den Vorteil, dass sich z.B. die Teilnehmer bei NLP-Kongressen oder Veranstaltungen relativ leicht verständigen können. Wundern Sie sich also nicht, wenn von *Pacen, Matching, Ressourcen* oder *Chunking* die Rede ist.

NLP bietet Therapeuten die Möglichkeit, **effektive Kurzzeittherapien** durchzuführen. Ich habe es selbst einige Male erlebt, dass z.B. Phobien in ca. 1 Stunde nicht mehr als Bedrohung empfunden wurden bzw. nicht mehr vorhanden waren. NLP findet heute nicht nur in der Therapie Anwendung, sondern immer mehr im Businessbereich, wobei Führungskräfte und Verkäufer trainiert werden, erfolgreicher zu werden und Spitzenleistungen zu vollbringen. Den Hintergrund von NLP bildet die humanistische Psychologie. In Abweichung zu dieser sieht NLP die Lösung im Vordergrund und nicht das Problem!

NLP arbeitet immer an der Lösung – nicht am „Problem"!

Die Methode hat nichts mit den effekthaschenden Auftritten einiger „Wunderprediger" zu tun. Die „in fünf Minuten ein neuer Mensch"- und „Sie können alles was Sie wollen"-Shows schaden der Methode mehr als sie nützen. Lassen Sie sich von solch marktschreierischem Spektakel nicht beirren. NLP bietet, solide vermittelt und trainiert, eine effektive Möglichkeit, die eigene Zufriedenheit sowie Kontaktfähigkeit im Beruf und im privaten Bereich zu verbessern. Es bietet sicherlich auch einige Instrumente der Manipulation. Grundsätzlich ist es jedoch humanistisch und ganzheitlich angelegt und wenn man verantwortungsbewusst damit umgeht, eine der besten Möglichkeiten, einen effizienten Zugang zu anderen Menschen und zu sich selbst zu finden.

Virginia Satir beurteilt die Arbeit mit NLP folgendermaßen:

> *„Ich denke, der Praktizierende sollte wissen, dass es mit dem NLP das Gleiche ist, wie mit allen Strategien und Methoden überhaupt – sie müssen in einen Rahmen gestellt werden, der durch Einfühlung und Liebe für die Persönlichkeit des anderen geprägt ist."*

NLP hat es schon immer gegeben und die Menschen haben viele der Tools unbewusst angewandt. Der Verdienst von *Bandler* und *Grinder* liegt in der **Zusammenführung und Systematisierung** dieser erfolgreichen Kommunikationsmuster!

Es liegt auf der Hand, diese in der täglichen Routine, gerade für Ärzte, die ja tagtäglich Veränderungen bei anderen Menschen bewirken sollen, anzuwenden. Schauen wir einmal genauer, welche Möglichkeiten NLP bietet.

NLP besagt, dass die Fähigkeiten eines Menschen grundsätzlich auch von jedem anderen angewendet werden können. Das **Lernen vom Modell** ist eine der Grundannahmen des NLP. Das Revolutionäre daran ist, dass man sich nicht die Kommunikationsmuster und Verhaltensweisen von kranken Menschen angeschaut hat, wie es bis dahin üblich war, sondern von überaus erfolgreichen Persönlichkeiten. Über die Arbeiten von *Bandler* und *Grinder* hinaus gibt es heute noch viele andere Zusammentragungen von Erfolgsfaktoren. Erwähnen möchte ich an dieser Stelle die Arbeiten von *Robert Dilts* über Jesus Christus, Leonardo da Vinci, Albert Einstein oder Wolfgang Amadeus Mozart. Dilts bediente sich dabei aller Materialien, die er über diese Menschen finden konnte und beschreibt deren Erfolgsfaktoren. NLP fordert zum ***Modeln* von Erfolgsfaktoren** auf.

NLP behandelt nicht nur die äußere Kommunikation, sondern auch die innere Kommunikation. Man geht davon aus, dass wir aus verschiedenen Teilen bestehen, die oft genug unterschiedlicher Meinung sind. Man spricht daher vom *Multi Mind*:

- Das kann z.B. der eine Teil in uns sein, der Karriere machen will und der andere Teil, der vielleicht mehr Zeit für die Familie haben möchte. Zu allem Überfluss kommt dann noch ein weiterer Teil ins Spiel, der mehr Zeit für sportliche Aktivitäten anmahnt.
- Ein anderes Beispiel: Ein Teil möchte Geld für ein neues Auto ausgeben, ein anderer Teil würde damit lieber in Urlaub fahren und ein weiterer, der aus Sicherheitsgründen die Kredite der eigenen Immobilie abtragen möchte.
- Am Sonntagmorgen ist es der eine Teil, der liebend gerne ausschläft und der andere, der die Laufschuhe aus dem Schrank holen möchte, weil das Wetter dafür ideal wäre.

Man könnte noch viele andere Beispiele aufzählen. Immer sind verschiedene

Teile in uns, die miteinander kommunizieren. Wir führen innere Dialoge, um zu Ergebnissen zu kommen. Immanuel Kant hat das so formuliert: „Denken ist reden mit sich selbst!"

Erstaunlich ist, dass die dabei genutzten „Sprachmuster" den Mustern der äußeren Kommunikation sehr ähnlich sind (siehe Kap. *Was die Sprache verrät*, bzw. *Effektive Sprache*). NLP bietet viele Strategien zur erfolgreichen Strukturierung der inneren Kommunikation an.

NLP arbeitet weiter mit den folgenden **Vorannahmen**, da diese sich als sehr hilfreich und zielführend erwiesen haben:

- **Alle Menschen haben die *Ressourcen*, um ihre Herausforderungen selbst zu lösen.** Man kann ihnen helfen, diese Ressourcen zu wecken und erfolgreich einzusetzen. Die Lösungen für alle Herausforderungen sind also bereits in allen Menschen vorhanden, man kann sie dazu bringen, diese selbst zu finden. Daher: **Es gibt keine ressourcenlose Menschen, sondern nur ressourcenlose Zustände!**
- Jede Handlung die ein Mensch durchführt, ist **immer mit einer guten Absicht für sich selbst verbunden**. Niemand will sich selbst schaden.
Diese Arbeitshypothese schafft neue Sichtweisen für die Handlungen der Menschen. Für unser eigenes Handeln legen wir wie selbstverständlich immer unsere gute Absicht zugrunde. Auch wenn unsere Ergebnisse nicht so sind, wie wir uns das vorgestellt haben, sehen wir unsere gute Absicht dahinter und entschuldigen evtl. später ein unerwünschtes Ergebnis damit.
Bei den Handlungen anderer dagegen sind wir eher geneigt, nur das Ergebnis zu betrachten. Ist das nicht in unserem Sinne, lehnen wir es pauschal ab. Falls wir jedoch die gute Absicht, die dahinter steht, würdigen und damit die Person akzeptieren, haben wir eine neue Sichtweise bekommen und können mit vielen Alltagssituationen anders, evtl. effektiver umgehen. **Es ist daher wichtig, zwischen Verhalten und Absicht zu trennen.**
Falls es sich um ein problematisches Verhalten eines Mitmenschen handelt, wird er oder sie durch die Akzeptanz, die entgegengebracht wird, eher bereit sein, Veränderungen zuzulassen.
- **Für jedes Verhalten eines Menschen gibt es den passenden Kontext.** Das Verhalten ist also nicht prinzipiell falsch, sondern nur in einem bestimmten Kontext weniger hilfreich. In einem anderen Kontext kann das Verhalten sehr wohl nützlich sein.
Beispiel: Eine Mutter beklagt, dass sie immer aufbrausend und heftig in der Erziehung reagiert. Dieses Verhalten kann jedoch in einem anderen Kontext sehr nützlich sein, z.B., wenn sie sich wirklich verteidigen muss.

Daher spricht NLP grundsätzlich nie von richtig oder falsch, sondern lediglich von nützlich oder weniger nützlich im jeweiligen Kontext.

- **Jede effiziente Kommunikation benötigt Rapport.** *Rapport* ist die Basis für jede Veränderungsarbeit. Rapport ist einerseits ein natürlicher Vorgang, er kann jedoch auch bewusst herbeigeführt werden, um in der Kommunikation zu besseren Ergebnissen zu kommen. Rapport zu den Gesprächspartnern ist besonders wichtig, wenn man vor kommunikativen Herausforderungen steht.
- Jede Arbeit im **NLP ist lösungs- und nie problemorientiert**. NLP fragt niemals warum. NLP fragt immer „wie" und ist damit auf die Zukunft fokussiert, denn die Zukunft kann man gestalten, die Vergangenheit nicht mehr!
Das Wort Problem ist daher die falsche Terminologie. Es gibt nur Herausforderungen, Chancen und Möglichkeiten. Mit diesen positiven Beschreibungen fokussieren Sie sich und andere auf die Lösung.
- **Es gibt keine Fehler**, sondern nur Ergebnisse oder Feedback. Mit dieser Einstellung hat man die Möglichkeit, den Fokus auf die Optimierung für die Zukunft zu legen. Schwächende negative Gedanken werden so weitgehend vermieden.
- **Die Person, die die meisten Wahlmöglichkeiten hat, erreicht am ehesten ihr Ziel.** Oder wie es in der Kybernetik heißt: Das flexibelste Element kontrolliert das System.
Mit vielen Wahlmöglichkeiten und zielorientiertem Denken sind Ziele einfacher zu erreichen, als mit dem Denken in Einbahnstraßen. Diese können sich häufig genug als Sackgassen erweisen. Habe ich mehrere Handlungsoptionen, bin ich in der Lage, die für mich beste herauszufiltern oder kann somit flexibel meine Optionen verändern!
Flexibilität ist die wichtigste Voraussetzung um mit unerwünschten Resultaten zurechtzukommen. Seien Sie sogar so flexibel, dass, falls die hier beschriebenen Grundannahmen bei Ihnen nicht hilfreich sind, Sie sich davon lösen. Diese sind nicht die Bibel, sondern lediglich Instrumente, die häufig Menschen helfen können!
- **Jeder Mensch hat seine Sicht der Dinge.** Die Welt als solche ist für uns nicht erkennbar. Die Wirklichkeit, die wir empfinden, ist immer nur unsere eigene. Zwar empfangen wir ständig Informationen (VAKO), diese werden jedoch durch unterschiedliche Verarbeitungen, *Tilgungen, Verzerrungen* und *Generalisierungen* individuell zu unseren eigenen „Landkarten" oder Modellen der Welt verarbeitet. Dieser Verarbeitungsprozess arbeitet primär unterbewusst.
Es gibt daher keine „wahre Welt", sondern nur die jeweilige Landkarte davon, die bei allen Menschen unterschiedlich entsteht. Es gibt lediglich ähnliche Landkarten (Sicht der Dinge). Für eine effektive Kommunikation ist es wichtig, sich der Karte des Gesprächspartners anzunähern. Das heißt nicht, diese Sicht der Dinge zu übernehmen. Es geht lediglich darum diese akzeptieren zu können und sich ihr anzunähern.

Eine daher häufig genannte Arbeitshypothese im NLP: Die Karte ist nicht das Gebiet.

- **Die Bestätigung der eigenen Sicht der Dinge (Landkarte) erfolgt über die selektive Wahrnehmung** von V, A, K, O.
- **Veränderungsprozesse können unbewusst ablaufen,** sie müssen nicht bewusst gesteuert werden.
- **Veränderungen dürfen schnell vonstatten gehen und Spaß machen.**
- **Das Unbewusste ist mächtiger als das Bewusstsein!**

Auf diesen Punkt möchte ich deutlicher auf das Unterbewusstsein eingehen, weil ansonsten das Verständnis für Vieles im NLP fehlt.

Ich treffe immer wieder auf Menschen, die verständnislos den Kopf schütteln, wenn man die Macht des Unbewussten anspricht. Für sie ist das unverständlich, weil sie glauben, als nüchterne und rational denkende Menschen seien ihre unbewussten Teile die Diener des machtvollen Bewusstseins und könnten kaum ein eigenes Potenzial entfalten. Weit gefehlt, denn das Unterbewusstsein ist bewusst nur schwer zu lenken.

Die Grafik eines Eisberges soll das verdeutlichen. Die Potenziale der unbewussten Teile gegenüber dem Bewusstsein sind ähnlich groß, wie der Teil eines Eisberges unter der Wasseroberfläche, gegenüber des Teiles der sichtbar ist! Viele Belege dafür werden noch im Kap. *Karten und Filter* beschrieben.

Schauen wir uns einmal an, was die unbewussten Teile tagtäglich leisten; z.B. einige Prozesse, die ablaufen, wenn Sie einen Raum verlassen wollen. Die unbewussten Teile kürzen wir der Einfachheit halber mit **U** ab:

Sie stehen vom Stuhl auf, weil Sie bewusst die Entscheidung getroffen haben in einen anderen Raum zu gehen. **U** entscheidet, welche Teile der Bein-

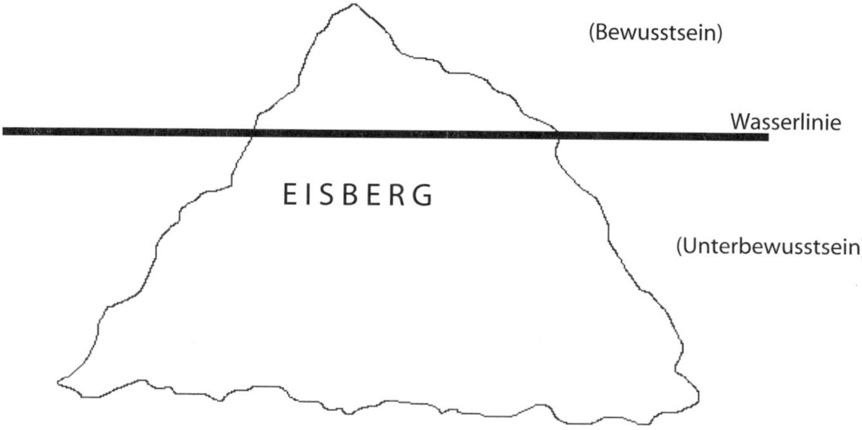

muskulatur in genau der richtigen Dosierung anzuspannen sind, damit der Körper nach oben gehoben werden kann. Nicht mit zu viel Kraft, um stabil zu stehen und nicht mit zu wenig, weil sonst der Vorgang nicht zustande kommt. **U** weiß genau, welche Bewegungsabläufe notwendig sind, z.B. wie die Kraftverteilung zwischen der verschiedenen Oberschenkel-, Waden-, Bauch- und Rückenmuskulatur sein muss! Es ist auch bestens informiert, in welcher Reihenfolge die Muskelpartien eingesetzt werden müssen.

Während dessen koordiniert **U** das Gleichgewicht über Messungen im Innenohr, weil sonst der gesamte Vorgang missglückt. Diese Routine wird souverän und unbemerkt von **U** gesteuert. Danach sagt Ihnen **U**, dass dieses aufrechte Rechteck in der Wand eine Möglichkeit ist, den Raum zu verlassen, und der Ausgang nicht durch die Wand oder durch das andere Rechteck (Fenster) zu finden ist. Müssten Sie an dieser Stelle, wenn Sie nur das Bewusstsein zur Verfügung hätten, erst überlegen durch welche Öffnung der Raum zu verlassen ist, würde es wahrscheinlich einige Zeit dauern, bis Sie die Lösung mittels einiger Versuche finden würden! Jetzt koordiniert **U** Ihre Physiologie, damit der aufrechte Gang in Bewegung kommt und ist dabei immer mit der Kontrolle des Gleichgewichtes verbunden. Es hält Kontakt zu den Augen, um Informationen zu bekommen, wo das Ziel ist und wann es erreicht wird. Falls Sie genügend Zeit in dieser Situation haben, lässt **U** gleichmäßige Schritte zustande kommen, die Sie in Richtung Türe bringen. Sind Sie in Eile, sind die Schritte ohne darüber nachzudenken selbstverständlich deutlich schneller. Ein überaus anspruchsvoller Vorgang, für den Ihr Gehirn sehr lange trainieren musste!

Sind Sie nun kurz vor der Tür angekommen, lässt **U** die Bewegung verlangsamen und zum Stillstand kommen. Daraufhin stabilisiert **U** den Körper und lässt Ihre Hand nach vorn fahren. **U** sagt Ihnen, dass das gebogene Metallteil, das Sie vor sich sehen, dazu da ist, die Türe zu öffnen und legt Ihre Hand auf die Klinke. Nicht darunter und nicht davor. Jetzt sagt **U** Ihnen genau, wie viel Kraft angewendet werden muss, um wieder die Klinke nach unten zu drücken. Ist sie unten, zieht **U** die Hand zurück und lässt in einem komplizierten Ablauf die Beine zwei kurze Schritte zurückgehen. Nun liegt der Ausgang vor Ihnen und Sie haben nicht ein einziges Mal bewusst über den Vorgang nachgedacht!

Stellen Sie sich nun eine Autofahrt von München nach Hamburg vor oder eine Ihrer täglichen Autofahrten. Denken Sie dabei noch über die Schaltvorgänge nach? Überlegen Sie noch, was das rote Licht an der Kreuzung bedeutet? Denken Sie noch darüber nach, in welche Richtung Sie das Lenkrad drehen müssen, wenn Sie abbiegen wollen? Welcher Schalter in Frage kommt, falls Sie das Licht einschalten? Welcher Hebel für den Fahrtrichtungsanzeiger genutzt wird und in welche Richtung Sie ihn betätigen müssen?

Falls ich diese Fahrten mit allen Einzelheiten der unbewussten Tätigkeiten beschreiben wollte, käme ich auf eine riesige Datenmenge. Ihr Unterbewusstsein ist immer in voller Aktion, sogar wenn Sie schlafen. Die Datenmenge, die täglich von Ihren unterbewussten Teilen verarbeitet wird, ist also gigantisch!

Mir fällt die brillante Fähigkeit des Unterbewusstseins häufig auf, wenn ich eine Krawatte binde. Bewusst bin ich kaum in der Lage, den Knoten zustande zu bringen. Sobald ich darüber nachdenke, wird es schon schwierig. Nur wenn ich ohne nachzudenken agiere, ist der Knoten schnell gebunden.

Ein anderes Beispiel erlebe ich immer wieder, wenn ich meinem Hobby, dem Rennradfahren nachgehe. Das Rennrad verfügt über so genannte Klickpedale, den Skibindungen sehr ähnlich. Unter dem Radschuh befindet sich eine Platte, die in die Pedale auf Druck einrastet. Will ich nun an einer Ampel, nach einem Stopp, wieder einklicken und mache das bewusst, hackelt das Ganze sehr häufig. Falls ich nicht darüber weiter nachdenke und beide Füße unbewusst einrasten lasse, funktioniert das ganz hervorragend!

Haben Sie vielleicht eine Phobie, wie viele andere Menschen? Gegen Aufzüge, Höhenangst oder bestimmte Tiere? Wenn ja, kennen Sie die Macht von **U** ganz genau. Auch wenn die Spinne hinter Glas ist und Sie genau wissen, dass Sie in Sicherheit sind, reagiert Ihr Körper mit Schweißbildung, Muskelanspannung und panischer Angst. Diejenigen, die unter Klaustrophobie leiden, wissen bewusst genau, dass sie in einer Minute den Aufzug wieder verlassen werden, können jedoch nichts gegen ihre Panik unternehmen. Falls das Fliegen für Sie schwierig ist, wissen Sie genau, dass die Chance abzustürzen 1:1.000.000 oder mehr steht. Sie wissen auch, dass Auto fahren deutlich gefährlicher ist. Dieses Wissen hilft dann nur leider nicht. **U** ist wieder einmal stärker und mächtiger als Ihr Bewusstsein und es macht Ihnen weiche Knie und feuchte Hände beim Einsteigen in die Maschine. Ob Sie das nun wollen oder nicht!

Oder denken Sie an einen neuen Patienten, der in Ihr Sprechzimmer kommt. Ohne dass er etwas gesagt hat, verfügt **U** schon über eine Meinung über ihn, es holt dazu alle Schubladen heraus, die passen könnten, ob Sie das wollen oder nicht. Lesen Sie zu diesem Thema das Kapitel *„Der gute Kontakt."*

NLP geht daher von der Annahme aus, dass viele Veränderungen, die in unseren unbewussten Teilen gemacht werden, große Auswirkungen auf die bewussten Vorgänge haben können!

Einiges mehr zum Thema Unterbewusstsein finden Sie im nächsten Kapitel!

Diejenigen von Ihnen, die sich mehr mit Psychologie oder Therapie beschäftigen als ich, mögen es mir verzeihen, dass ich es mir so einfach mache und so undifferenziert von Unterbewusstsein spreche. Ich denke, dass es für den Prozess des Verstehens von Kommunikationsphänomenen ausreicht, diese Sicht der Dinge anzunehmen. Ziel ist es lediglich, Sie als Leser zu sensibilisieren, wie viele Prozesse in jeder Sekunde im Gehirn ablaufen, die nicht bewusst gemacht werden und trotzdem von entscheidender Bedeutung für jedes Verhalten sind!

Zum Ende des Kapitels noch etwas zur NLP-Ausbildung. NLP kann man nicht aus Büchern lernen. Ein Buch ist lediglich als Unterstützung und Anregung sinnvoll. NLP-Training ist in Kleingruppen am intensivsten und effektivsten.

Denn die Basis des NLP ist immer die Kommunikation und diese muss im Umgang mit Menschen erlebt werden. NLP erlernt man am besten in einem Institut, das vom Dachverband DVNLP anerkannt ist. Falls Sie Interesse daran haben, gibt die DVNLP Ihnen Auskunft, wo Sie in Ihrer Nähe ein Ausbildungsinstitut finden können:

Deutscher Verband für Neuro-Linguistisches Programmieren e.V.
Alte Jakobstr. 149
10969 Berlin
Tel.: 030-2 53 87-127

Ein Einführungsseminar findet meist am Wochenende statt und ist daher leicht durchführbar. Eine weiterführende Ausbildung zum NLP-Practitioner (Anwender), dauert 15 bis 20 Tage, die sich in der Regel über ein bis zwei Jahre hinziehen. Danach kann noch die NLP-Master-Ausbildung angeschlossen werden, die noch einmal den gleichen Zeitraum in Anspruch nimmt. Falls Sie im Anschluss NLP selbst vermitteln wollen, können Sie noch die Lehrtrainerausbildung anschließen.

Die gesamte Ausbildung geht über die rein kommunikativen Aspekte hinaus und auch auf die therapeutischen Möglichkeiten von NLP ein, die in diesem Buch nicht behandelt werden. Gerade diese NLP-Techniken können für Therapeuten wertvolle Hilfsmittel sein, um Patienten oder Klienten mit effizienten Kurzzeittherapien zu unterstützen.

- **NLP wurde Anfang der 70er Jahre in den USA von *Richard Bandler* und *John Grinder* entwickelt.**
- **Neuro benennt die selektive Wahrnehmung durch die Sinne.**
- **Hinter linguistisch verbirgt sich die verbale bzw. nonverbale Repräsentation der Wahrnehmungen.**
- **Programmieren beschreibt den internalen Verarbeitungsprozess.**
- **NLP hat es schon immer gegeben. Der Verdienst von Bandler und Grinder liegt in der Zusammenführung und Systematisierung dieser erfolgreichen Kommunikationsmuster!**
- **NLP fordert zum Modeln von Erfolgsfaktoren auf.**

■ NLP geht davon aus,

- dass wir aus mehreren Teilen bestehen (multi-mind).
- dass alle Menschen die Ressourcen haben, um ihre Herausforderungen selbst zu lösen.
- dass jede Handlung, die ein Mensch durchführt, immer mit einer guten Absicht für sich selbst verbunden ist.
- dass es für jedes Verhalten eines Menschen den passenden Kontext gibt.
- dass jede effiziente Kommunikation Rapport benötigt.
- dass es sinnvoll ist, lösungsorientiert zu denken.
- dass die Person, die die meisten Wahlmöglichkeiten hat, zuerst ihr Ziel erreicht.
- dass jeder Mensch seine eigene Karte der Welt im Kopf hat, und dass die Bestätigung der eigenen Sicht der Dinge (Karte) über die selektive Wahrnehmung erfolgt.
- dass Veränderungsprozesse unbewusst ablaufen können und Spaß machen dürfen.
- dass das Unbewusste mächtiger ist als das Bewusstsein.

Selbstmanagement

Stress

In der ersten Hälfte unseres Lebens opfern wir die Gesundheit, um Geld zu erwerben, in der zweiten Hälfte opfern wir unser Geld, um die Gesundheit wiederzuerlangen.

VOLTAIRE
französischer Schriftsteller
und Philosoph

Viele Mediziner leiden durch die hohe Arbeitsbelastung unter Stress. Wir kennen zwei Arten von Stress. Zum einen den positiven *Eu-Stress*, den wir als angenehm erleben. Das ist der Nervenkitzel in der Achterbahn, die Vorfreude auf ein Ereignis, das Gefühl, verliebt zu sein, oder das gute Gefühl bei sportlicher Betätigung. Eu-Stress ist etwas, das viele Menschen suchen, denn er gibt ihnen angenehme Kicks.

Di-Stress dagegen ist eher ein Alarmzustand im Körper. Er hatte in Urzeiten eine überaus wichtige Bedeutung für das Überleben unserer Vorfahren, so machte er z.B. zur Flucht oder zum Angriff bereit. Der Körper setzt dazu die Botenstoffe Adrenalin und Noradrenalin frei. Diese beiden Katecholamine lösen daraufhin weitere Reaktionen aus, z.B. die Freisetzung von Glukose (Zucker) und Fetten. Dauert die Stresssituation länger an, erfolgt eine Aktivierung von Cortisol.

Heute wird dieser Mechanismus kaum noch benötigt. Er wird jedoch auch in Gang gesetzt, wenn wir uns ärgern, sorgen, Ängste haben oder wieder einmal in negativen Gedanken baden. Es sind in der Regel keine momentan realen Ängste, sondern vergangene oder in die Zukunft projizierte Situationen!

Es sind jedoch nicht die Dinge, vor denen wir uns ängstigen, sondern die Vorstellung, die wir davon haben.

Das bedeutet nichts anderes als:

1. **Die Geschehnisse sind längst passé** und vorbei. In diesem Fall macht es wenig Sinn, das negativ Erlebte immer wieder in Gedanken auferstehen zu lassen! Die Vergangenheit ist nun einmal nicht mehr zu ändern und in ihr zu leben macht sehr wenig Sinn. Das gilt insbesondere dann, wenn es sich um unangenehme Erfahrungen handelt, die man gemacht hat. Das einzig Sinnvolle, was man daraus mitnehmen sollte, ist der Lernfaktor!
2. **Es handelt sich um eine fiktive Zukunft.** Auch in diesem Fall ist es unsinnig, diese Gedanken immer wieder bildlich und in Gefühlen zu durchleben und sich Sorgen zu machen. Sorgen machen sagt ja schon,

aus was im Gehirn passiert: Man macht sich diese Sorgen selbst und das ist ein höchst unproduktiver Vorgang! Zum Einen können wir die Zukunft nicht immer mitgestalten, zum Anderen wäre es sinnvoll, erst einmal abzuwarten. Überaus häufig tritt der „worst case" überhaupt nicht ein und dann hat man sich überflüssigerweise selbst „Sorgen gemacht"!

Diese ungünstigen Gedanken werden als Belastung empfunden und haben große Auswirkungen. Denn das Fatale an allen Stressarten ist, dass die körperlichen Reaktionen (Katecholamine, Glukose etc.) nur sehr langsam wieder abgebaut werden. In der heutigen Zeit bleiben die körperlichen Folgen weitgehend aus, für die sie ursprünglich gedacht waren. Wir müssen eben nicht mehr vor dem Säbelzahntiger flüchten oder das Mammut angreifen. Diese Aktionen wären sehr wohl in der Lage Noradrenalin und Adrenalin relativ rasch wieder abzubauen.

■ **Der Körper verspannt** durch Stress. Die Katecholamine spannen viele Muskeln im Körper an, da sich an den Muskelzellen sehr viele Rezeptoren für diese befinden. Für unsere Vorfahren war das im Ernstfall ein überaus sinnvoller Vorgang, weil die Muskeln damit einsatzbereit waren und sie sich verteidigen oder angreifen konnten.

Viele **Verspannungen**, über die heute geklagt wird, lassen sich durch Stress erklären. Häufig sind es Verspannungen im Halsbereich, denn in der Urzeit war es sehr sinnvoll, den Kopf, also die Schaltzentrale, in Stresssituationen stabil zu halten und damit zu schützen.

■ Problematisch ist, dass der Blutdruck, Atemfrequenz und die Muskelspannung durch die Katecholamine ansteigen. In früheren Zeiten war das sinnvoll, um den Körper auf die nachfolgenden Aktionen vorzubereiten. Es wird dadurch jedoch deutlich mehr Energie verbraucht als im entspannten Zustand, was zur Folge hat, dass der **Körper früher ermüdet**. Gestresste Menschen ermüden daher deutlich eher, als entspannt lebende. Diese haben daher nicht nur die bessere Übersicht, sondern sind auch noch leistungsfähiger!

In der Ruhe liegt die Kraft!

Nur wer ruhig und entspannt lebt, hat die besten Voraussetzungen, um gute Ergebnisse erzielen zu können. Hektische Menschen blockieren wichtige Areale ihres Gehirns und sind daher weniger leistungsfähig.

Glukose ist das Substrat, aus dem die Muskeln Energie herstellen. Da Glukose unter Stress bereitgestellt und kaum verbraucht wird, muss sie mittels einer erhöhten Insulinausschüttung wieder aus dem Blut entfernt und in die Glukosedepots aufgenommen werden. Hohe Glukosekonzentrationen bewirken daher deutlich **höhere Insulinspiegel im Blut**. Ein konstant hoher Insulinspiegel ist in vielerlei Hinsicht problematisch. Bekannt ist, dass dauerhaft erhöhte Insulinspiegel Bluthochdruck, Schlaganfälle und Herzinfarkte auslösen können. Diese Hyperinsulinämie hat noch eine weitere unangenehme Nebenwirkung: Insulin produziert ein Hungergefühl und kann daher auch noch zur Entwicklung von Übergewicht beitragen!

■ Die vermehrte Freisetzung von Adrenalin und Noradrenalin schädigt auf Dauer Herz und Gefäße. Die Freisetzung von Fetten bewirkt ein Ansteigen des Gesamtcholesterins und damit auch des ungünstigen LDL's. Noradrenalin, Adrenalin und Insulin sind letztlich auch **Wachstumsfaktoren**, die negative Auswirkungen auf die Gefäßmuskelzellen haben. Atherosklerose entsteht somit ebenfalls durch Stress. Die Folgen können wiederum **Herzinfarkte oder Schlaganfälle** sein.

■ Auch das Immunsystem wird durch Stress in seiner Funktion nachhaltig gestört, denn die vorhandene Energie wird in Stresssituationen für die bevorstehende Aktion bereitgestellt und steht nicht dem Immunsystem zur Verfügung. Die Zahl der Helferzellen und Leukozyten nimmt bei häufigen Stresszuständen langfristig ab, **der Körper wird infektanfälliger**.

■ Beim Abbau der Katecholamine entstehen vermehrt freie Radikale. Diese können Zellen schädigen. Die Folgen können eine Schwächung des Immunsystems oder evtl. sogar **Krebs** sein.

Daher gilt:

> *Jede Minute, die wir im Dauerstress verbringen, ist eine Minute zu viel!*

Viele Menschen klagen über ein **„Burnout-Syndrom"**, was auf nichts anderes als auf Stressfaktoren und den ungünstigen Umgang damit zurückzuführen ist.

Man geht heute so weit, dass man annimmt, dass bis zu 80 % der Todesursachen der Industrieländer direkt oder indirekt durch Stress verursacht werden.

Dazu kommt:

■ Menschen, die einen ungünstigen Umgang mit Stressfaktoren haben, sind für andere belastend. Manche wirken häufig **unsicher**, auch wenn sie vielfach versuchen, die Unsicherheit zu überspielen. Das gelingt meistens nicht, da **unter Stress die Funktion des Großhirns deutlich eingeschränkt ist**. Schließlich war es für unsere Vorfahren sinnvoll, den kreativen und langsameren Bereich des Gehirns, das Großhirn, auszuschalten. Für Angriff oder Verteidigung war es kaum zu gebrauchen. Die Verteidigungs- und Kampfreflexe werden schließlich in erster Linie durch ältere Gehirnareale gesteuert. Die Denkleistung nimmt unter Stress daher dramatisch ab. Das Erinnerungsvermögen sinkt, je nach der Intensität des Stresses ebenfalls rapide. Unter Stress sind wir nicht mehr in der Lage, optimale Entscheidungen zu fällen, da, wie gesagt, unser kreativer Hirnteil (Großhirn) weitgehend abgeschaltet ist.

■ Viele Menschen kennen **Prüfungssituationen**, in denen sie sich an nichts mehr erinnern konnten, obwohl sie sich gut vorbereitet hatten. Stress behindert wie beschrieben die Arbeit des Großhirns und damit auch weitgehend das Erinnerungsvermögen!

■ **Redner unter Stress** oder viele Menschen in Prüfungssituationen wirken unsicher und wenig souverän. Je mehr sie sich bemühen, den Stress unter Kontrolle zu bringen, um so unsicherer wirken sie. Es beginnt mit einer Rötung im Gesicht, zitternden Händen, Schweißausbrüchen und endet bei der Denkblockade. Diese Menschen verfügen in dieser Situation über keinen Zugang zu ihren Ressourcen. Darüber hinaus haben sie keine Wahlmöglichkeiten in ihren Reaktionen, denn für die kreativen Denkvorgänge ist das Großhirn zuständig.

Die o. a. Zustände waren einmal sinnvoll: Die Rötung entsteht durch den Anstieg des Blutdruckes und die zitternden Hände zeugen von der Anspannung der Muskeln. Der Schweißausbruch war zum Einen sinnvoll, um den Körper beim Laufen (Flucht oder Angriff) besser kühlen zu können, zum Anderen konnte der schweißnasse Körper von Gegnern schlechter festgehalten werden.

■ Da unter Stress die Pupillen defokussieren, **lässt die Sehfähigkeit im Nahbereich nach**. Viele gestresste Menschen berichten, dass ihnen in diesen Situationen „alles vor den Augen verschwommen" vorkam. Früher war auch diese körperliche Reaktion sinnvoll, da die Gefahr selten wenige Zentimeter vor dem Körper lauerte, sondern einige Meter weit entfernt war. Die Pupillen defokussieren automatisch durch die Katecholamine.

■ Viele Menschen reagieren **hektisch und unzufrieden** im Alltagsleben. So sind z.B. viele Autounfälle oder unschöne Szenen im Straßenverkehr stressbedingt.

■ **Familien zerbrechen an den Folgen des Stresses.** Vielfach ist es Stress, der entsteht, wenn zu wenig Geld für die Ansprüche, die man hat, da ist. Arbeitslosigkeit oder Sorge um den Arbeitsplatz können daher auch enorme Stressfaktoren sein.

■ Wenn Menschen schwer erkranken, wird das häufig auch zum Stress. Gerade diese Menschen leben in ständiger Sorge und Angst vor der Zukunft. Sie malen sich die schlimmsten Szenarien aus und erleben diese internal immer wieder. Die stressbedingten Reaktionen sind leider absolut **hinderlich für die Genesung**, sie sind sogar kontraproduktiv! Diese Spirale kann in vielen Fällen tödlich sein, insbesondere durch die verringerte Leistung des Immunsystems.

■ **Sportler die unter Stress stehen, versagen häufiger als andere.** Wir kennen die Trainingsweltmeister, die dagegen im Wettkampf regelmäßig versagen oder die Mannschaft, die sich noch kurz vor dem ersehnten Titelgewinn einen völlig unnötigen Schnitzer erlaubt.

■ Wenn Menschen häufig unter Stress stehen, steigt die **Gefahr, die Immunabwehr zu schwächen.** Viele Menschen klagen z.B. über eine vermehrte Infektanfälligkeit. Man diskutiert sogar, dass die meisten **Allergien** durch stressbedingte Veränderungen im Immunsystem entstehen können!

■ Dauerstress wirkt sich negativ auf den Körper aus. Es steigen Adrenalin, Noradrenalin und Insulin im Blut an. Dauert der Stress über längere Zeit an, steigt sogar der Cortisolspiegel im Blut. Die Folgen können sein:

- **Der Körper ermüdet früher.**
- **Muskuläre Verspannungen, besonders im Halsbereich.**
- **Die Sehfähigkeit im Nahbereich nimmt ab.**
- **Erhöhtes Schlaganfall- und Infarktrisiko.**
- **Das Infektrisiko steigt, denn die Immunabwehr wird geschwächt.**
- **Allergien können entstehen.**

■ Dauerstress blockiert das Großhirn und damit unsere kreativen Teile.

Stressmanagement

Es gibt nur einen Weg zum Glück, und der bedeutet, aufzuhören mit der Sorge um Dinge, die jenseits der Grenzen unseres Einflussvermögens liegen.

EPIKTET
griechischer Philosoph

Die entscheidende Erkenntnis für ein effektives Stressmanagement ist, dass wir nicht gestresst werden, sondern dass wir den **Stress selbst erzeugen**. Wir lassen also zu, dass die Gegebenheiten uns emotional sehr stark bewegen. Was bei uns Stressreaktionen hervorruft, hat für andere unter Umständen gar keine oder eine untergeordnete Bedeutung. Viele Dinge, die uns in ausweglose Situationen bringen, berühren andere Menschen noch nicht einmal. Der Stress ist also nicht außen, er entsteht in unserem Gehirn! Die wichtige Frage ist: Was können wir tun, um zu verhindern, dass Stressfaktoren negative Auswirkungen auf uns haben?

Alles auf der Welt hat nur die Bedeutung, die man ihm gibt!

Wenn Sie diesen Satz auf sich wirken lassen, wird sich evtl. ein gewisser Widerstand regen. Vielleicht sind Sie der Meinung, es gäbe Dinge, die nun einmal sind, wie sie sind oder anders ausgedrückt: Jeder müsste die Welt so sehen, wie Sie das tun. In der Tat ist das nicht der Fall, denn Menschen tragen, wie schon beschrieben, völlig unterschiedliche Landkarten der Welt in sich.

Z.B. kann es eine Frage der Erziehung, des Kulturkreises oder der Religion sein, der man angehört, Dinge unterschiedlich zu bewerten. Selbst der Tod hat für viele Menschen eine unterschiedliche Bedeutung. In einigen Religionen ist es z.B. ein hohes Ziel, für Gott zu sterben. Für die meisten Zeitgenossen unserer Breitengrade ist das absolut unvorstellbar.

An dieser Stelle möchte ich Ihnen eine Geschichte erzählen, die die Frage der Sicht der Dinge anschaulich darstellt:

Ort der Handlung ist eine Gaststätte irgendwo in Deutschland. Zwei Männer stehen an der Theke und trinken Bier. Sie sind sich nicht bekannt und kommen doch, wie das in Kneipen häufig üblich ist, miteinander ins Gespräch. Äußerlich sind sie denkbar unterschiedlich. Der Eine ist gut gekleidet, hat eine positive Ausstrahlung und man sieht, dass er mit beiden Beinen im Leben steht. Der Andere ist das genaue Gegenteil: Die Kleidung ist nachlässig und einen Friseur hat er schon lange nicht mehr gesehen. Die Mundwinkel sind nach unten gezogen und der Blick ist nach unten gerichtet.

Fragt der Erste: „Sag mal, was ist denn mit Dir los? Du siehst aus, als ob es Dir nicht besonders gut geht." Die Antwort: „Ach frag besser nicht, mein Leben ist so ziemlich am Ende. Meine Frau hat sich vor einem halben Jahr von mir getrennt."

„Mensch, das ist ja toll, das gleiche ist mir auch passiert," erhält er überschwänglich als Antwort!

Sie sehen, so unterschiedlich können Dinge im Leben erlebt, verarbeitet und bewertet werden.

Bei konsequenter Nutzung erweist sich der folgende Satz als erfolgreiche Devise, mit unangenehmen Umständen umzugehen: **Love it, leave it or change it.**

Nur mit einer dieser Einstellungen kann man glücklich und zufrieden leben. Es ist unmöglich, ruhig, gelassen und entspannt in einem Zustand zu sein, der nicht einer der drei Sicht- oder Denkweisen entspricht.

Das bedeutet:

- Entweder ich liebe die Bedingungen, in denen ich mich befinde – dann ist die Welt für mich in Ordnung.
- Ich verlasse diesen Zustand, den ich so nicht akzeptieren kann. Dann ist die Situation für mich bereinigt.
- Ich verändere die Bedingungen, so dass ich die Situation dann akzeptieren kann.

Kann ich dies alles nicht, **arrangiere ich mich mit diesem Zustand**, mache das Beste daraus und komme damit dem „Love it" ein kleines Stückchen näher. Eine Möglichkeit, so zu verfahren, ist es, die **Situation umzudeuten**. Darauf wird im Kap. *Die Bedeutung der Dinge* noch intensiv eingegangen!

Lebe ich in keinem der drei beschriebenen Zustände, bedeutet das für mich selbst unweigerlich Stress und Ärger!

Der Ärger ist ein blödes Vieh.
Er fängt am falschen Ende an
und frisst nur dich – den Anlass nie.
Karl-Heinz Söhler

Überhaupt, was bedeutet es sich zu ärgern? Die Aussage: „Ich ärgere mich über XY," sagt ja schon alleine alles aus: Den Ärger verursachen Sie selbst, Sie selbst ärgern sich – das macht niemand anderes!

Ein Beispiel einer Stresssituation für viele ist der Autostau. Lieben kann man ihn selbstverständlich nicht. Man kann ihn auch nicht verlassen, denn man befindet sich schließlich mitten drin. Ich stehe also nicht im Stau, sondern ich bin ein Teil davon! Sinnvoll verändern kann man ihn auch nicht, denn dazu gibt es kaum eine Möglichkeit. Die einzige Chance, vernünftig ohne Stressreaktion damit umzugehen, ist, das Beste daraus zu machen. Evtl. gibt es die Möglichkeit zu telefonieren oder Musik zu hören. Vielleicht kann man Studien betreiben, in denen man die anderen Staumitglieder und ihre Reaktionen beobachtet. Oder aber man denkt nach bzw. arbeitet und notiert die Ergebnisse.

Viele Menschen erzeugen Stress, weil sie nicht zu 100 % im Hier und Jetzt leben. Ein besonders wichtige Forderung, der jeder nachkommen sollte, wenn er erfolgreich und vor allen Dingen zufrieden leben und arbeiten möchte ist:

Seien Sie präsent in allem, was Sie tun!

Leider ist heutzutage Multitasking überaus häufig anzutreffen:

- Unsere Kinder sitzen vor dem Fernsehgerät, hören dazu Musik und erledigen nebenher ihre Hausaufgaben.
- Autofahrer diktieren oder telefonieren während der Autofahrt.
- Einige Jogger haben die Stöpsel des Walkmans in den Ohren und sind in Gedanken eigentlich gar nicht auf der Laufstrecke, sondern irgendwo im Konzertsaal oder bei einem Rockkonzert. Sie nehmen unter Umständen die Schönheit der Landschaft, die sie durchlaufen, noch nicht einmal wahr!
- Die Sekretärin telefoniert und trägt im gleichen Moment einen Termin für einen anwesenden Kunden ins Terminbuch ein.
- In vielen Familien läuft zu Hause den ganzen Tag das TV und man hört nur mit einem halben Ohr hin.
- etc.

Das Problem der Sache ist: **Man kann nicht gleichzeitig zwei Dinge perfekt durchführen**, dazu ist das menschliche Gehirn gar nicht in der Lage. Die Qualität wird bei beiden Tätigkeiten zwangsläufig leiden und beides fällt daher nicht zur vollen Befriedigung aus. Keine der beiden Aktionen wird wirklich durchlebt. Häufig bleibt ein unangenehmes oder ein Gefühl der Leere zurück – mit Sicherheit keine angenehmen oder erfolgreichen Erlebnisse!

Eugene Grace, einer der erfolgreichsten Stahlmanager des letzten Jahhunderts, hat dazu Folgendes gesagt: „Wenn ich etwas gelernt habe, das mir wichtiger scheint als alles andere und das ich Tag für Tag und unter allen Umständen praktiziere: Ich konzentriere mich stets völlig auf die Aufgabe, die gerade im Moment zu erledigen ist."

Mr. Grace hat damit absolut recht. Falls ich z.B. schreibe oder Charts für Veranstaltungen entwerfe, liegt meine Konzentration immer zu 100 % bei meinem Entwurf auf dem PC. Werde ich durch irgend etwas gestört oder unterbrochen, gehe ich lieber ganz aus meiner Tätigkeit heraus, als den Versuch zu starten, beides gleichzeitig zu erledigen, evtl. um Zeit zu gewinnen. Denn Zeit kann ich dadurch vielleicht gewinnen, Qualität und Zufriedenheit jedoch nicht. Wenn ich mich um die Unterbrechung gekümmert habe, bin ich danach wieder voll konzentriert bei meiner ursprünglichen Aufgabe!

Kennen Sie die Geschichte des buddhistischen Weisen, der von seinen Schülern gefragt wird: „Meister, wieso bist Du uns um so Vieles voraus. Was ist das Wichtigste was wir noch lernen müssen, um Deine Weisheit, Ruhe und Gelassenheit zu erlangen?"

„Das Wichtigste ist: Wenn ich gehe, dann gehe ich, wenn ich diskutiere, dann diskutiere ich, wenn ich meditiere, dann meditiere ich, wenn ich esse, dann esse ich und wenn ich schlafe, dann schlafe ich."

„Aber wieso Meister, das tun wir doch auch?"

„Leider nicht, wenn ihr esst, dann denkt ihr schon an die Gartenarbeit, wenn ihr im Garten arbeitet, denkt ihr schon an den Abend und wenn ihr geht, denkt ihr an gestern oder morgen."

In dieser Aussage liegt enorm viel Weisheit. Gerade in der heutigen Zeit sind wir äußerst selten zu 100 % im Hier und Jetzt und genau das erzeugt permanenten, unbewussten Stress. Sie kennen sicher auch eine ähnliche Situation: Sie führen ein berufliches Gespräch und denken an Ihr Bankkonto, den Termin mit dem Steuerberater oder Chef oder sonstige Dinge aus dem beruflichen oder privaten Alltag.

Vermeiden Sie während Ihrer Gespräche Energieräuber wie:

- Das ist gestern dumm gelaufen.
- Wie konnte meine Mitarbeiterin nur …?
- Um Gottes willen, der übernächste Patient ist Herr XY.
- Hoffentlich komme ich heute Abend früh genug aus der Praxis.
- Heute Abend muss ich noch … erledigen.
- Hoffentlich kommt meine Tochter heute im Unterricht klar.
- Der Schallkopf müsste unbedingt repariert werden! Was das wohl wieder kosten wird?
- Hoffentlich fällt die nächste Abrechnung besser aus als diese.
- etc.

Eine Stunde Ärger kostet soviel Kraft, wie acht Stunden Arbeit.
Franz O. Gruber

Richten Sie Ihre Aufmerksamkeit immer auf das Hier und Jetzt. Schenken Sie der Situation, in der Sie sich gerade befinden, absolute Aufmerksamkeit. Versenken Sie sich in Ihre Aufgabe. Beobachten Sie sich dabei selbst. Haben Sie also immer einen Blick auf Ihren Körper und Ihre Gefühle. Verschmelzen Sie mit Ihrer Aufgabe zu einer Einheit und bündeln Ihre Energie und Ihre Aufmerksamkeit darauf. Dann geschieht das, was der Glücksforscher Mihalyi Csikszentmihalyi mit dem Begriff „Flow" beschreibt: „Jemand, der sich auf eine Tätigkeit konzentriert … erfährt ein Paradox: Er fühlt sich nicht mehr als eigenständiges Individuum, er verschmilzt mit seiner Aufgabe, doch sein Selbst wird stärker." Das macht nicht nur Spaß, sondern bringt die besten Ergebnisse und Erfolge mit sich!

Mächtige Energieräuber lauern für viele Menschen in ihrer Lebenseinstellung. Sie versäumen es, den Moment zu genießen und auszuleben und projizieren ihre Hoffnungen auf die Zukunft. Sie mogeln sich irgendwie durch ihr Leben und versäumen es im Hier und Jetzt zu leben:

- „Nach dem Studium (Ausbildung), wenn ich erst einmal voll im Beruf stehe, beginnt das Leben, dann wird alles besser."
- Später ist dann die Devise: „Nach der Promotion wird alles besser und ich finde einfacher meinen Weg."
- Wenn ich erst einmal Oberarzt bin oder die eigene Praxis habe wird die Arbeit erst richtig Spaß machen.
- Später folgt dann: „Wenn ich erst einmal meine Darlehen bezahlt habe, wird alles besser. Dann hört der Stress auf und das Leben beginnt erst richtig. Vielleicht kann ich mir dann auch das tolle Auto und die Urlaube leisten, die ich mir schon immer gewünscht habe."
- Sind die Schulden bezahlt: „Wenn erst die Kinder aus dem Haus sind, hört der Stress endlich auf. Dann wird das Leben entspannter und einfacher."
- Danach kommt die Freude auf den Ruhestand: „Wenn erst einmal die Altersversorgung eintritt, dann beginnt das Leben. Wir werden reisen, und ich werde mir meine Wünsche erfüllen."

Wer sein Leben aufschiebt, verliert es!

Ich habe es erlebt, dass Menschen, die so lebten, kurz nach ihrem Eintritt in den Ruhestand verstorben sind, ohne auch nur jemals einen ihrer großen Wünsche umgesetzt zu haben.

Wer so lebt, der verpasst viele angenehme und schöne Dinge. Darüber hinaus hat man nicht die volle Konzentration auf das Hier und Jetzt. Es bedeutet letztlich, dass man 20 % seiner Energie in die Zukunft investiert und daher lediglich 80 % für die Gegenwart zur Verfügung hat. Die Folge ist, dass die Ergebnisse, die man hier und heute erzielt, auch nur 80 % des möglichen Erfolges bringen können!

Vermeiden Sie Energieräuber aus der Vergangenheit und der Zukunft und Sie werden zufriedener und erfolgreicher leben.

Dabei geht es selbstverständlich nicht darum, die Zukunft sich selbst zu überlassen. Nein, Visionen, Überlegungen und Pläne sind ein wichtiger Teil der eigenen Entwicklung. Wenn man die Zukunft plant, sollte man in diesem Augenblick nur darauf konzentriert sein!

Vielleicht haben Sie auch an einem Ihrer Arbeitstage gar keine Lust zum Arbeiten und wären lieber auf dem Golf- oder Tennisplatz, weil gerade das Wetter so gut ist. Ihre Gedanken werden dann niemals zu 100 % bei Ihrer beruflichen Herausforderung sein und Sie selbst erzeugen mit diesen Wünschen oder Gedanken unweigerlich Stress bei sich selbst. Darüber hinaus dauert jeder Vorgang länger, wenn Sie nicht mit 100 % Ihrer vollen Energie dabei sind.

Denken Sie immer daran, die Situation, in der Sie sich befinden, zu lieben, zu ändern oder zu verlassen, denn das ist der einzige Weg, mit dem jeweiligen Zustand sinnvoll umzugehen! Wenn Ihre Energie im Moment irgendwo anders ist, sollten Sie vielleicht auch besser dort sein oder schnellstens diese Energie ins Hier und Jetzt zurückholen. Ansonsten dürfen Sie sich nicht wundern, wenn die Ergebnisse, die Sie erzielen, nicht die sind, die sie sich wünschen.

> *When you work work,*
> *when you play play,*
> *cause work is to serious.*
> *Jim Rohn*

Denken Sie auch an Ihren privaten Bereich. Wann haben Sie ein wirklich gutes Gefühl in einem Gespräch mit Bekannten oder Freunden? Doch immer dann, wenn die anderen Personen zu 100 % dabei waren. Fehlen einige Prozent, merken wir das häufig sehr schnell und gehen davon aus, dass die andere Person nicht wirklich an uns interessiert ist.

Falls in Ihrem Leben Aufgaben vor Ihnen stehen, die auf den ersten Blick kaum zu bewältigen sind, machen Sie es wie der Straßenkehrer Beppo in Michael Endes Buch „Momo." Er sagte über den riesigen Berg Arbeit, den er erledigen musste: „Ist gar nicht so schlimm. Man darf nur nicht die ganze Arbeit auf einmal sehen. Denn dann bekommt man Angst, dass man es nicht schafft. Man muss immer nur an den nächsten Schritt denken. Und den schafft man. Und dann geht man weiter und schafft den nächsten kleinen Berg. Schritt für Schritt."

Mit dieser Technik, die Arbeit in kleine Teile *(chunks)* zu zerlegen, hat man immer wieder Erfolgserlebnisse, die zum Weitermachen motivieren. *Chunking down* (Aufgaben in kleine Teile zerlegen) hat den Vorteil, dass Sie sich ganz auf eine Teilaufgabe konzentrieren können und nicht mutlos werden, weil die Aufgabe als ganzes so übermächtig groß erscheint. **Die Arbeit in kleine *chunks* zu zerlegen hilft daher, Stress zu vermeiden.**

Es gibt noch weitere Möglichkeiten, Stress erst gar nicht entstehen zu lassen oder die einen effektiveren Umgang mit Stressfaktoren möglich machen:

- Als erstes wäre, wie schon gesagt, das **Reframing** zu nennen. Wenn Sie Dingen einen anderen Bezugsrahmen geben, erhalten sie evtl. eine geringere oder andere Bedeutung und lassen damit ein entspanntes Umgehen mit bestimmten Umständen zu! (Kap. *Die Bedeutung der Dinge*)
- **Effektive Sprache** gibt Ihnen die Möglichkeit entspannter zu leben, für Sie selbst und für Ihre Umwelt! (Kap. *Effektive Sprache*)
- Besonders an hektischen Tagen sollten Sie sich selbst ab und an fragen, wie es Ihnen geht. **Beobachten Sie sich genau** und achten auf Symptome, die Stress signalisieren. Die Beobachtung sollte sich einerseits auf Ihre Emotionen

wie Hektik oder Unruhe richten. Andererseits auch auf körperliche Auswirkungen wie Kopf- oder Magenschmerzen.

■ **Ankertechniken** ermöglichen es, Ihnen Ressourcen zur Verfügung zu stellen, um mit Stresssituationen besser umzugehen (Kap. *Angenehme Erinnerungen*).

■ **Entspannungstechniken, T'ai Chi, Joga oder Autogenes Training** haben einen sehr guten Effekt in Stresssituationen!

■ Menschen, die **Ziele haben**, leben entspannter. Sie wissen, wohin die Reise gehen soll und machen Pläne für ihr Leben. Durch die Vision ihres Zieles erkennen sie Chancen und Möglichkeiten, die sich bieten, um die Ziele zu erreichen. Ziellose Menschen sind dagegen häufig mutlos und sehen nur Probleme.

■ Reduzieren oder **vermeiden Sie Kaffee und schwarzen Tee** besonders dann, wenn Sie sich in Situationen befinden, die Ihren Stresspegel nach oben bringen. Beide haben die unangenehme Nebenwirkung, dass sie die Wirkung von Adrenalin und Noradrenalin deutlich verlängern. Normalerweise sind diese Katecholamine nach ca. 20 Minuten abgebaut. Mit Kaffee oder Tee verlängern Sie die Wirkung bis zu einer Stunde.

Problematisch ist, dass sich viele Menschen eine Pause mit Kaffee oder Tee gönnen und damit genau das Gegenteil vom dem bewirken, was sie erreichen wollen, nämlich Entspannung!

■ **Humor** ist eine gute Möglichkeit, Stress zu vermeiden oder effektiv damit umzugehen. Humorvolle Menschen leiden seltener unter Stress, denn lachen stimuliert das Immunsystem und über einen komplizierten Mechanismus wird das Hormon Azetylcholin ausgeschüttet. Dieses Hormon ist in gewisser Weise der Gegenspieler von Noradrenalin und Adrenalin. Azetylcholin bewirkt eine Entspannung im Körper.

Mit Humor hat man die Möglichkeit zu einer differenzierteren Betrachtungsweise der Dinge. Man kann vielem eine neue, andere, humorvolle Bedeutung beimessen (Kap. *Die Bedeutung der Dinge*).

■ Bestimmte **Atemtechniken** geben Ihnen die Möglichkeit, mit Stresssituationen besser umzugehen. Bei Stress steigt die Hirn-, die Herz- und die Atemfrequenz an. Nun kann man die Herzfrequenz nur sehr schwer kontrollieren und auch die Hirnfrequenz ist kaum beeinflussbar. Über eine kontrollierte Atmung ist es jedoch sehr wohl möglich, auf diese Kettenreaktion Einfluss zu nehmen. Denn über das langsame Ausatmen lässt sich der Sympathikus dämpfen. Die Einatmung ist physiologisch mit Anspannung und das Ausatmen mit Entspannung verbunden!

Dabei soll die gleiche Menge Sauerstoff ins Blut gebracht werden, jedoch mit einer abgesenkten Atemfrequenz.

Kontrolliertes langsames Ausatmen mit einer verstärkten Nutzung der Bauchatmung ermöglicht das, dagegen wird bei der meist genutzten Brustatmung nur ein Teil der Lungenbläschen gefüllt:

- Mit der Bauchatmung werden deutlich mehr Lungenbläschen gefüllt.
- Die Bauchatmung ermöglicht es, durch den natürlichen Druck des Zwerchfells auf die Lunge vermehrt Sauerstoff aus den Alveolen ins Blut zu bringen. (Bitte dabei nicht aktiv mit dem Zwerchfell pressen!)

Der Entspannungsreflex ist physiologisch an das Ausatmen gekoppelt. Je langsamer und länger Sie ausatmen, um so besser entspannen Sie sich. Es wird somit möglich, einen Einfluss auf die Herz- und die Hirnfrequenz zu erhalten. Über die Herabsetzung der Hirnfrequenz haben Sie nunmehr vermehrt Zugang zu kreativem Denken, denn Ihr Großhirn funktioniert wieder besser. Sie sind in der Lage zu agieren und nicht nur zu reagieren!

Im Abschnitt Übungen werden zwei Atemübungen beschrieben, die eine gute Basis sind, um mittels Atemtechniken im Alltag entspannter und gelassener zu bleiben.

■ **Progressive Muskelrelaxation** ist eine weitere gute Möglichkeit, über den Körper Entspannung zu erreichen. Der Hintergrund ist, dass jeder Muskel, der angespannt wurde, nach der Anspannung in einen niedrigeren Spannungszustand kommt. Sie sollten bei dieser Technik willkürlich bestimmte Muskelpartien stark anspannen, ca. 8 bis 10 Sekunden halten und danach loslassen. Wichtig ist dabei, dass Sie sich auf das Gefühl konzentrieren, das mit dem Einfließen der Entspannung entsteht.

Sie können nacheinander z.B. die Fäuste ballen, dann die Oberschenkel anspannen, Brust oder Bizeps spannen, die Füße auf die Erde pressen usw. Wenn Sie fünf oder sechs Muskelgruppen nacheinander angespannt haben und danach in der umgekehrten Reihenfolge entspannen, sollten Sie sich deutlich lockerer fühlen. Der Vorteil der Methode liegt u. a. darin, dass man sie in vielen Stresssituationen einsetzen kann, ohne dass sie von anderen bemerkt werden kann.

Besonders vor schwierigen Situationen bietet sich die progressive Muskelrelaxation vorbeugend an.

■ **Positives Denken** (Möglichkeitsdenken) schützt Sie vor Stress. Daran denken was möglich ist und nicht, was nicht möglich ist. Das bewahrt vor Stress (nächstes Kapitel).

Auch aus Steinen,
die man Dir in den Weg legt,
kann man etwas schönes bauen.
Erich Kästner

■ Übersicht über die noch anstehenden Arbeiten zu haben, kann vor Stress schützen. Falls Sie nicht wissen, was im Tagesgeschäft noch zu erledigen ist, verursacht das Unruhe und Unsicherheit. **Verschaffen Sie sich Überblick** über das, was Sie erwartet. Häufig genug entsteht Stress in Situationen, die man so nicht erwartet oder geplant hat.

Falls es möglich ist, bereiten Sie sich mental auf diese Dinge vor.

■ **Gutes Zeitmanagement** ist ein Garant für entspanntes und erfolgreiches Arbeiten. Schließlich kann sich der, der keinen Zeitdruck hat, entspannter seinen Aufgaben widmen.

■ Die Arbeit hat ihre Zeit, die Freizeit jedoch auch! Wenn es sich irgendwie vermeiden lässt, **nehmen Sie auf keinen Fall Arbeit mit nach Hause**. Lassen Sie den beruflichen Alltag unbedingt vor Ihrer Haustüre. Nehmen Sie sich Zeit für Ihre Familie und gönnen sich bestimmte Entspannungsrituale. Nur so können Sie Ihre Kraft gebündelt wieder für die Arbeit einsetzen!

■ **Delegieren zu können** ist eine weitere Möglichkeit, Stress zu vermeiden. Man muss nicht alles persönlich erledigen. Im Gegenteil, an die Fähigkeiten der Mitarbeiter/innen zu glauben und bestimmte Jobs weiterzugeben hilft entspannter zu leben und erfolgreicher im Beruf zu sein (Kap. *Mitarbeiterführung*).

■ **Ausdauertrainierte Menschen** leben stressfreier, denn sie haben eine deutlich höhere Belastbarkeit und sind gesünder als andere. In der inneren Medizin ist schon seit geraumer Zeit die positive Wirkung von Ausdauersport auf das Herz-Kreislaufsystem beschrieben. Nun liefern neue Daten weitere hochinteressante Ergebnisse. Man beobachtet, dass Ausdauertrainierte deutlich **weniger Dickdarmkrebs** bekommen: „Es gibt überwältigende und übereinstimmende Beweise, dass körperliche Aktivität das Risiko für ein Kolonkarzinom reduziert und zwar bis zu 50 %!" (Forscher der Universität Utrecht/Niederlande in „Gut", 48 / 2001, 435). Es werden durch den Ausdauersport krebserregende Substanzen schneller durch den Darm transportiert. Sicher ist auch, dass ausdauertrainierte Personen ein deutlich stabileres Immunsystem haben, da sie u. a. über mehr Helferzellen verfügen. Das gilt natürlich nicht für Ausdauerbelastungen, die an die körperlichen Grenzen gehen, dabei wird das Immunsystem eher ungünstig beeinflusst!

Radfahren schützt möglicherweise sogar vor Brustkrebs! Ein Forscherteam des Krebsforschungsteams in Heidelberg hat das mit mehr als 1.200 Probandinnen festgestellt. Die Frauen waren mehr als 3 Stunden pro Woche, bei einem mittleren Tempo, auf dem Rad unterwegs. Das Risiko, am Brustkrebs zu erkranken, war dabei immerhin um 34 % gesenkt worden!

Disziplinen wie Tennis und Golf dagegen tun zwar einiges für die Psyche, haben jedoch auf das Herz-Kreislauf-System wenig oder gar keinen Einfluss. Bei diesen Sportarten erreicht man die Pulsgrenzen nicht kontinuierlich, die erforderlich wären, um positive Effekte zu erzielen. Denn um einen Trainingseffekt zu erlangen, muss man mindestens dreimal in der Woche eine halbe Stunde Laufen, Radfahren oder Schwimmen. Die Belastung sollte unterhalb der Laktatschwelle erfolgen, um einen Trainingseffekt zu erzielen. Wird der Körper zu hoch belastet (mit Sauerstoffschuld) entsteht Laktat (Milchsäure). Dadurch wird ein Trainingseffekt weitgehend verhindert! Es bleiben die positiven Effekte für Herz und Kreislauf aus. Leider befolgen viele Hobbysportler diese wichtige Regel nicht und glauben, beim Ausdauertraining wäre mehr Leistung auch mehr Trainingseffekt oder gar mehr Gesundheit. Dem ist beileibe nicht so. Will man den Fitnesszustand verbessern, ist es sinnvoll unterhalb der Laktatschwelle zu trainieren!

Blutige Messungen, um die Laktatschwelle zu ermitteln, können Sie heute vermeiden. Im Handel sind sehr gute Pulsmessercomputer erhältlich, die eine relativ genaue Aussage über die eigenen Werte geben können (z.B. Polar M oder S-Serie). Diese zeigen u.a. an, bei welchem Puls die individuelle Grenze liegt, ab der die Fettverbrennung des Körpers beginnt und wo sich die individuelle anaerobe Schwelle (Laktatschwelle) befindet.

Es macht sehr viel Sinn mit Verstand bzw. Pulsmesser zu trainieren!

Auch das Fitnessstudio mit dem Krafttraining hat seine Berechtigung, wenn man besser mit Stress umgehen möchte. Genau wie beim Kreislauftraining wird beim Krafttraining die Muskelmasse erhöht und das kann sehr sinnvoll sein. An den Muskeln sitzen sehr viele Rezeptoren für Adrenalin und Noradrenalin. Bei einer großen Muskelmasse gibt es naturgemäß mehr Rezeptoren dafür und das wirkt sich in Stresssituationen positiv aus, da die Wirkung von Noradrenalin und Adrenalin abgeschwächt, quasi „verdünnt" wird.

Die Befindlichkeit des Gehirnes hängt entscheidend vom Zustand des Körpers ab!

Denn Körper und Geist bilden eine Einheit, was in diesem Buch noch häufiger aufgezeigt werden wird! Sport ist also nicht nur für das Stressmanagement ideal. Sportlich aktive Menschen sind auch geistig deutlich besser in Form. Nathan Sheppard hat das in „Before An Audience" so ausgedrückt: „Wenn Sie geistig wach bleiben wollen, dürfen Sie körperlich nicht einschlafen!" Regelmäßige Bewegung fördert sogar deutlich die Gehirnaktivität. Prof. Wildur Hollmann, von der Deutschen Sporthochschule Köln betont sogar, dass Sport einen deutlichen Einfluss auf die Struktur des Gehirnes hat. Er ließ 70-jährige Probanden 2-mal pro Woche zügig spazieren gehen. Er beobachtete dabei, dass deutlich weniger Gehirnmasse zur Lösung von Denkaufgaben nötig wurde, als vor Beginn der regelmäßigen Aktivität.

Sie sehen, Sport ist ein wichtiger Teil des Lebens. Jedoch glauben Sie bitte nicht, man könne Sport und Bewegung „so nebenbei" machen. Ausreichend Bewegung ist ein essentieller Bestandteil gesunder und dauerhaft erfolgreicher Lebensführung. Man kann nicht einige Wochen, quasi als Saisonarbeiter, Sport betreiben und dann diese Aktivitäten wieder einschlafen lassen. Sie sollten daher Ihre sportlichen Aktivitäten in Ihren Wochenplan fest einplanen und Sport damit zur **Basis Ihres Selbstmanagements** machen. Denn:

Fitness ist eine lebenslange Aufgabe!

■ **Dauerstress wirkt erfolgsverhindernd, wir sollen ihn bewusst vermeiden.**

■ **Wir erzeugen unseren Stress selbst und haben es daher in der Hand, ihn zu verhindern oder zu reduzieren:**

- **„Love it, leave it or change it" ist eine sehr gute Methode dazu.**
- **Leben Sie zu 100 % im Hier und Jetzt und Sie sind erfolgreicher und entspannt. Seien Sie also präsent in allem, was Sie tun.**
- **Zerlegen Sie große Aufgaben in kleine Teile. Damit leben Sie entspannt und haben immer wieder Erfolgserlebnisse.**
- **Reframen Sie Situationen oder sehen Sie sie humorvoll, und sie erhalten eine andere Bedeutung.**
- **Effektive Sprache reduziert Stress (siehe Kap. *Effektive Sprache*).**
- **Ankertechniken können hilfreich sein (Kap. *Angenehme Erinnerungen*).**
- **Zielorientiert zu leben kann Stress vermeiden.**
- **Reduzieren oder vermeiden Sie in Stresssituationen Kaffee und Tee.**
- **Atemtechniken und Progressive Muskelrelaxation können helfen, Stressreaktionen zu vermeiden oder zu reduzieren.**
- **Positives Denken und ein gutes Zeitmanagement sind hilfreich.**
- **Nehmen Sie auf keinen Fall Arbeit mit nach Hause und delegieren Sie, was delegierbar ist (Kap. *Mitarbeiterführung*).**
- **Ausdauer- und Kraftsport reduzieren Stressreaktionen.**

Guter Umgang mit sich selbst

Es ist nicht wenig Zeit, die wir haben, sondern viel Zeit, die wir nicht nutzen.

LUCIUS ANNAEUS SENECA
römischer Politiker, Philosoph und Dichter

Das Thema positives Selbstmanagement oder positives Denken ist überaus wichtig für das eigene Befinden und sollte daher noch etwas intensiver beleuchtet werden. Aus diesem Grund komme ich noch einmal auf das Unterbewusstsein zurück. Im Kapitel *NLP* wurde ja schon einiges über die unterbewussten Prozesse ausgeführt.

Man kann sich das Unterbewusstsein als **Festplatte** vorstellen. Wenn wir geboren werden, ist diese noch fast unbeschrieben, bis auf die genetischen und biologischen Programme die wir für das akute Überleben benötigen, z.B. Atmung, Hunger, Schmerzempfinden, Wärme oder Geborgenheit.

Durch die Sinnessysteme, unsere Gedanken und Emotionen, wird diese Festplatte mit Bildern, Klängen oder Gefühlen beschrieben. Das Unterbewusstsein nimmt dabei alle Informationen **wertneutral** auf. Es macht keine Unterschiede zwischen positiven oder negativen Botschaften. Denken wir z.B. an negative Zustände, die wir erlebt haben, geht das Unterbewusstsein davon aus, dass wir diese nun wieder erleben wollen. Denn unsere Gedanken zu bewerten, dazu ist es nicht in der Lage. Denken wir in negativen Bildern, geht unser Unterbewusstsein davon aus, dass wir es wünschen, dieses Negative zu erleben.

Das Unterbewusstsein hat keine Möglichkeit, die Daten zu bewerten, die es vom Bewusstsein erhält!

Wenn ich Ihnen jetzt die Anweisung gebe: „Denken Sie jetzt bitte nicht an gelbe Straßenbahnen!" Woran denken Sie dann? Selbstverständlich fährt eine wunderschöne gelbe Straßenbahn durch Ihren Kopf. Das Unterbewusste kennt das Wort „nicht" leider nicht. Die Straßenbahn jedoch schon. Mehr darüber auch im nächsten Kapitel!

Das Unterbewusstsein speichert Informationen primär in Bildern. Um die Intensität dieses Denkens in Bildern darzustellen, eine kleine Denksportaufgabe:

Zwei Männer kommen an einen breiten, großen Fluss. Sie möchten beide trocken an das andere Ufer gelangen. Eine Brücke ist weit und breit nicht vorhanden. Am Ufer liegt ein Boot, das nur in der Lage ist, eine Person aufzunehmen, ansonsten kentert es. Wie kommen beide Männer trockenen Fußes innerhalb kurzer Zeit ans andere Ufer?

Die Lösung ist recht einfach und trotzdem glaube ich, dass sich 98 % der Leser die Zähne an dieser Aufgabe ausbeißen werden. Einen Tipp möchte ich Ihnen geben: Stellen Sie die Bilder, die dabei in Ihrem Kopf entstehen, in Frage! Diese könnten Sie bei der Lösung der Aufgabe entscheidend behindern!

Die Lösung finden Sie unten.

Das zum Thema „Kraft innerer Bilder". Kinder denken sehr oft in Bildern. Dieses Denken wird jedoch weder in der Schule noch in der Familie gefördert. Wenn Kinder nachdenken, schauen sie häufig nach oben und suchen die bildhafte Erinnerung dort. Durch die damit verbundene Aktivierung der betreffenden Hirnareale haben sie verbesserten Zugang zu ihren visuellen Erinnerungen (Kap. *Karten und Filter*). Wer kennt dagegen nicht den Satz des Lehrers: „Schau nicht zur Decke, da steht die Lösung der Aufgabe nicht!" Uns wurde nach und nach abgewöhnt, in Bildern zu denken und das macht die Sache nicht einfacher. Alle Kinder und Erwachsene z.B., die gute Rechtschreiber sind, erinnern Worte bildhaft. Die schlechten Rechtschreiber holen sich die Informationen auditiv, haben also einen erschwerten Zugriff zu den Rechtschreibedaten im Gehirn. Sie können sehr einfach feststellen, ob Sie sich bildhaften Zugang zu den Worten verschaffen: Repräsentieren Sie jetzt bitte einmal das Wort für die Institution, die in Deutschland Medikamente an Kunden verkauft und Patientenrezepte einlöst. Sehen Sie das Wort vor Ihrem geistigen Auge? –

Falls Sie es sehen, haben Sie die einfachere Methode gewählt als sich einer auditiven Repräsentation zu bedienen, denn diese führen häufig in die Irre!

Sie können sich bildhaftes Denken effektiv nutzbar machen. Wenn Sie z.B. vor einer Prüfung stehen, kann es sehr hilfreich sein, sich die Prüfungssituation vorzustellen und damit positiv auf die Situation vorzubereiten. Sie betreten z.B. mit einem lockeren Gang den Raum. Die Prüfer lächeln und Sie sitzen locker mit übereinander geschlagenen Beinen vor dem Prüfgremium. Die Antworten auf die gestellten Fragen kommen locker, entspannt und flüssig. Zum Schluss bekommen Sie Glückwünsche zu dieser guten Prüfung.

Ihr Unterbewusstsein versteht diese Bilder sehr gut und wird dementsprechend auch an den erwünschten Zielen mitarbeiten und Sie darauf vorbereiten!

Das Unterbewusstsein kann nicht erkennen, ob Bilder, die ihm geliefert werden „real" sind oder vom Bewusstsein halluziniert, es nimmt alles für

---

Lösung:
Die Schwierigkeit besteht darin, dass man während des Lesens der Aufgabe ein Bild im Kopf produziert. Gleich nach der Information, dass zwei Männer am Ufer stehen, sieht man einen Fluss mit zwei Männern am gleichen Ufer. Und genau das ist die Limitierung, die man sich selbst auferlegt. Man hält dieses Bild für das einzig richtige und stellt es nicht mehr in Frage. Die Lösung ist nämlich die: Ein Mann steigt in das Boot und rudert zum anderen Ufer. Dort übergibt er das Boot an den anderen, dort wartenden Mann. Dieser rudert nun zum anderen Ufer und setzt ebenfalls seine Reise fort. Im Text war nie behauptet worden, dass beide am gleichen Ufer stehen!

bare Münze, was ihm das Bewusstsein anbietet. Das ist auch ein Grund dafür, warum so viele Menschen es lieben, in Fantasien zu schwelgen. Das Unterbewusstsein liebt es, schöne Dinge auch in der Vorstellung zu erleben. Auch wenn diese Dinge nur halluziniert werden, entstehen dabei ebenfalls sehr angenehme Emotionen. Es liebt schöne Erlebnisse wie Urlaub, Sex, Geld und die damit verbundenen Gefühle des Glücks, der Macht oder der Möglichkeiten. **Für das Unterbewusstsein ist Zeit nicht existent.** Bei allem was gespeichert wird, macht es keinen Unterschied, ob die Angelegenheit schon erledigt oder noch akut ist. Es akzeptiert also alles als real, was geschehen ist und alles, was sich in der Vorstellung noch ereignen wird. Spiegle ich ihm Ängste oder Unsicherheit für die Zukunft, wird es diese Bilder selbstverständlich als real annehmen!

Falls Sie das nicht glauben, nehmen Sie sich doch einmal zwei Minuten Zeit und schließen die Augen. Stellen Sie sich vor, Sie gehen heute Abend, in angenehmer Begleitung, in Ihr Lieblingsrestaurant. Sie suchen sich einen netten Tisch aus und bestellen ein Getränk Ihrer Wahl. Die Stimmung ist locker und entspannt und Sie freuen sich schon auf das wunderbare Menü, das gleich serviert werden wird. Und da kommt schon die Bedienung und stellt einen Teller mit Ihrem Lieblingsgericht vor Sie hin. – Sie riechen den Duft und spüren das Aroma einiger wunderbarer Gewürze in Ihrer Nase (tun Sie das jetzt!). – Nun was macht Ihr Speichelfluss? In den meisten Fällen wird Ihnen „das Wasser im Mund zusammenlaufen". Das ist nichts anderes als die Reaktion auf ein zukünftiges Erlebnis! Ihre unbewussten Teile nehmen diese Bilder als tatsächlich gegeben an.

Ein zweites Beispiel: Sie sitzen im Kino und schauen sich einen Film an, der unter die Haut geht, z.B. „Das Schweigen der Lämmer". Bei fast jedem von uns werden Reaktionen spürbar sein, die nicht bewusst gesteuert sind. Die Nackenhaare stellen sich auf, Gänsehaut entsteht oder ein merkwürdig kribbelndes Gefühl. Nun kann man wirklich nicht sagen, dass die Situation im Kino zu sitzen und auf die Leinwand zu sehen etwas ist, vor der man sich fürchten muss. Ihre Reaktionen sind also beileibe keine bewusst gesteuerten. Auch hier nehmen Ihre unbewussten Teile die Situation als gegeben hin und reagieren entsprechend.

Für viele Menschen ist es ein Ausweg aus ihrer Situation, in Fantasien zu schwelgen. Sie träumen von einem Lottogewinn oder vom nicht erreichbaren Liebespartner und haben dabei die enorm guten Gefühle, die ihnen ansonsten im Alltag fehlen!

Das Autogene Training und der Plazeboeffekt funktionieren übrigens nach dem gleichen Prinzip der Beeinflussung des Unterbewussten, und beide sind damit sehr erfolgreich. Es wird dem Unterbewusstsein ein Zustand oder ein Ziel halluziniert. Daraufhin arbeitet es an der Erreichung dieses Zieles intensiv mit!

Das Unterbewusstsein gibt alle Bilder, die es irgendwann erhalten hat, bei Bedarf verstärkt zurück. Denken Sie bitte einmal an Ihren letzten Urlaub. Nehmen Sie sich einen Moment Zeit und holen sich dazu ein oder zwei angenehme Bilder aus Ihrer Erinnerung zurück. Erleben Sie bitte eine Situation in allen *Repräsentationssystemen (VAKO)* noch einmal. Haben Sie intensive Einträge im Unterbewusstsein, sind diese sehr energetisch und werden daher mit einer starken körperlichen Emotion gekoppelt sein. Das kann sich in einem Wärmegefühl, einem Kribbeln auf der Haut oder in einer Veränderung der Mimik, z.B. in einem Lächeln ausdrücken. Bewusst wahrgenommen werden diese Emotionen zu einem überaus angenehmen Gefühl. Holen Sie sich bitte eins dieser schönen Urlaubserlebnisse *(VAKO)* gedanklich zurück. Tun Sie das bitte jetzt!

Nun, ich denke das ursprüngliche Erlebnis war sehr intensiv. Daher war das Zurückholen dieses Ereignisses mit einer starken Emotion verbunden und damit fast so angenehm wie das wirkliche Erlebnis in der Vergangenheit – oder nicht?

Die autarke Arbeit des Unterbewusstseins erkennt man sehr deutlich, an einigen alltäglichen Prozessen, die kaum noch bewusst ablaufen: Gehen, Laufen, Schwimmen oder Autofahren. Ist der Vorgang erst einmal erlernt, werden diese Prozesse virtuos vom Unterbewusstsein gesteuert. Es sind letztlich klare Beweise dafür, dass das Unterbewusstsein dazu in der Lage ist, autark zu arbeiten:

Haben Sie schon einmal im Gespräch einen Namen vergessen und dieser wollte Ihnen partout nicht einfallen? Nach einigen Minuten taucht dieser Name wie aus dem Nichts in Ihrem Kopf auf, obwohl Sie sich bewusst darüber keine Gedanken mehr gemacht haben. Auch das ist ein Hinweis für die autarke Arbeit des Unterbewusstseins. Sie haben ihm den Auftrag gegeben, finde den Namen und es hat weitergearbeitet. Genauso können Sie auch vor dem Schlafengehen noch ein Ziel formulieren. Ihr Unterbewusstsein wird selbst während Ihres Schlafes an der Zielerreichung arbeiten. Mir passiert es häufig, gerade am Wochenende, wenn ich etwas länger schlafen kann, dass ich gegen Morgen im Halbschlaf gute Einfälle habe, obwohl ich bewusst sicher nicht „bei der Sache" war. Einige Menschen berichten, sie hätten die besten Ideen beim Duschen, beim Ausdauersport oder in einer Situation, in der man „die Seele baumeln lässt". Alles Momente, in denen man das Bewusstsein zurücknimmt.

Wichtig ist für die Arbeit des Unbewussten und besonders für viele NLP-Techniken:

1. **Es erkennt nicht, ob unsere Gedanken positive oder negative Auswirkungen für uns haben werden.**
2. **Es speichert vieles in Form von Bildern.**
3. **Es erkennt nicht real oder halluziniert.**
4. **Das Unterbewusstsein arbeitet autark. Es unterliegt kaum einer Kontrolle.**

Wem diese Tatsachen nicht bewusst sind, wird immer wieder überrascht sein von den häufig ungewünschten Reaktionen seiner unbewussten Anteile.

Wer jedoch diese Fakten kennt und daher entsprechend vorbereitet ist, hat die besten Chancen auf gute, effektive Ergebnisse:

Die günstige Programmierung des Unterbewussten macht Menschen erfolgreich!

Genau das ist ein Erfolgskonzept des NLP!

Nichts, was einmal gespeichert wurde, kann später gelöscht werden. *Josef Murphy*, einer der bedeutendsten Protagonisten des positiven Denkens, hat einmal gesagt: „Das Unterbewusstsein führt alle Befehle aus, die ihm das Bewusstsein in Form von Urteilen und Überzeugungen zukommen lässt." Wenn Sie ein Erlebnis negativ abspeichern, können Sie es nicht mehr löschen. Das ist zunächst einmal eine wichtige Erkenntnis. Sie haben jedoch die Chance, positive Aspekte dieses Erlebnisses ebenfalls abzuspeichern. Denn jedes Negative im Leben hat auch immer eine oder mehrere positive Seiten. Speichern Sie diese ebenfalls. Oder spielen Sie die Situation vor Ihrem geistigen Auge (halluzinieren) noch einmal durch, jedoch dieses Mal mit einem positiven Ausgang. Es ist, wie schon gesagt, wichtig, dass Sie das in Bildern machen, damit es von Ihrem Unterbewusstsein schnell und einfach erkannt werden kann. Da Ihr Unterbewusstsein nicht erkennt, ob diese Bilder real oder halluziniert sind, haben nun Sie zu diesem Erlebnis eine negative und eine positive Speicherung. Dadurch wird der Einfluss der negativen Speicherung deutlich schwächer. Je intensiver Sie das Positive speichern, um so geringer ist die Kraft der negativen Erinnerung in Ihrem Unterbewusstsein. Sie verdünnen diese durch Ihre positiven Einträge!

In manchen Situationen, wenn etwas schlecht gelaufen ist, ist eine positive Umformung kaum möglich. In solchen Fällen ist z.B. Selbstkritik mit einem kreativen Lösungsansatz sinnvoll. Die Konsequenz sollte sein, dass bei nächster Gelegenheit diese neuen Möglichkeiten genutzt werden können. Damit ist zumindest die Chance für eine eigene positive Entwicklung gegeben und das Unterbewusstsein hat einen weiteren positiven Eintrag!

Später, im Kapitel *Karten und Filter*, werde ich neuere Möglichkeiten des NLP darstellen, die **Arbeit mit Submodalitäten**. Mit diesen Techniken ist es sehr effektiv möglich, ungünstige Erfahrungen oder Prozesse, positiv und hilfreich zu verändern.

Wir legen alles, was wir von uns selbst denken unterbewusst ab. Z. B.:

- Ich schaffe alles, was ich mir vorneh- me.
- Ich erreiche meine Ziele.
- Ich bin gesund und fit.
- Ich bin ein guter Verkäufer etc.
- Ich bin erfolgreich in meinem Beruf.
- Ich bin eine gute Mutter oder Vater.
- Ich bin eine gute Chefin.

Leider auch Dinge, die andere Menschen von uns behaupten. Wir machen diese Aussagen häufig zu unseren eigenen. Diesen Vorgang bezeichnet man als Introjektion, laut Duden „die unbewusste Einbeziehung fremder Anschauungen" oder auch „das hat meine Mutter (mein Vater) schon von mir gesagt":

- Ich bin nicht kreativ.
- Ich bekommen immer wieder Infekte.
- Ich werde immer wieder krank.
- Ich kann nicht gut rechnen.
- Das wird bei mir nie funktionieren.
- Ich habe häufig sehr große Probleme.
- Man nimmt mich nicht ernst.
- Ich bin ein Verlierer.
- Ich habe keine Chance.
- usw.

Tatsache ist, dass alles was wir unserem Gehirn zuführen, neurobiologische Konsequenzen hat. Synapsen und Nervenbahnen werden neu geschaffen oder bestehende werden gefestigt und ausgebaut! Dagegen werden Synapsen und Verbindungen zwischen den Nervenzellen, die lange nicht benötigt wurden, Zug um Zug abgebaut. Eine treffende chinesische Weisheit sagt: **Eine Fähigkeit, die nicht täglich zunimmt, geht täglich zurück.** Denken Sie nur an Sprachkenntnisse die Sie erworben und nicht mehr genutzt haben. Auch diese verkümmern, wenn sie nicht eingesetzt werden.

Use it or loose it.

Glaubenssätze sind Programme, die unser Verhalten steuern. Sie sind so lange richtig und wirken enorm effizient, so lange ich an sie glaube. Halte ich nicht mehr an ihnen fest, verlieren sie ihre Wirkung.

Das Unterbewusstsein führt alle Befehle, die es vom Bewusstsein bekommt, aus. Darum ist es wichtig, ihm günstige Signale zukommen zu lassen. Negativ zu denken oder solche Glaubenssätze / Überzeugungen zu pflegen ist dagegen erfolgsverhindernd! Positive Gedanken und günstige Glaubenssätze potenzieren sich. Sie helfen uns erfolgreich und zufrieden zu leben:

- Ich bin positiv!
- Ich bin ein Glückskind!
- Ich erreiche stets meine Ziele!
- Ich bin ein großartiger Mensch!
- Die Menschen mögen mich!
- Ich kann wirklich hart arbeiten!

- Ich produziere gute Ergebnisse!
- Mein Körper ist stark und gesund!
- Ich bin ein guter Sportler!

Glaubenssätze haben enorme Konsequenzen für das tägliche Leben, z.B. für Ihre Stimmungslage. Ungünstige Glaubenssätze z.B. haben einen gewaltigen Einfluss auf das Gefühlsleben. **Je mehr negative Speicherungen Sie haben, um so negativer ist Ihr Denken und damit auch die Ergebnisse, die Sie produzieren.** Manch ein Zeitgenosse kultiviert dieses negative Denken und wird letztlich zum Negativdenker oder Nörgler. Für Sie macht es dagegen gar keinen Sinn, z.B. negativ über andere Mitmenschen zu urteilen. Letztlich beeinflussen Sie sich selbst damit negativ. Falls Sie solche Gedanken über jemand anderen haben, sollten Sie sich auch das Positive an diesem Menschen bewusst machen, um das ebenfalls Ihrem Unterbewusstsein zugänglich zu machen. – Schließlich gibt es an jedem Menschen etwas Positives. Wie hat es Benjamin Franklin formuliert: „Spreche von niemandem schlecht, aber verbreite alles Gute, was du über die Menschen weißt."

Auch der Apostel Paulus schreibt in seinem Brief an die Philipper: „Im Übrigen meine Brüder, richtet eure Gedanken auf das, was gut ist und Lob verdient, was wahr, edel, gerecht, rein, liebenswert und schön ist." Ich denke, besser kann man das positive Denken nicht beschreiben!

Für Sie selbst bietet das positive Denken die Chance, in schwierigen Situationen angenehme Erinnerungen zurückzuholen und diese noch einmal zu erleben. Das erlebte Positive wird gewissermaßen zur Kraftquelle für die Gegenwart.

Die Konsequenz daraus ist: Müllen Sie Ihr Gehirn nicht mit negativem Schrott zu, der Sie nur behindert und ungünstig beeinflusst! Denn:

Die Persönlichkeit eines Menschen ist identisch mit dem Inhalt seines Unterbewusstseins.

Dazu einige Sätze aus dem Talmud:

Achte auf deine Gedanken,
denn deine Gedanken werden zu Worten.

Achte auf deine Worte,
denn deine Worte werden zu Handlungen.

Achte auf deine Handlungen,
denn deine Handlungen werden zur Gewohnheit.

Achte auf deine Gewohnheiten,
denn deine Gewohnheiten werden zum Schicksal.

Positives Selbstmanagement wirkt immer **von innen nach außen.** Das bedeutet, man muss immer die Verantwortung für die Situationen oder Konflikte, in denen man sich befindet, bei sich selbst suchen. **Schuldzuweisungen an andere sind völlig nutzlos.** Sie sind unzweckmäßig, da sie nicht weiter helfen, sie blockieren lediglich (love it, leave it or change it). Durch Schuldzuweisungen an andere nehmen Sie sich selbst die Möglichkeit, etwas Entscheidendes zu verändern. Dann sind nämlich die anderen Schuld und man selbst kann rein gar nichts daran ändern. Mit diesen Denkmustern bringen Sie sich selbst lediglich in einen *Stuck-Zustand* (Kap. *Der Spiegel der Seele*) und berauben sich damit jeglicher Möglichkeit der Einflussnahme!

Falls Sie nicht mit einer Situation einverstanden sind, haben Sie alle Möglichkeiten, das eigene Gehirn auf ein anderes Ergebnis zu programmieren. Ihr Unterbewusstsein wird Sie bei der Umsetzung unterstützen. **Die Opferrolle oder Elendshaltung verhindert jede Lösung**, denn verantwortlich für das eigene Leben ist man selbst und niemand anders!

Für einige Menschen ist das Einnehmen der Opferrolle ein einfacher Ausweg aus ihrer Misere. Als Opfer erhält man häufig Zuwendung, die sonst verwehrt wird, wie z.B. Mitgefühl, Anteilnahme oder man wird zumindest zur Kenntnis genommen. Das mag ja ganz nett sein, langfristig jedoch bietet die Opferrolle keine Chancen und Möglichkeiten zur Weiterentwicklung. Sie führt uns nicht aus schwierigen Situation heraus, sondern blockiert unser gesamtes Denken und lässt uns in Erstarrung verharren!

Menschen, die sich dagegen positiv programmieren, haben eine **höhere Lebenserwartung** als andere. *Ruderman* et al. zeigten 1984, dass Optimismus ein Marker für bessere Überlebenschancen sein kann. Sie beobachteten Männer, die eine Herzattacke hatten, 8 Jahre nach dem Ereignis. Bei den Pessimisten überlebten 4 von 25 und bei den Optimisten 19 von 25. **Damit war die Lebenseinstellung ein besseres Prognosemerkmal als die Fettwerte, der Blutdruck oder der Grad der koronaren Verschlüsse!**

Eine andere Arbeit von *Levy* et al. (Yale University, Department of Epidemiology and Public Health) bewies, dass es einen Zusammenhang in der Lebenserwartung gibt, zwischen der positiven bzw. negativen Einstellung zum eigenen Altern. 338 Männer und 322 Frauen wurden dazu befragt. Nach 23 Jahren zeigten sich überaus deutliche Unterschiede in den Todesraten. Teilnehmer, die negative Glaubenssätze hatten, wie z.B.: „Wenn du älter wirst, bist du weniger nützlich," lebten im Schnitt 7,5 Jahre weniger als positiv denkende Teilnehmer der Studie!

Ist es nicht überaus erstaunlich, wie man sich selbst programmieren kann und dann unter Mitwirkung des eigenen Unterbewussten genau die gewünschten Ergebnisse erhält? Halten Sie nun für einen kurzen Moment inne und fragen sich selbst, was Sie von Ihrer Zukunft halten. Wie sehen Sie Ihren zukünftigen Lebensweg, Ihre Familie, Ihren Beruf und Ihr Alter? Falls Sie negative Erwartungshaltungen pflegen, können Sie sich ausrechnen, was auf Sie zukommen wird!

Nicht nur für negative Programmierungen treffen diese „Selbsterfüllenden Prophezeiungen" zu. Dass das Ganze auch umgekehrt funktioniert, bewies uns der Radrennfahrer und 6fache Tour-de-France-Gewinner Lance Armstrong. Er führt aus, er habe seine Krebserkrankung, die schon im fortgeschrittenen Stadium in der Lunge und seinem Gehirn ausgebrochen war, nur durch seine positive Einstellung besiegen können. Er beschreibt, dass er sich bildlich vorgestellt hat, dass er die Killerzellen aus seinem Körper mit dem Urin ausscheidet. Er wollte **mit aller Macht** gesund werden. Die fünf Tour-Erfolge hatte er übrigens nach seiner Erkrankung und ich bin mir ganz sicher, dass er nur durch diese Erkrankung und das gelernte positive Selbstmanagement zu diesen grandiosen Erfolgen fähig war. Auch Lance Armstrong gibt seinem Unterbewusstsein Anweisungen. Diese sind so machtvoll und überzeugend, dass sie letztlich erfolgreich sind!

Achte auf deine Gedanken!
Sie sind der Anfang deiner Taten.
Chinesisches Sprichwort

Es gibt in der Literatur noch viele weitere Beispiele ähnlicher Krankheitsgeschichten. Unbestritten ist, dass viele negative Einträge in unserem Unterbewusstsein sogar das Immunsystem schädigen können. Positive Einträge dagegen das System stärken können.

Dass mentales Training sogar die Muskulatur stärken kann, zeigte der Sportphysiologe *Guang Yue*, von der Clevelandklinik in Ohio/USA. Er ließ Freiwillige in drei Einheiten pro Woche Bodybuilding im Kopf nachvollziehen. Sie mussten sich ein maximales Anspannen des Bizeps mehrfach vorstellen. Dabei wurde mittels Elektroden kontrolliert, ob der Muskel entspannt blieb. Ergebnis: Die „trainierte" Gruppe verfügte nach 14 Tagen über eine 13,5 % größere Muskelkraft. Bei der Kontrollgruppe gab es, wie zu erwarten, keine Verbesserung. „Das Ergebnis legt nahe, dass man die Muskelkraft erhöhen kann, indem man stärkere Signale vom Gehirn aussendet." (Ärztezeitung vom 26.11.2001)

Kennen Sie z.B. das angenehme Kribbeln oder die Gänsehaut, wenn Sie Musik hören, die Sie stark emotional anspricht? Auch das sind Reaktionen oder besser gesagt Emotionen Ihres Unterbewusstseins bzw. des Körpers auf einen Reiz. Ich bin mir sehr sicher, dass man durch diese positiven Reaktionen das Immunsystem stimulieren kann. Vielleicht bilde ich mir das nur ein, aber seit Jahren verfahre ich so, indem ich mir Musik anhöre, die mich emotional positiv anspricht, wenn ich spüre, dass sich ein Infekt anbahnt. Ich stelle mir dann intensiv vor, dass dadurch alle Zellen des Immunsystems aktiviert werden. Ich habe sehr häufig erlebt, dass das Verfahren überaus erfolgreich war!

Um erfolgreich zu sein und dabei **entspannt und gelassen zu leben**, ist positives Denken eine wichtige Voraussetzung! Positiv zu denken bedeutet zuerst einmal die Möglichkeiten zu sehen, die man hat, und nicht an die Dinge zu denken, die nicht funktionieren könnten, denn Ihre bewussten Gedanken lenken auch Ihr Unterbewusstsein. Positives Denken wird daher häufig auch als **Möglichkeitsdenken** bezeichnet. Positiv zu denken ist darüber hinaus zutiefst humanistisch angelegt. Positiv-Denker/innen suchen immer **eine optimale Lösung für alle Beteiligten.** Sie suchen die Win-Win-Situation, weil diese langfristig auch für sie selbst den maximalen Erfolg bringt. Der Ansatz ist:

Gebe ich meinem Gegenüber etwas Positives, so ist die Chance, dass ich das Gleiche zurückbekomme, recht groß.

Oder wie es Marc Aurel gesagt hat: **Werde also nicht müde, deinen Nutzen zu suchen, indem du anderen Nutzen gewährst.**

Man kann in letzter Konsequenz sogar sagen, dass dieses Denken zutiefst egoistisch ist. Ein hochinteressanter Gedanke, wie ich finde. *Matt Ridley* hat ein spannendes Buch zu diesem Thema veröffentlicht: *Matt Ridley, Die Biologie der Tugend.* Ridley meint, dass es für die Menschen langfristig sinnvoll ist, gut zu sein, denn dadurch liegen alle Vorteile auf ihrer Seite. Er führt aus, dass langfristig nur das Gute erfolgreich Geschichte schreibt. Ich übersetze das mit positivem Denken!

Negativ zu denken ist erfolgsverhindernd. Falls Sie so denken, machen Sie sich von den negativen Bildern eine internale Repräsentation und erleben diesen Vorgang innerlich. Ihre Physiologie wird sich anpassen und Sie programmieren sich damit auf den Misserfolg (siehe Kap. *Der Spiegel der Seele*). Pessimisten fristen maximal ein mittelmäßiges Leben. Ihre unbewussten Denkprozesse überladen sie mit negativer Energie, da die meisten Einträge auf ihrer Festplatte negativ geprägt sind. Falls Sie über Krankheiten bei sich selbst nachdenken, schließt das Unterbewusstsein auf Grund seiner Struktur, dass es genau das ist, was Sie möchten. Denken Sie dagegen über Ihre Gesundheit und Fitness nach, wird Ihr Unterbewusstsein genau an diesen Zielen mitarbeiten.

Alle erfolgreichen Menschen haben eine optimistische Struktur. Sie denken an Erfolge und programmieren damit ihr Unterbewusstsein. Das Unterbewusstsein dieser Menschen arbeitet ständig an der Erreichung ihrer Ziele mit. Erfolgreiche Menschen haben internale Repräsentationen dieser zukünftigen Ergebnisse und sind daher programmiert, alle Faktoren zu erkennen und zu nutzen, die für die Erreichung des Zieles dienlich sein können. Es scheint genau diese Zielorientierung zu sein, die sie so erfolgreich macht.

In dem Moment, in dem Sie sich ein Ziel setzen, teilen Sie das Ihrem Unterbewusstsein in Form eines Bildes mit. Da es sofort beginnt Lösungsansätze zu finden, sind Sie schon **auf dem Weg zum Ziel**!

Alle erfolgreichen Menschen haben Ziele für ihr Leben. Nur überaus selten führt der Zufall Regie. *Anthony Robbins* beschreibt in seinem Buch „Das Power Prinzip" eine Studie der amerikanischen Yale University. Es wurden die Abgänger des Jahrgangs 1953 befragt, ob sie Ziele für ihr zukünftiges Leben definiert haben. Lediglich 3 % der Studenten gaben an, schriftlich definierte Ziele festgelegt zu haben. Nach 20 Jahren befragte man die Überlebenden und erhielt erstaunliche Ergebnisse. Die Befragten mit schriftlich fixierten Zielen waren wirtschaftlich deutlich erfolgreicher als die Summe der 97 % ohne schriftliche Ziele. Nun könnte man mit Recht einwerfen, dass wirtschaftlicher Erfolg nicht alles im Leben ist. Jedoch stellten die Interviewer auch bei den „weichen Faktoren" wie Glück oder Zufriedenheit eine erstaunlich hohe Ausprägung fest!

Ziele entfalten eine Sogwirkung.

Wie wirkungsvolle Ziele formuliert werden können, wird noch im Kapitel *Mitarbeiterführung* dargelegt.

Ich möchte Ihnen nun eine kleine Geschichte erzählen. Es ist die Geschichte von Frau **Chancenfinder** und Herrn **Hürdensucher**:

Frau Chancenfinder definiert Ziele, die sie erreichen möchte. Sie schmiedet danach Pläne und ist dadurch erfolgreich und zufrieden mit ihrem Leben.

Herr Hürdensucher hat keine Ziele und damit naturgemäß auch keine Pläne. Was er dagegen immer hat, sind Ausreden, warum er etwas nicht tun wird. Mit dieser Rechtfertigung lebt er im ersten Moment ganz gut, langfristig bekommt er dadurch echte Herausforderungen.

Frau Chancenfinder hat für jedes „Problem" eine Lösung. Gerade weil sie lösungsorientiert denkt und nicht an das „Problem" ist sie so erfolgreich. Sie stellt also die Lösung in den Vordergrund!

Herr Hürdensucher sieht in jeder Lösung erst einmal ein „Problem". In jedem Lösungsansatz sucht er erst einmal die Schwierigkeiten, die naturgemäß immer vorhanden sind und lehnt danach die Lösung ab, weil sie ja durch die „Probleme" nicht durchführbar ist!

Frau Chancenfinder hat, wie gesagt, Ziele definiert. Falls sie am Ziel angekommen ist, kann sie sich sehr komfortabel zurücklehnen und ihr Ergebnis mit dem Ziel vergleichen, das sie sich gesetzt hatte. Hat sie es erreicht, kann sie zufrieden sein. Ist sie noch nicht am Ziel, kann sie überlegen, was sie noch benötigt oder tun muss, um es zu erreichen!

Herr Hürdensucher hat an diesem Punkt ein echtes „Problem", denn er hatte ja kein Ziel. Falls er etwas erreicht hat, kann er sich lediglich mit anderen vergleichen. Und genau hier gibt es für ihn eine echte Herausforderung, denn es gibt immer jemanden im Leben, der in einer bestimmten Angelegenheit besser ist als man selbst. Genau mit diesem vergleicht sich Herr Hürdensucher und wird wieder einmal feststellen, dass er schon wieder nicht an die Leistungen anderer heranreichen konnte.

Falls eine Herausforderung auf sie zu kommt, sagt Frau Chancenfinder: „Es mag schwierig sein, aber es ist möglich," denn sie sieht natürlich die Möglichkeiten, die sie hat!

Herr Hürdensucher kehrt das Ganze, wie selbstverständlich um und sagt: „Möglich ist es schon, jedoch viel zu schwierig," denn er sieht selbstverständlich nur die „Probleme", die auftauchen könnten!

Zugegeben, ich habe diese Geschichte frei erfunden. Ich bin mir jedoch bewusst, dass es sehr viele Hürdensucher gibt, die sich Erfolg und ein glückliches Leben selbst verbauen. Vielleicht kennen Sie auch Menschen, die in eine dieser Kategorien passen?

Optimisten werden nicht geboren. Optimisten haben diese Sichtweise der Dinge erlernt. **Es ist eine Denkstrategie, die Strategie von Gewinnern, optimistisch zu denken.** Optimisten generalisieren ihre persönlichen Erfolge: „Wenn ich diese Herausforderung gemeistert habe, bin ich auch in der Lage, die nächste Herausforderung zu bewältigen." Sie sind überzeugt davon, dass für sie fast alles möglich ist. Haben sie dagegen ein negatives Ergebnis erhalten, betrachten sie dieses entscheidend anders als Pessimisten: Sie sehen es als Resultat des eigenen Handelns und einiger ungünstiger Umstände, **jedoch nicht ihrer persönlichen Struktur.** Für die Umstände lehnen sie die Verantwortung ab, nicht für das Resultat. Dieses nutzen sie, um zu lernen und sich weiter zu verbessern. Wichtig ist es zu erkennen, dass der Optimist **ein ungünstiges Resultat auf der neurologischen Ebene des Verhaltens oder des Tuns einordnet** und nicht auf der Ebene der Identität oder der Glaubenssätze (siehe Kap. *Karten und Filter*: Was unser Schicksal bestimmt).

Der Pessimist dagegen sieht das ungünstige Resultat als Ergebnis seiner Glaubenssätze. Diese lauten in vielen Fällen: „Ich bin unfähig" oder „ich bin zu so etwas nicht in der Lage." Pessimismus ist alleine schon deshalb ungünstig, weil er verhindert, dass Aufgaben angegangen werden. Optimisten dagegen sehen häufiger Chancen in schwierigen Situationen und gehen diese Möglichkeiten gezielt an, weil sie an sich selbst und ihre Kraft glauben!

Pessimisten generalisieren ihre negativen Ergebnisse. Optimisten sehen ein ungünstiges Ergebnis lediglich als Einzelfall!

Es gibt keine Probleme, sondern nur Herausforderungen.

Denn Herausforderungen tragen schon einen Teil der Lösung in sich. Wer über Probleme nachdenkt, blockiert sich selbst. Der Gedanke an die Lösung ist dagegen Erfolg versprechender, da mit diesem Ansatz dem Unterbewussten der Auftrag zur Mitarbeit erteilt wird. Mit der Einstellung, das Problem als Herausforderung zu sehen, denken Sie immer lösungsorientiert.

Vermeiden Sie lange Gespräche oder das Nachdenken über Probleme. Denken Sie besser über Lösungen nach, denn genau das bringt Sie auf die Erfolgsstraße:

1. Fragen Sie sich, was Sie selbst tun können, um der Herausforderung zu begegnen.
2. Falls es keine Möglichkeit gibt, etwas selbst zu unternehmen, fragen Sie sich, ob Sie die Sache anders betrachten können, ob sie also auch positive Seiten hat (siehe Kap. *Die Bedeutung der Dinge*).
3. Ist auch das nicht möglich, haken Sie die Sache ab und denken Sie nicht mehr darüber nach. Jeder Gedanke daran würde Sie lediglich schwächen!

Leider sind wir in unseren Denkstrukturen häufig noch sehr archaisch. „Probleme" oder Schwierigkeiten bringen uns häufig in einen Stuckzustand, der uns vergessen lässt, wie gut eigentlich die Gesamtsituation ist. Man kommt z.B. aus dem Urlaub, hat zwei wunderschöne Wochen verbracht, das Bankkonto stimmt, die Kinder sind gesund und man ärgert sich und bekommt eine schlechte Stimmung, weil eine Kleinigkeit bei der Rückreise nicht so funktioniert, wie man sich das vorgestellt hat. Da kann schon ein Stau der Anlass für Ärger sein!

Ich ertappe mich selbst häufig auch dabei, genauso ungünstig zu reagieren. Ich stehe häufig bei Präsentationen vor größeren Gruppen. Selbst wenn alles optimal läuft und das Publikum wirklich gefesselt und begeistert ist, reicht schon ein einziger Teilnehmer, der den Kopf schüttelt oder den Saal verlässt, um Unsicherheit zu erzeugen. Bei klarem Betrachten der Situation, eine unverständliche Reaktion. Denn selbst ein unzufriedener Teilnehmer wird durch 40 hoch zufriedene mehr als kompensiert – und allen kann man es nun einmal nicht recht machen.

Ein ähnliches Beispiel habe ich vor kurzem erlebt. Ich war als Referent eingeladen und sollte vor einem Kreis von 25 niedergelassenen Ärzten über das Thema Qualitätsmanagement in der Arztpraxis sprechen. Ein relativ trockenes Thema und man schaut bei einer solchen Thematik als Redner immer etwas kritischer auf die Reaktion der Teilnehmer. Alle gingen sehr gut mit und es kamen einige Fragen der Teilnehmer. Nur ein Zuhörer schüttelte einige Male den Kopf und schaute ungewöhnlich kritisch. Alleine diese Reaktion reichte aus, mich auf ihn zu fixieren und immer wieder zu hoffen, ihn zu positiven Reaktionen zu bringen. Ich nahm an, er lehne die gesamte Thematik für sich und seine Praxis rundweg ab! Wie sich später herausstellte, war er von meiner Präsentation sehr angetan, nur war sein Praxisteam im Qualitätsmanagement schon deutlich weiter gekommen, als der Rest der Teilnehmer. Später bat er mich sogar um ein Einzelcoaching zu diesem Thema. So sehr kann man in der Einschätzung der Situation daneben liegen!

Ein weiteres Beispiel: Man hat einen wirklich guten Tag verbracht, ist auf dem Heimweg und ärgert sich maßlos über einen „Idioten", der auf der Autobahn drängelt. Leider nimmt man diese negative Stimmung auch noch mit nach Hause.

„Kleinigkeiten" können vielen Menschen komplett die Stimmung oder den ganzen Tag verleiden und sie verlieren komplett den Überblick über die eigentlich gute Gesamtsituation.

Dieses Denken stammt noch aus den Urzeiten der Menschheitsgeschichte. Der Fokus lag zwangsweise auf dem Negativen. Gefahren und Herausforderungen waren wirklich wichtig für das nackte Überleben der Menschen und den gesamten Stammesverband. Die Herausforderungen erhielten daher zwangsläufig eine besonders hohe Priorität. Wir sollten dazu in der Lage sein, bei einem negativen Erlebnis den Überblick zu behalten!

Zum positiven Selbstmanagement gehört selbstverständlich auch ein gewisser Grad an emotionaler Intelligenz. Daniel Goleman veröffentlichte dazu 1995 das Buch *„Emotionale Intelligenz"*. Er griff die Ideen von *John D. Mayer* und *Peter Salovey* aus dem Jahr 1990 auf. Seit dieser Zeit beschäftigten sich noch viele weitere Autoren mit diesem Thema. Alle führen aus, dass ein hoher Intelligenzquotient (IQ) alleine nicht ausreichend ist, um wirklich erfolgreich zu sein. Es muss auch ein gewisses Gespür für die Emotionen anderer Menschen vorhanden sein. Darüber hinaus ist das Erkennen und Managen der eigenen Gefühle ein wichtiger Baustein des emotionalen Quotienten (EQ).

D. Goleman: Intelligenz trägt höchstens 20 % zu den Faktoren bei, die den Lebenserfolg ausmachen, über 80 % sind auf andere Kräfte zurückzuführen.

Im Wesentlichen sind es vier Bausteine, die den Menschen emotionale Intelligenz verleihen:

1. **Das Erkennen der eigenen Emotionen.** Viele geben sich Emotionen hin, ohne sich dessen bewusst zu werden. Sie werden z.B. aggressiv oder wütend und erkennen diesen Vorgang nicht. Als Folge davon sind sie diesen Emotionen hilflos ausgeliefert. Sie sind also Sklaven ihrer eigenen Empfindungen. Das Bewusstmachen dieser Emotionen ist die Voraussetzung für den nächsten Baustein.
2. **Das Steuern der eigenen Emotionen** wird erst möglich durch das Be-

wusstmachen ihres Vorhandenseins. Ist das erst einmal erfolgt, kann man bewusst die eigenen Gefühle optimieren, um bessere Ergebnisse zu erzielen. Dabei können viele Techniken des NLP sehr hilfreich sein.

3. **Das Erkennen der Emotionen unserer Mitmenschen.** Ein Gespür dafür zu entwickeln, genau zu erkennen, wie es um die Emotionen und Gefühle unserer Mitmenschen bestellt ist. Auch hier bieten NLP-Tools gute Möglichkeiten. Das Erkennen der Emotionen ist die Voraussetzung für den nächsten Punkt.
4. **Steuern der Gefühle unserer Mitmenschen.** Auch dazu werden in diesem Buch sehr viele Möglichkeiten aufgezeigt. Als wichtigste Voraussetzung sei hier lediglich die Herstellung von *Rapport* genannt.

Was nützt ein hoher IQ,
wenn man ein emotionaler Trottel ist?
Daniel Goleman

Goleman führt aus, dass wer Erfolg im Leben haben will, klug mit seinen Emotionen umgehen muss! Besonders als Führungskraft ist man gefordert, mit emotionaler Intelligenz die Grundlage für den Aufbau einer funktionierenden Team- und Vertrauenskultur zu schaffen. Mehr dazu im Kap. *Mitarbeiterführung.*

Falls Sie Ihren EQ testen möchten, finden Sie im Kap. *Übungen* einen Test, der von Daniel Goleman für die UNTE-Cyberuniversity entwickelt wurde. Evtl. kann er Ihnen wertvolle Hinweise geben.

Negative Gedanken schwächen den Körper. Das lässt sich recht einfach mit dem Delta-Muskeltest beweisen. Goodheart und Diamond zeigten uns in ihren Arbeiten die Zusammenhänge zwischen Körper und Geist. Negativdenken und Stress haben eine direkte Auswirkung auf unsere Muskeln, deren Energieniveau darunter absinkt. Um den Test durchzuführen, benötigen Sie einen Partner. Diesen bitten Sie, er solle sich in eine Situation zurückversetzen, in der die Dinge nicht besonders gut gelaufen sind. Bitte keine hoch dramatischen Erlebnisse! Er soll sich in diese Situation hineinversetzen und dabei kurz sehen, hören und fühlen (VAKO), was er erlebt hat. Vorher und währenddessen soll er den rechten Arm seitlich ausgestreckt und die Handfläche nach unten halten. Der Arm soll ausgestreckt bleiben. Sie legen von Anfang an Ihre Hand auf seinen Unterarm. Wenn er in die Situation eingetaucht ist und wieder nachempfinden kann, soll er nicken. Daraufhin drücken Sie seinen Arm nach unten. Sie werden spüren, dass das relativ leicht ist.

Nun einen *Separator* (Kap. *Der Spiegel der Seele*). Danach soll er sich eine powervolle Situation vorstellen (VAKO) und das Ganze läuft dann noch einmal ab.

Nun werden Sie deutlich mehr Kraft vorfinden. Es wird kaum möglich sein, den

Deltamuskel zu beugen, er wird wesentlich mehr Energie zur Verfügung haben und das Schultergelenk sperren. Das ist ein deutlicher Beweis für die Schwächung des Körpers durch negative Gedanken.

Alle Menschen strahlen Energie aus, einige mehr, andere weniger. Ist jemand deprimiert oder schlecht gelaunt, braucht derjenige nichts zu sagen. Man spürt das schwache Energieniveau geradezu. Das ist auch ein Grund, warum einige Menschen immer wieder zu bevorzugten Opfern werden. Denken Sie dagegen nur an die frisch verliebten oder die Menschen, die soeben einen großen Erfolg hatten. Sie „sprühen" ihre Energie geradezu heraus.

Mit positivem Selbstmanagement haben Sie die Möglichkeit, diese Kraft und Energie ebenfalls auszustrahlen. Damit werden Sie zu einem Gesprächspartner, mit dem man sich gerne unterhält. Man wird Ihre Nähe suchen und Sie werden zu einem „Sympathieträger". Das ist die beste Voraussetzung für Erfolge im Beruf und Privatleben. Schauen Sie sich einige erfolgreiche Menschen an, die z.B. in der Öffentlichkeit stehen. Sie haben diese Ausstrahlung. Auch durch meine langjährige Erfahrung als Unternehmensberater kann ich nur bestätigen, dass die wirklich erfolgreichen Menschen diese besondere Ausstrahlung haben.

Daher wird jede Außendienstverkäuferin und jeder Außendienstverkäufer auch die Stammkunden haben die sie/er verdient. Das trifft natürlich auch für Vorgesetzte zu.

Wir steuern unsere Energie durch unsere Gedanken – daher haben wir es auch selbst in der Hand, kraftvoll und überzeugend im Leben aufzutreten!

Sollten Sie im Leben einmal ein unerwünschtes Resultat erhalten, ist es wenig Erfolg versprechend sich zu ärgern oder zurückzuziehen. Akzeptieren Sie unerwünschte Resultate, sehen Sie sie als Lernfaktor und machen sogleich weiter, jedoch mit einen neuen, anderen Ansatz. Die Geschichte der menschlichen Weiterentwicklung ist immer auf „Fehlern" aufgebaut. Aus unerwünschten Ergebnissen zu lernen, bedeutet Erfolgsgeschichten zu schreiben. Edison ist einmal gefragt worden, ob er nicht deprimiert sei, nach dem 300sten erfolglosen Versuch die Glühbirne zu erfinden. Die Antwort war deutlich und zeigte klar seine Denkstrategie: „Nein, wieso deprimiert. Ich weiß doch nun genau, was alles nicht funktioniert!"

Einer der „Erfinder" des modernen Qualitätsmanagements in der Industrie, W. E. Deming, hat es so formuliert: „Null Fehler ist der Weg ins Abseits." Denn ohne Fehler gibt es keine Weiterentwicklung. „Fehler" dürfen also vorkommen – allerdings sollte der gleiche Fehler nur einmal auftreten!

Ein Fehler in etwas zu sehen ist eine Frage der persönlichen Landkarte oder der

Sicht der Dinge. Marlene Dietrich hat einmal gesagt:

„Ich würde alle Fehler meines Lebens wieder machen, nur früher, sodass ich sie besser genießen kann."

Es ist wichtig zu erkennen, dass es **kein richtig oder falsch im Leben gibt**. Es kann immer nur ein **nützlich oder weniger nützlich** für sich selbst geben.

Streichen Sie daher das Wort Misserfolg aus Ihrem Gehirn. Misserfolge gibt es gar nicht, denn man hat gehandelt und noch nicht das gewünschte Ergebnis erhalten. Das unerwünschte Ergebnis ist also nur ein Feedback auf die eigene Aktion und nicht mehr! Nun kann man mit einem neuen, anderen Ansatz das Ziel weiter verfolgen. Programmieren Sie sich auf Erfolge (Ziele) und Ihr Gehirn hat mit dieser Programmierung eine gute Chance für die Zielerreichung. Ihr Unterbewusstsein wird dieses Ziel erkennen und bereits auf dem Weg sein, es zu erreichen.

Auch im Gespräch mit Ihren Patienten ist es zunächst einmal wichtig, Chancen und Möglichkeiten aufzuzeigen. Die Hinweise, was nun alles nicht mehr machbar ist, können Sie sich weitgehend sparen:

- Sagen Sie den Patienten nach dem Infarkt, welche Möglichkeiten sie haben, den zweiten Infarkt zu verhindern.
- Teilen Sie ihnen nach einem Bandscheibenvorfall mit, welche Sportarten sie nun noch machen können. Oder sagen Sie, wie sie damit zufrieden und glücklich leben können.
- Schildern Sie den Rheumatikern, wie sie gut leben können, wenn sie sich viel bewegen und die Therapie einhalten.
- Zeigen Sie die Möglichkeiten auf, die Ihre Patienten nach der OP oder Therapie haben werden.
- usw.

Entwickeln Sie Flexibilität in der Erreichung Ihrer Ziele. Irgendein schlauer Mensch hat einmal gesagt, dass erfolgreich zu sein bedeutet, einmal mehr aufzustehen als hinzufallen. Dem kann man nur zustimmen. Viele große Dinge dieser Welt haben nicht auf Anhieb funktioniert. Falls etwas nicht gleich im ersten Versuch erreichbar ist, schauen Sie sich das Ergebnis an, entwickeln Flexibilität und machen es noch einmal, nur eben anders. Verändern Sie Ihre Vorgehensweise so lange, bis Sie erfolgreich sind!

Ein Misserfolg ist die Chance, es beim nächsten Mal besser zu machen.
Henry Ford

Wenn Sie z.B. ein Bild aufhängen wollen und bekommen den Nagel nicht in die Wand, schlagen Sie bitte nicht mit einem größeren Hammer auf den Nagel, sondern überlegen Sie, wie es anders funktionieren könnte. Eine Schraube z.B. wäre dann einen weiteren Versuch wert.

- Wenn man in der Erziehung der Kinder mit Druck nicht weiterkommt, macht es kaum Sinn den Druck zu erhöhen.
- Wenn man mit Geld die Mitarbeiter kaum motivieren kann, hat es keinen Sinn die Beträge zu erhöhen.
- Wenn in einer Argumentationskette ein Argument nicht sticht, ist es besser nach einem anderen Argument zu suchen, als das gleiche Argument vehementer zu wiederholen.
- Wenn Sie ein Produkt oder eine Dienstleistung verkaufen wollen und Ihre Argumente nicht ankommen, suchen Sie nach anderem Nutzen oder Vorteilen für den Käufer.
- usw.

> *Nur ein Narr macht keine Experimente!*
> *Charles Darwin*

Falls Sie in eine Situation kommen, die ein unbefriedigendes Ergebnis gebracht hat, hilft die **NLP-Technik der *Dissoziation***. Die Dissoziation ermöglicht es Ihnen, einen klaren Kopf zu behalten und das Ergebnis oder die Situation neutraler zu betrachten. Mit der dissoziierten Betrachtungsweise ist das Empfinden weniger emotional. Alles was Sie dazu tun müssen, ist sich selbst von außen zu betrachten, um sich dann einen Rat zu geben, wie man weiter verfährt. Entweder Sie stellen sich vor, dass Sie „aus sich herausschweben" und von außen die Situation betrachten oder Sie stellen sich die Situation als Film vor, dessen Regisseur Sie sind. Die Vorteile dieses Verfahrens liegen auf der Hand:

1. Sie sind nicht selbst direkt betroffen und können locker und entspannt bleiben.
2. Sie behalten einen klaren Kopf, da keine Katecholamine ausgeschüttet werden.
3. Sie können sich gelassen und entspannt einen Rat geben, denn Sie haben durch diese neutrale Position einen guten Zugang zu Ihren *Ressourcen*.

Diese Metaposition einzunehmen ist auch dann sehr hilfreich, wenn man über eigene unangenehme Erfahrungen nachdenkt. Man vermeidet das direkte Gefühl des Versagens und kann die Situation relativ neutral betrachten, evtl. um sich selbst einen Rat zu geben, wie man in Zukunft in ähnlichen Situationen besser verfährt. Betrachtet man dagegen die Situation *assoziiert*, versetzt man sich also direkt hinein, ist man häufig blockiert und hat wenig oder keinen Zugang zu den eigenen *Ressourcen*. Die negativen Emotionen, die dabei wirksam werden, verhindern dies. Um dem negativen Eintrag auf der Festplatte des Unterbewusstseins etwas Positives entgegen zu stellen, sollte man als Regisseur das Geschehen positiv verändern. In jedem NLP-Basiskurs wird die Technik des „Change-History" oder das „Phobiemodell" intensiv trainiert. Gerade im Phobiemodell zeigen sich die enormen Vorteile der dissoziierten Betrachtungsweise. Ich habe es häufig erleben können, dass Kursteilnehmern, die schon jahrzehntelang mit ihren Phobien leben mussten, in sehr kurzer Zeit geholfen wurde. Das Faszinierende an dieser Methode ist, dass die Klienten nicht wie bei einer klassischen Therapie direkt mit der Phobie konfrontiert werden und daher nicht leiden müssen. Es ist gewissermaßen eine sanfte Methode und dazu noch eine überaus erfolgreiche!

Wenn Sie jedoch über Ihre Erfolge oder schöne Situationen im Leben nachdenken, sollten Sie immer darin *assoziiert* sein, d.h. das Ganze **in vollen Zügen genießen** (VAKO)!

Mit der gezielten Nutzung dieser Techniken (assoziiert oder dissoziiert) sind Sie nicht mehr Sklave Ihrer Vergangenheit. Sie haben die Freiheit selbst zu entscheiden, wie Sie etwas Erlebtes abspeichern oder noch einmal erleben wollen. Es steht Ihnen damit frei, unerwünschte Ergebnisse dissoziiert und damit neutraler zu betrachten.

Wie schaffen es einige Menschen, schon am Morgen gute Laune zu haben? Eine geniale Technik ist es, sich einige Minuten vor dem Aufstehen Zeit zu nehmen und sich selbst die „richtigen Fragen“ zu stellen. **Wir haben es immer selbst in der Hand, unsere Stimmungslage zu verbessern.** Wir können unsere Stimmungen willentlich beeinflussen! Es ist eine Frage des inneren Dialogs, um in einen guten Zustand zu gelangen. Wenn Sie die richtigen Fragen stellen, bekommen Sie auch die Antworten, die helfen, Ihren Zustand zu verbessern.

Stellen Sie sich folgende Fragen und halluzinieren dazu die entsprechenden Bilder oder Situationen:

Fragen für jeden Morgen, am besten vor dem Aufstehen:

- Womit bin ich in meinem Privatleben absolut zufrieden?
- Mit welchen Dingen in meinem beruflichen Leben bin ich absolut zufrieden?
- Worauf bin ich besonders Stolz?
- Was kommt heute an Positivem auf mich zu?
- Wofür bin ich zurzeit in meinem Leben besonders dankbar?
- Wen liebe ich und wer liebt mich?

Abend-Fragen vor dem Einschlafen:

- Was war am heutigen Tag besonders gut?
- Wer von meinen Patienten, Mitarbeitern oder Kollegen war in den letzten Tagen besonders nett zu mir und hat mir evtl. sogar gedankt oder mich gelobt? Was genau habe ich dazu beigetragen?
- Was habe ich heute gelernt?

Mit diesen Fragen programmieren Sie sich auf Erfolge und eine gute Stimmung. Sie können sich damit in einen guten Zustand versetzen. Entscheidend ist, sich diese Situationen vorzustellen und im Inneren zu erleben (VAKO). Oder nehmen Sie sich einmal eine halbe Stunde Zeit für sich selbst und schreiben einmal alle Ihre Stärken und Schwächen auf einen Zettel. I. d. R. haben Sie nachher mehr Schwächen als Stärken auf Ihrem Zettel, das ist normal für uns und unsere eingefahrenen Denkstrukturen. Haben Sie mehr Stärken als Schwächen notiert, sind Sie bereits auf einem guten Weg. Nun konzentrieren Sie sich auf Ihre Stärken und spiegeln sich erfolgreiche Situationen, in denen Ihre Stärken voll zum Tragen kommen. Stellen Sie sich Situationen, in denen Sie Ihre Stärken erlebt haben, noch einmal intensiv vor (VAKO). Das ergibt immer einen guten Zustand und der ist in der Lage gute Ergebnisse zu produzieren! Eine ähnliche Technik ist der *Moment of Excellence*, der später noch beschrieben wird!

Positives Selbstmanagement ist die erste Voraussetzung für beruflichen Erfolg. Entscheidend für Erfolg im Beruf ist die richtige, positive Einstellung zu den Patienten, den Mitarbeitern und ggf. Kollegen – und insbesondere zu sich selbst!

Daher zum Abschluss dieses Kapitels etwas zum Nachdenken. Es ist mein Grundgesetz für Erfolg und Zufriedenheit. Nehmen Sie sich bitte für jeden Abschnitt etwas Zeit und denken bitte nach inwieweit er auf Sie zutreffen kann!!!

§ 1 Stoppen Sie das Lamentieren über die schlechten Verhältnisse und packen die Aufgaben, die vor Ihnen liegen, an. Jede Sekunde mit Lamentieren verbracht ist Zeitverschwendung und schwächt Sie! Jedes Mal, wenn Sie schildern oder nachdenken, wie schlecht es Ihnen geht, schaffen Sie sich Leidenssituationen unterbewusst wieder neu. Leider signalisieren Sie Ihrem Unterbewusstsein auch noch damit, dass Sie diese Situation wünschen. Das kann es doch nun wirklich nicht sein, was Sie wollen!
Wenn mir eine Sache missfällt, so lasse ich sie liegen oder mache sie besser. (Johann Wolfgang von Goethe)

§ 2 Falls Ihre Handlungen nicht gleich zum Erfolg führen, ändern Sie Ihre Vorgehensweise und suchen einen anderen Weg zum Ziel.
Wenn du etwas tust und es funktioniert nicht in deinem Sinn, dann tu doch etwas anderes. (Richard Bandler)

§ 3 Leben Sie gelassen und erfreut im Hier und Jetzt. Sehen Sie dabei die Möglichkeiten, die Ihnen geboten werden, und nicht die Schwierigkeiten, die man Ihnen macht.
Denken Sie an Erich Kästner: „Auch aus Steinen, die man dir in den Weg legt, kann man etwas Schönes bauen!"

§ 4 Glück gibt es nur im Hier und Jetzt. Zukünftige Glücksmomente kann ich heute noch nicht genießen. Falls diese eintreffen, werden sie dann wieder im „Hier und Jetzt" entstehen. Menschen mit einer starken

Ausstrahlung (Charisma) leben in der Gegenwart. Das heutige Glück zu erkennen und zu erleben ist die Herausforderung! Im Übrigen ist Glück kein dauernder Zustand. Seiner Natur nach kann Glück nur episodisch möglich sein.
Mit sich selbst in Frieden leben, ist wohl das höchste Glück auf Erden. (Matthias Claudius)

§ 5 Hören Sie endlich damit auf, sich für Dinge zu entschuldigen. Mit jeder Entschuldigung akzeptieren Sie lediglich Ihr Versagen. Jede Entschuldigung akzeptiert ungünstige Umstände, ohne dass dagegen etwas unternommen wird. Sie haben es fast immer in der Hand, mit einer Portion Flexibilität, Dinge zu ändern. Mit jeden guten Grund den Sie nennen, warum bei Ihnen etwas nicht funktionieren wird oder nicht funktioniert hat, verlagern Sie die Verantwortung nach außen. Die Umwelt können Sie kaum oder gar nicht verändern. Sich selbst dagegen schon. Also tun Sie das und fangen zuerst einmal bei sich selbst an. Fast immer sind Sie das „Problem" und nicht die anderen! Jede Entschuldigung zeigt letztlich nur, wie unfähig Sie sind!

Wer nicht selbst befiehlt, bleibt immer Knecht. (Johann Wolfgang von Goethe)
Oder Horst Seehofer: **Wer nicht handelt, wird behandelt.**

§ 6 Übernehmen Sie die Verantwortung für Ihr Leben. Dan Millman hat es in seinem wundervollen Buch *„Der Pfad des friedvollen Kriegers"* trefflich formuliert: „Übernimm lieber du selbst die Verantwortung für dein Leben, statt anderen oder den *Umständen* die Schuld zu geben. Mach die Augen auf und erkenne, dass dein Glück, deine Gesundheit und deine Situation im Leben von dir selbst verursacht sind – ob bewusst oder unbewusst."

§ 7 Diskutieren Sie die Möglichkeiten, die Sie haben und stoppen Sie das, in Deutschland so sehr geliebte, kollektive Jammern. Hören Sie auf damit sich selbst zu schwächen und Ihrer kreativen Potenziale zu berauben!
Der Nazigegner Hans Scholl hat das treffend formuliert: **„Nicht: Es muss etwas geschehen, sondern: Ich muss etwas tun!"**

§ 8 Hören Sie auf, sich über das Anspruchsdenken anderer zu ärgern. Mit jedem Ärgern über diese Menschen verlieren Sie den Blick für diejenigen, die sehr wohl verständig und anerkennend handeln. Achten Sie auf diese, sie können Ihnen sehr viel Kraft geben.

§ 9 Träumen Sie nicht nur vom Glück, sondern **glauben Sie an Ihre Kraft, Ihre Stärke und Ihre Chancen.** Die Rückkopplungen, die sich daraus ergeben, wirken wie ein Turbolader,

der Sie nach vorn bringt. Denken Sie dabei an die Dinge, die Sie im Leben geschafft haben, und die Dinge, die Sie noch erreichen werden. Das sind die Kraftquellen die Sie weiter bringen. Veränderungen beginnen immer bei Ihnen selbst.
Wer immer nur vom Glück träumt, darf sich nicht wundern, wenn er es verschläft. (Ernst Deutsch)

§ 10 Es gibt keine falschen Entscheidungen, denn in dem Moment, in dem Sie sich für etwas entschieden haben, lagen die meisten Argumente für diese Entscheidung vor. Sie war in diesem Moment daher absolut richtig. Außerdem kann man nur sehr selten die Konsequenzen seiner Handlung komplett überblicken. Stellt sich später eine Entscheidung als ungünstig heraus, fehlten bestimmte Informationen. Jedoch in manchen Situationen kann man mit einer Entscheidung nicht warten, bis wirklich alle Informationen verfügbar sind. Unter Umständen erhält man überhaupt erst weitere Informationen, wenn man handelt!
Wer absolute Klarheit will, bevor er einen Entschluss fasst, wird sich nie entscheiden. (Henri Frédéric Amiel)
Das Schlimmste, was man machen kann, ist sich gar nicht zu entscheiden und die Dinge vor sich herzuschieben. Die Belastung, die dadurch entsteht, blockiert enorm! Lassen Sie also Herausforderungen (Probleme) nicht zu lange liegen. Jeder Tag, den Sie so etwas vor sich herschieben, blockiert und schwächt Sie. Stapeln Sie diese Dinge daher nicht!
Lieber keinen Erfolg, als keinen Entschluss. (Karl Heinrich Waggerl)

§ 11 Gestehen Sie sich Ihre Zufriedenheit ein, wenn Sie diese haben! Häufig genug ziehen wirklich schöne Momente vorbei und wir machen uns die Emotionen, die dabei entstehen, leider gar nicht bewusst. Es sind die vielen kleinen Dinge im Leben die ein Puzzle bilden, und bewusst gemacht sowie im Zusammenhang gesehen ein wunderschönes Bild abgeben können. Machen Sie sich immer wieder Ihre Aktiva klar.
Denke lieber an das, was du hast, als an das, was dir fehlt. (Marc Aurel)

§ 12 Erkennen und genießen Sie die schönen Momente im Leben. Auch die „kleinen", unscheinbaren Situationen sollten Sie aufnehmen und sich des Glückes bewusst werden, den diese bieten können. Ein gutes Gespräch, ein Spaziergang im Frühling oder eine Heimfahrt im Sonnenschein, können wahre Kraftquellen sein, wenn man sie bewusst wahrnimmt. Nehmen Sie die Freundlichkeit oder das Lächeln eines anderen auf, welches Ihnen geschenkt wird. Es ist mehr wert und kann Ihnen mehr nutzen als Geld!
The best things in life are the simple things. (Joe Cocker)

§ 13 Bringen Sie die Dinge, die Sie begonnen haben, auch zu Ende. Alles Unerledigte oder Unfertige ist eine große Belastung. Darüber hinaus, erfordert es auch deutlich mehr Energie, es noch einmal aufzunehmen, als es gleich abzuschließen.
Fass kein Papier zweimal an. (Beate Uhse)

§ 14 Hören Sie auf, sich Sorgen zu machen über Dinge, die noch gar nicht eingetroffen sind und evtl. auch gar nicht so geschehen werden. Sich die Sorgen selbst zu machen ist völlig unnötig und schwächt lediglich!
Abraham Lincoln: **Halte dir jeden Tag 30 Minuten für deine Sorgen frei und mache in dieser Zeit ein Nickerchen.**

§ 15 Warten Sie nicht auf bessere Bedingungen. Sie selbst haben es in der Hand, die Bedingungen für sich zu verbessern. Ich werde in diesem Buch viele nützliche Möglichkeiten des Selbstmanagements aufzeigen. Nutzen Sie diese!
Der Aufschub ist der Dieb der Zeit. (Edward Young)

§ 16 Glauben Sie nicht, dass Glück purer Zufall ist. Menschen, die auffällig häufig Glück im Leben haben, verdanken dieses ihren Aktionen. Sie erkennen ihre Möglichkeiten und machen jeweils das Beste daraus. Glück ist also nicht irgendetwas, was zufällig entsteht oder irgendwie auf uns zukommt. Nein es ist etwas, das aktiv gestaltet werden kann.
Glück ist die Folge einer Tätigkeit. (Aristoteles)

Zum Schluss etwas für die Pessimisten:
Verbringe nicht die Zeit mit der Suche nach einem Hindernis, vielleicht ist gar keins da. (Franz Kafka)

■ Das Unterbewusstsein
- **arbeitet wertneutral.**
- **speichert Erinnerungen primär in Bildern.**
- **kann nicht erkennen, ob Bilder, die ihm geliefert werden real oder vom Bewusstsein halluziniert sind.**
- **erkennt nicht, ob unsere Gedanken positive oder negative Auswirkungen für uns haben, es arbeitet wertneutral.**
- **arbeitet autark. Es unterliegt keiner Kontrolle.**

■ Glaubenssätze sind Programme, die unser Verhalten steuern.

■ Art und Wesen des Menschen sind identisch mit dem Inhalt seines Unterbewusstseins.

■ Negative Gedanken schwächen den Körper.

■ Menschen, die sich positiv programmieren, haben eine höhere Lebenserwartung als andere.

- Erfolgreiche Menschen haben eine optimistische Struktur. Negatives Denken verhindert Erfolge.
- Optimistisch zu denken ist eine Frage der Denkstrategie.
- Es gibt keine Probleme, sondern nur Herausforderungen. Mit dieser Sicht der Dinge ist die Lösung und nicht das Problem im Focus.
- Ein hoher Grad an emotionaler Intelligenz fördert die Fähigkeit des positiven Selbstmanagements. Sie besteht aus:
  - Dem Erkennen der eigenen Emotion.
  - Dem Steuern der eigenen Emotion.
  - Dem Erkennen der Emotionen unserer Mitmenschen.
  - Dem Steuern der Emotionen anderer.
- Im Leben gibt es kein richtig oder falsch. Zweckmäßiger ist es in den Kategorien nützlich oder weniger nützlich zu denken.
- Der Mensch mit der größten Flexibilität erreicht zuerst sein Ziel.
- Negative Ergebnisse sollten sinnvollerweise im dissoziierten Zustand nachbetrachtet werden.
- Erfolgserlebnisse betrachtet man am Besten assoziiert.
- Wir haben es immer selbst in der Hand, mit den richtigen Fragen, die wir uns stellen, unsere Stimmungslage zu verbessern.

Effektive Sprache©

Wer so spricht, dass er verstanden wird, spricht immer gut.

MOLIÈRE
französischer Dramatiker

Effektive, positive oder konstruktive Sprache gehört zum positiven Denken, wie z.B. Bewegung zu einer gesunden Lebensführung. Sie ist angenehm für unsere Gesprächspartner und sogar für uns selbst. Jede negative sprachliche Äußerung oder Formulierung dagegen, erzeugt bei Ihren Gesprächspartnern, wenn auch nur kleine, unbewusste Stressreaktionen. Das bedeutet nichts anderes, als Ausschüttung von Stresshormonen und ungünstige neuronale Schaltungen. Wir schaden uns auch selbst mit negativen Sprachmustern, denn durch diese Beeinflussung unserer inneren Kommunikation produzieren wir wenig hilfreiche Einträge in unserem Unterbewusstsein.

Es sind jedoch nicht nur negative Gefühle die entstehen können. Unter Umständen wird die gesendete Nachricht völlig anders aufgenommen, als das beabsichtigt war. Und entscheidend für jede Kommunikation ist schließlich das, was beim Empfänger ankommt und nicht das, was man senden wollte!

Die Folgen negativer Sprache sind bei uns selbst häufig die gleichen, wie bei unseren Gesprächspartnern. Durch den häufigen Gebrauch sinkt die Lebensqualität und man wird unzufrieden.

Wer negativ spricht, wird seine Welt negativ sehen.

Man sieht die Welt nicht durch eine rosarote Brille, was ja auch nicht unbedingt sinnvoll ist, man sieht sie eher durch eine graue Brille. Letztlich werden durch negativen Sprachgebrauch bestimmte Denkmuster geprägt und verstärkt!

Positiver Sprachgebrauch dagegen lässt Sie bei Ihren Gesprächspartnern wohltuend erscheinen. Man unterhält sich gerne mit Ihnen. Konstruktive, positive Sprache bedeutet Wertschätzung für unsere Gesprächspartner. Diese „Streicheleinheiten" heben sich angenehm vom sonstigen Sprachgebrauch der meisten Menschen ab. Effektive Sprache ist damit ein bedeutender Mosaikstein für ein erfolgreiches und zufriedenes Leben! Leider wurde im Elternhaus (i. d. R.) effektive Sprache nicht angewandt. Die Schule zeichnete sich eher durch negativen Sprachgebrauch aus. Daher ist es eine völlig neue Sichtweise die eigenen Sprachmuster zu optimieren. Lassen Sie sich überraschen, welch enormes Potenzial darin verborgen liegt!

Leider wird in unserem Kulturkreis das Prinzip der positiven Formulierungsmöglichkeit viel zu selten genutzt. Eines der am meisten gebrauchten Worte der

---

© Der Begriff „Effektive Sprache" ist geschützt von Dr. G. Bittner, Essen

deutschen Sprache ist **„nicht"**. Normalerweise wird es immer dann benutzt, wenn man etwas verbieten will. Genau wie **„müssen"** ist es häufig in unserer Erziehung eingesetzt worden: „Tu dies nicht, mache das nicht, geh da nicht hin und spiele nicht mit Klaus." Besser wäre es gewesen, wenn man uns gesagt hätte: „Mach das besser so, gehe da hin, spiele doch mit der Beate." Verbote eröffnen keine neuen Möglichkeiten und Perspektiven. Eine Studie der Harvard-Universität in den Vereinigten Staaten besagt sogar, dass wir bis zum 18. Lebensjahr ca. 180.000-mal das Wort „Nein" hören. Es ist daher wenig verwunderlich, dass junge Menschen wenig Selbstvertrauen und Selbstbewusstsein entwickeln können. Auch die Erwachsenen bleiben dann selbstverständlich eifriger Nutzer von Verboten, sie haben es ja genauso gelernt. Wie wir gleich sehen werden, verwenden wir sogar häufiger negative Formulierungen als positive, um Positives weiter zu geben. Damit erzeugen wir die gleichen schlechten Gefühle, wie wir sie schon als Kinder gekannt haben.

■ Nicht

Beschäftigen wir uns zuerst einmal mit dem Wort *nicht*, denn das hat es wirklich in sich. Wir denken bevorzugt unterbewusst in Bildern. Leider hat, wie schon gesagt, das Wort „nicht" kein Bild in unserem Gehirn. Denken Sie nur an die gelbe Straßenbahn (siehe Kap. *Guter Umgang mit sich selbst*)! Um das Beispiel der Straßenbahnen noch einmal aufzunehmen: Denken Sie jetzt bitte nicht an einen blauen Elefanten! – Nun wie groß war der blaue Elefant?

Wenn ich Sie nun bitte, nicht an Ihr Lieblingsgericht zu denken, was passiert dann? – Nun Sie werden bemerken, dass Ihr Unterbewusstsein das Wort „nicht" nicht erkennt und daher diesen Auftrag kaum weisungsgemäß durchführen kann. Wahrscheinlich wird dieser Denkvorgang etwas konfus und ohne Ergebnis bleiben. Einige werden bei dieser Anweisung evtl. das Bild oder den Geschmack ihres Lieblingsgerichtes geliefert bekommen.

Nun sind Sie an der Reihe. Versetzen Sie sich in ein Gespräch mit Ihrem Chef/Ihrer Chefin. Sie/er kommentierte Ihre Arbeit. Sie sollen nun die Bilder und Emotionen analysieren, die bei beiden Aussagen entstehen. Beide Aussagen haben die gleiche Bedeutung:

1. „Das haben Sie nicht schlecht gemacht".
2. „Wirklich gut was Sie da gemacht haben".

Ihr Unterbewusstsein zieht aufgrund der Sprache seine eigenen Schlüsse. Bei beiden Aussagen entstehen Bilder und Gefühle unterschiedlicher Art und Intensität. Nach aller Wahrscheinlichkeit sind die Bilder bei der zweiten Aussage deutlicher und angenehmer.

Ein weiteres Beispiel. Sie kommen nach einem beruflich erfolgreichen Tag nach

Hause und Ihr/e Partner/in kommentiert Ihre Leistung:

1. „Wirklich nicht verkehrt, was du da erreicht hast."
2. „Du hast ein wirklich tolles Ergebnis erreicht."

Auch an diesem Beispiel wird ersichtlich, wie unterschiedlich die Sätze auf der Gefühlsebene wirken, obwohl in beiden Fällen dasselbe gemeint war. Sie erkennen daran, dass es relativ einfach ist, mit effektiver Sprache das beim Gesprächspartner anzubringen, was man aussagen möchte.
Voraussetzung dafür ist natürlich, dass das Ergebnis wirklich gut war. Häufig werde ich bei Veranstaltungen angesprochen, dass man doch nicht alles im Leben positiv darstellen kann. Das ist selbstverständlich richtig. Es geht bei der Nutzung effektiver Sprache nicht um Schönfärberei, sondern lediglich darum Positives auch sprachlich positiv zu benennen!

Weitere Beispiele für den ungünstigen Gebrauch des Wortes *nicht* finden Sie in der Tabelle auf Seite 75.

Besonders die Nutzung negativer Sprache hat für die **eigene Programmierung** fatale folgen. Die Sprache, die im inneren Dialog genutzt wird, ist i.d.R. die gleiche wie im Gespräch mit unseren Mitmenschen. Das erkennen Sie auch daran, dass wenn Sie sich in einem Land aufhalten, in dem man nicht Ihre Muttersprache spricht, Sie nach einigen Tagen bis Wochen, auch in der anderen Sprache denken, selbstverständlich nur, falls Sie diese auch beherrschen.

Wenn Sie also im inneren Dialog negativ „reden", hat das die gleichen fatalen Folgen wie im Dialog nach außen: Sie schauen aus dem Fenster und sagen sich: „Es regnet nicht." Oder positiv: „Toll es ist heute trocken." Beide Aussagen lassen unterbewusst unterschiedliche Gefühle entstehen!

■ Sorgen machen und Angst haben

Leider werden diese Aussagen häufig dann eingesetzt, wenn z.B. Eltern ihren Kindern Mut machen wollen: „Davor brauchst du keine Angst zu haben." Auf einer tiefer liegenden Wahrnehmungsebene kommt das Wort Angst jedoch punktgenau negativ an, denn Sie machen ja auf eine Angst aufmerksam, die vielleicht gar nicht vorhanden war. Besser ist es, wenn Sie Kindern sagen, was sie tun sollen, etwa so:

- Das ist völlig OK, das kannst du machen.
- Das ist völlig harmlos.
- Das kannst du machen, das geht gut.
- Du wirst das schaffen.
- Du kannst das.

Wenn Angst klar erkennbar ist, kann eine Ich-Botschaft sehr wirkungsvoll sein: „Ich weiß, dass du das kannst!"

Mit den Worten OK, harmlos, gut, schaffen und können, erzeugen Sie Bilder in den Köpfen, die angenehm und in der Lage sind zu motivieren. Wenn Sie dagegen auf Sorgen oder Ängste aufmerksam machen, richten Sie die Gedanken auf Probleme aus. Ihre Gesprächspartner haben nun gar keine andere Chance, als an die negativen Aspekte zu denken. Lesen Sie die nächsten Sätze durch und überlegen im Anschluss, wie sie bei Ihnen ankommen:

„Aber, aber, bloß keine Panik. Vor der Untersuchung müssen Sie keine Angst haben. Schwerwiegende Ereignisse sind dabei noch nie vorgekommen. Herr Dr. Meier hat alle Probleme, die auftreten könnten, im Griff. Ich sehe keinen Grund, warum Sie sich Sorgen machen sollten." Wenn Ihr Behandler Ihnen diese Botschaft geben würde, wie wäre das für Sie?

Ein negatives Beispiel habe ich erlebt, als meine Mutter mit 76 Jahren eine Darmoperation durchführen lassen musste. Sie hatte schon 2 Tage vor der Operation die Einverständniserklärung unterschrieben und war dabei selbstverständlich auch über die Risiken der Operation und der Narkose aufgeklärt worden. Der Anästhesist ließ es sich jedoch nicht nehmen, am Abend vor der OP noch einmal bei ihr vorbeizuschauen. Er schilderte ihr in aller Dramatik, was am nächsten Tag geschehen werde. Er teilte ihr mit, dass es eine sehr schwierige OP werden würde und was dabei alles passieren könne. Normalerweise hat meine Mutter als positiv denkende Rheinländerin eine optimistische Lebenseinstellung, diese war ihr an jenem Abend jedoch gründlich genommen worden.

Hilfreich wäre es gewesen, wenn der Anästhesist ihr Mut gemacht hätte: „Frau Welling, das ist eine Routineoperation. So etwas machen wir mehrfach am Tag. Sie werden in einigen Tagen wieder fit sein und das Leben wieder genießen können."

Warum, wieso, weshalb

In meiner Trainertätigkeit für Pharmareferenten, habe ich folgende Situation bei einem Begleitbesuch mit einem neuen Außendienstmitarbeiter erlebt. Ich möchte Sie nun bitten, sich in die Rolle Ihres Kollegen zu versetzen:

Pharmareferent: „Nun Herr Doktor, hier habe ich unser Präparat XY, kennen Sie es?"

Arzt: „Ich kenne es schon und die Substanzklasse setze ich auch sehr häufig ein. Ihr XY jedoch eher selten."

Pharmareferent: „Herr Doktor, warum setzen Sie es so selten ein?"

Arzt: „Ich lasse mich nicht ausfragen und Leute, die so fragen, brauchen bei mir erst gar nicht wieder in die Praxis zu kommen!"

Den Unmut Ihres Kollegen können Sie sicherlich nachvollziehen. Die Warum-Frage klingt immer wie eine Beschuldigung und weckt damit negative Emotionen, auch wenn der Frager das gar nicht gewollt hat. Der Pharmareferent hatte sicher eine positive Absicht mit der Frage. Er wollte lediglich die Hinderungsgründe, für die nach seiner Meinung zu seltene Verordnung seines Präparates erfragen, um darüber diskutieren zu können. Mit einem anderen Vorgehen wäre er ganz sicher erfolgreicher gewesen, nämlich mit einer Was-Frage: „Was müsste unser Präparat XY leisten, damit Sie es häufiger einsetzen?“ Bei dieser Frage stehen die Leistungsmerkmale des Präparates im Mittelpunkt und nicht die Handlungsweise Ihres Kollegen!

Ähnlich dürfte es Ihren Patienten ergehen, wenn Sie Warum-Fragen einsetzen, denn dieses Fragewort ist immer problembezogen. Falls Sie in das Problem hineinfragen, bekommen Sie lediglich Rechtfertigungen und keine Lösungen. Außerdem klingt „warum“ immer wie ein Vorwurf, der, auch wenn es um die Sache geht, sehr persönlich beim Gesprächspartner ankommt!

Beispiele:

- „Warum sind Sie nicht zur letzten Kontrolluntersuchung gekommen?“ Antwort: „Ich hatte so viel zu tun.“
- „Warum haben Sie Ihr Blutdruckmittel nicht mehr eingenommen?“ Antwort: „Ich habe geglaubt, ich brauche es nicht mehr zu nehmen.“ Oder: „Ich habe es vergessen.“
- „Warum halten Sie Ihre Diät nicht ein?“ Antwort: „Aber Frau Dr., das mache ich doch. Ich brauche das Essen nur anzusehen und schon nehme ich zu.“
- usw.

Diese Antworten bringen Sie und Ihre Patienten keinen Schritt weiter. Eine **Lösungsfrage ist sinnvoller**: „Was müsste geschehen, damit Sie die Tabletten regelmäßig einnehmen“. Oder: „Wie können wir sicherstellen, dass Sie zur nächsten Kontrolluntersuchung zu uns kommen?“ Natürlich ist es sehr sinnvoll, diese Fragen an die mentalen Fähigkeiten der Patienten anzupassen.

Damit hat Ihr Gegenüber die Möglichkeit, selbst Lösungen zu finden und das ist allemal sinnvoller, als ihm Ihre Lösung vorzugeben. Eigene Lösungen beinhalten deutlich mehr Motivation zur Umsetzung als vorgegebene und fremdbestimmte.

■ Aber

hat eine ähnlich problembezogene Bedeutung wie „warum“. Es wird meist in der Mitte eines Satzes eingesetzt, um den ersten Satzteil unglaubwürdig zu machen. Beispiel: Es mag schwierig sein, aber es ist möglich. Bei dieser Nutzung erfüllt das Wort aber genau seinen Zweck, denn man verdeutlicht damit, dass es nicht zählt, dass etwas schwierig ist.

Wollen Sie jedoch zwei positive Aspekte aneinander reihen, macht die Nutzung dieses Wortes leider keinen Sinn, denn Sie verhindern damit, dass die Botschaft ankommt, die Sie im zweiten Satzteil anbringen wollen oder setzen Zweifel an der Aussage im ersten Teil.

Beispiel: „Herr XY, es ist gut, dass Sie sich jetzt mehr bewegen, aber Sie müssen noch mindestens zehn Kilogramm abnehmen.“ Hört der Patient „aber“, versteht er lediglich, dass irgendetwas mit dem ersten Teil der Botschaft nicht in Ordnung ist. Er versteht es als Kritik und wird versuchen sich zu rechtfertigen.

Ihre Botschaft, er soll noch das Gewicht reduzieren, kommt nicht mehr an, weil er sich mit seiner Rechtfertigung beschäftigt.
„Aber" ist immer problembezogen und nicht lösungsorientiert: „Schön, dass Sie heute in die Sprechstunde gekommen sind, aber hätten Sie nicht schon eher kommen können?" Da erkennt man gleich den Vorwurf. Er erhält also einen Tadel und kein Lob für seinen Praxisbesuch.
Besser ist es, das Lob für den Praxisbesuch nicht gleich wieder zu zerstören und zum Ende des Gesprächs einen Ausblick zu schaffen: „Schön, dass Sie heute zum Kontrolltermin gekommen sind. Für Ihre Erkrankung ist es jedoch noch sinnvoller, regelmäßige Kontrolluntersuchungen, alle 3 Monate, durchzuführen. Meinen Sie, dass Sie in diesen Abständen zur Untersuchung kommen können. Wenn ja, machen wir gleich den nächsten Termin aus."

Da Sie nun die ungünstigen Folgen des Wortes „aber" erkannt haben, können Sie es in Zukunft durch das Wort „und" ersetzen: „Herr XY, es ist gut, dass Sie sich jetzt mehr bewegen „und" wenn Sie nun noch zehn Kilogramm abnehmen, werden Sie mindestens hundert Jahre alt."

■ Müssen, nicht dürfen

bedeutet für den Patienten Druck. Beispiel: „Frau XY, Sie müssen mit dem Rauchen aufhören." Die gute Frau wird alles andere tun als ein Anti-Raucher-Programm zu starten. Dieses Wort haben ihre Eltern in ihrer Kindheit oft benutzt, und sie hat schlechte Erfahrungen damit gemacht!
Eine Alternative, um das wenig Erfolg versprechende „müssen" zu ersetzen, ist die Ich-Botschaft, die noch in diesem Kapitel besprochen wird.
Die andere Möglichkeit ist es, die Vorteile der Verhaltensänderung herauszuarbeiten. Sei es die Verhütung von Lungenkarzinomen oder allmorgendlicher Hustenattacken! Damit wird die Chance evtl. größer, dass Frau XY etwas unternimmt.
Das Gleiche gilt für die Pharmakotherapie: „Herr XY, Sie müssen die Kortisontabletten einnehmen." Ihre Chance bei Herrn XY wird deutlich besser, wenn Sie die Vorteile des Präparates transparent machen und was er damit erreichen kann!

■ Versuchen

ist ein weiteres Wort, das wenig Nutzen verspricht. Je stärker man etwas versucht, um so weniger wird man es tun. Klingt auf Anhieb unlogisch, ist es jedoch nicht.
„Herr XY, Sie müssen versuchen, zehn Kilogramm abzunehmen." Die Antwort: „Ja, das mache ich, Frau Doktor." Diese Antwort kann der Patient leicht und schnell geben. Immerhin hat er das schon mindestens zwanzig Mal versucht und es hat nie funktioniert. Versuchen kann er es ja noch einmal – nur tun wird er es nicht!

> *„Tu es oder tu es nicht.*
> *Es gibt keine Versuche."*
> *Meister Yoda, „Star Wars"*

Achten Sie auch bei den Broschüren und Empfehlungen zu bestimmten Krankheitsbildern, die in Ihrer Klinik oder Praxis ausliegen, auf einen positiven Sprachgebrauch. Die Broschüren, die mit einem „erhobenen Zeigefinger" arbeiten, erzeugen lediglich schlechte Gefühle bei Ihren Patienten. Sie werden jedoch niemanden zu Verhaltensänderungen bewegen! Die Broschüren sollten idealerweise motivierenden Charakter haben und Lösungen anbieten.

Lesen Sie nun die folgenden Aussagen und Alternativen. Achten Sie darauf, welche Bilder oder Gefühle dabei in Ihnen entstehen:

Aussage	das wird häufig verstanden	günstiger ist
Ihr Blutdruck ist nicht schlecht.	Gut scheint er auch nicht zu sein.	Super, Ihr Blutdruck ist sehr gut.
Die Wunde ist nicht schlecht verheilt.	Gut ist sie nicht verheilt.	Die Wunde verheilt ganz toll.
Das ist nicht gefährlich.	Harmlos ist das wohl nicht.	Das ist völlig harmlos.
Das tut nicht weh.	Angenehm ist es wohl nicht.	Das ist ganz OK und schnell erledigt.
Alles kein Problem.	Einfach scheint es nicht zu sein.	Das haben wir beide schnell und einfach erledigt.
Ich habe keine Skrupel reisemedizinische Impfungen anzubieten.	Skrupel, wieso Skrupel?	Ich halte es für sehr sinnvoll reisemedizinische Impfungen anzubieten.
Ihre Entwicklung ist nicht verkehrt.	Gut ist meine Entwicklung anscheinend nicht.	Alles entwickelt sich sehr gut.
Sie haben Glück, Ihr Befund ist negativ.	Ein negativer Befund, auch das noch.	Sie können zufrieden sein, der Befund ist sehr gut.
Was Sie machen, ist nicht falsch.	Richtig ist das wohl nicht, was ich mache.	Sie machen das sehr gut.
Das ist doch keine Tabuthema.	Tabuthema?	Darüber sollten wir uns unterhalten.
Davor brauchen Sie keine Angst zu haben.	Gelassen kann ich dabei nicht sein.	Das geht schnell und einfach.
Aber, aber, bloß keine Panik.	Harmlos ist das wohl nicht.	Sie könne der Sache ruhig und gelassen entgegensehen.

Aussage	das wird häufig verstanden	günstiger ist
Sie sollten versuchen, 10 kg abzunehmen.	Nun ja, er meint, ich sollte es nur versuchen.	Falls Sie 10 kg abnehmen, können Sie evtl. auf Insulin verzichten.
Es hat sich bei Ihnen nichts dramatisches verändert.	Dramatisches?	Die Werte sind alle noch so gut wie bei der letzten Untersuchung.
Ich erkundige mich, bevor ich Ihnen etwas Falsches sage.	Er will mir etwas Falsches sagen?	Ich erkundige mich, damit ich Ihnen die richtige Auskunft geben kann!

Man könnte noch viele ähnliche Formulierungen aufzählen. Zwei besonderes beeindruckende Beispiele möchte ich noch erwähnen:

- „Sie bekommen jetzt eine Spritze. Das ist nicht so schrecklich schön!" Ihrem Kollegen war sicherlich nicht bewusst, was er dem Patienten damit sagte.
- Eine Patientin kommt aus dem Gespräch mit ihrer Hausärztin zurück zur Anmeldung. Sie hält einen Zettel (Therapieempfehlung) in der Hand, schaut recht zweifelnd und fragt die Mitarbeiterin: „Sagen Sie, soll ich das machen, was Frau Doktor mir da empfohlen hat?" Antwortet die entscheidungsfreudige Helferin: „Wieso nicht? Sie haben doch nichts zu verlieren!"
  Eine wirklich bemerkenswerte Aussage. Die Patientin schaute nach dieser Auskunft jedenfalls ziemlich irritiert!

Die deutschen Sportreporter sind besonders engagierte Nutzer negativer Formulierungen. Dabei ist der Ausspruch „sie/er ist nicht schlecht in Form" noch einer der harmloseren Art. Bei wirklichen guten Leistungen hört man fast immer: „Das ist keine schlechte Zeit", „das ist kein schlechtes Ergebnis" oder „gar nicht schlecht gemacht". Es ist das Standardrepertoire unserer Radio- und TV-Reporter.

Ein echtes Paradebeispiel von Heiko Wasser (RTL) bei der Formel-1-Übertragung vom 15.07.2001: „Vier deutsche Fahrer unter den ersten acht. Das ist nicht so richtig schlecht."

Eine wirklich interessante Aussage, die sicherlich auch jede Menge über die Denkstrukturen aussagt!

Weichmacher und Konjunktive

Vermeiden Sie unbedingt Weichmacher und Konjunktive im Umgang mit anderen Menschen. Sagen Sie klar und deutlich was Sie wollen. Weichmacher sind Kommunikationsstörer.

Diese Redewendungen suggerieren anderen, dass Sie nicht hinter den Aussagen stehen, die Sie machen. Die Menschen werden kaum Anlass haben, die „Anweisungen" durchzuführen. Verhaltensänderungen werden u.a. deutlich eher durchgeführt, wenn wie schon mehrfach ausgeführt, Vorteile und Nutzen kommuniziert wird:

Aussage	Besser ist
Sie sollten diese Tabletten täglich ein Mal einnehmen.	Einmal täglich genommen, schützen diese Tabletten Ihre Organe und Gefäße.
Kommen Sie doch vielleicht einmal im nächsten Quartal vorbei.	Kommen Sie bitte im nächsten Quartal zu Ihrer Routinekontrolle vorbei. Dann haben Sie die Sicherheit, alles getan zu haben.
Man sollte die Therapie lebenslang durchführen.	Diese Dauertherapie schützt Ihr Herz ein Leben lang.
So sollten Sie das nicht sehen.	Sehen Sie das doch positiv, ...
Evtl. wäre es sinnvoll, eine Kur zu beantragen.	Eine Kur kann Ihnen helfen, stellen Sie doch einen Kurantrag.
Vielleicht schicken Sie einmal Ihre Frau zu mir.	Überzeugen Sie bitte Ihre Frau, einen Termin bei mir zu machen, dann könne wir alles Erforderliche in die Wege leiten.
Sie sollten das nicht so eng sehen.	Sie können das auch positiv sehen, ...
Sie sollten sich das nicht zu Herzen nehmen.	Sehen Sie das doch einmal anders, ...
Man sollte die Werte jedes Jahr ein Mal kontrollieren.	Einmal jährlich kontrolliert, haben wir die Werte sicher im Griff.
Man sollte alle zwei Jahre den Check durchführen.	Alle zwei Jahre durchgeführt, haben Sie die größte Sicherheit gesund zu bleiben.
Vielleicht sollten Sie eine Knochendichtemessung durchführen.	Eine Knochendichtemessung bringt Ihnen Sicherheit.
Das Rezept müssen Sie eigentlich selbst abholen.	Bitte holen Sie das Rezept ab. Dann kann ich Sie noch einmal kurz anschauen.
Ich würde erst einmal abwarten.	Warten Sie noch zwei Wochen, dann können wir sehen, inwieweit sich alles verbessert hat.

■ Richten Sie den Fokus Ihrer Patienten auf Erfolge.

- Falls Sie eine medikamentöse Therapie einleiten, geben Sie niemals diese Anweisung: „Wenn es nicht besser wird, kommen Sie bitte wieder in die Praxis." Besser ist: „Ich gebe Ihnen diese Tabletten mit. Achten Sie bitte darauf, wann es besser wird." Mit dieser Botschaft potenzieren Sie den Plazeboeffekt und haben eine **größere Gewähr für eine effektive Therapie**. Ihr Patient wird seinen Fokus nun auf die Verbesserung seines Zustandes legen und nicht auf die „Probleme".
  Bewährt hat sich ebenfalls: „Ich weiß nicht, welche der vielen positiven Wirkungen des Präparates bei Ihnen zuerst auftreten werden." Auch mit dieser Aussage programmieren Sie Ihr Gegenüber auf Erfolg, denn diese Präsupposition suggeriert genau das! Milton Erickson war ein Meister der Nutzung von Präsuppositionen. Kam eine verstörte Klientin zu ihm, begann er häufig mit der Aussage: „Bevor es Ihnen gleich besser geht, setzen Sie sich bitte erst einmal auf diesen Stuhl!"
  Hierzulande ist das genaue Gegenteil immer wieder zu hören: „Ihnen geht es ja wirklich sehr schlecht. Nehmen Sie bitte Platz." Hinzu kommt noch ein negatives Ankern des Sitzplatzes. Er wird in Zukunft immer der Auslöser für schlechte Gefühle bei dieser Patientin sein (siehe Kap. *Ankern*).
- Die Frage: „Klappt es immer noch nicht?" ist ebenfalls wenig sinnvoll. Besser ist: „Wie gut klappt es schon?" Mit dieser Frage ist Ihr Gegenüber motiviert, sich über **positive Auswirkungen** Gedanken zu machen.
- Äußert Ihre Patientin: „Es ist überhaupt noch nicht besser geworden." Sollten Sie fragen: „Was genau ist noch nicht besser geworden?" **Fragen Sie präzise nach**, sonst wird negativ generalisiert! Mit diesem Vorgehen wird Ihrer Patientin häufig klar, dass es auch Gutes zu berichten gibt.
- Eine andere Möglichkeit ist: **„Was genau haben Sie denn erwartet?"** Durch diese Frage wird die Erwartungshaltung Ihrer Patienten deutlicher. Evtl. war diese überzogen und man kann sie nun relativieren und auf das Mögliche zurückführen.
- Um einem Gespräch einen **positiven Einstieg** zu geben, können Sie mit: „Was hat sich seit Ihrem letzten Besuch verbessert," beginnen. Evtl. wird Ihr Patient überrascht oder verwirrt reagieren. Er hat es ja immer nur kennen gelernt, dass in einer Arztpraxis der Blick auf die Defizite gerichtet ist (Kap. *Struktur des Gespräches*).

Falls Sie bei anderen Menschen etwas bewirken wollen, haben Sie entweder die Möglichkeit eine **Du-Botschaft** oder eine **Ich-Botschaft** zu senden. Du-Botschaften haben die Eigenschaft kommunikationshemmend zu wirken. Meist wird dabei eine Schuldzuweisung gemacht:

- Du bist …
- Du kannst …
- Du hast …
- Warum machst …
- Mach nicht …
- Tu dies …
- Lass das …

Das Ergebnis ist häufig Stress bei der angesprochenen Person und der übermächtige Wunsch sich zu verteidigen. Konflikte sind damit vorprogrammiert. Besonders in Stresssituationen oder bei schwierigen Gesprächen können diese Botschaften sehr ungünstig sein, da sie keine Lösungen anstreben, sondern frühere Probleme ansprechen. Das Eigenartige daran ist, dass man eigentlich eine Lösung erreichen möchte, jedoch ein Problem bespricht. Warum also nicht gleich in die Lösung einsteigen?

Ich-Botschaften wirken kommunikationsfördernd und sind lösungsorientiert. Sie beziehen sich nicht in erster Linie auf den anderen, sondern auf die eigenen Gefühle oder Wünsche. Damit wird die andere Person nicht frontal mit Schuld konfrontiert und ist daher deutlich eher zu einem Gespräch bereit:

- Ich wünsche mir von dir …
- Für mich ist das so unakzeptabel
- Ich erlebe das so, …
- Ich empfinde …
- Ich bin traurig, wenn …
- Es tut mit leid, wenn du …
- Ich bin enttäuscht über …
- Bei dieser Angelegenheit brauche ich deine Hilfe
- Bitte hilf mir bei …
- Bitte verstehe mich richtig, ich möchte dir bei … helfen.

<u>Beispiele aus der Partnerschaft:</u>

Du-Botschaft: Musst du denn immer gleich beleidigt sein?
Ich-Botschaft: Ich wünsche mir von dir, dass du mir zuerst einmal zuhörst.

Du-Botschaft: Warum kommst du heute erst so spät nach Hause?
Ich-Botschaft: Ich freue mich, wenn wir beide den Abend gemeinsam verbringen können.

Du-Botschaft: Du hast mir versprochen, dass wir heute ausgehen.
Ich-Botschaft: Ich weiß ja, dass du sehr viel arbeiten musst. Mir würde es jedoch sehr viel Spaß machen, heute Abend unsere Freunde zu treffen.

Du-Botschaft: Musst du immer so schnell fahren?
Ich-Botschaft: Ich fühle mich schlecht, wenn du so schnell fährst!

Du-Botschaft: Sei bitte pünktlich heute Abend.
Ich-Botschaft: Ich freue mich, wenn du heute pünktlich kommst.

Beispiele aus der Erziehung:

Du-Botschaft: Räume bitte dein Zimmer auf.
Ich-Botschaft: Ich wünsche mir, dass du dein Zimmer aufräumst.

Du-Botschaft: Nichts da, wir fahren heute zu deinen Großeltern und du fährst mit.
Ich-Botschaft: Ich verstehe ja, dass du lieber zu Hause spielen möchtest. Ich würde mich trotzdem sehr darüber freuen, wenn du mit uns zu deinen Großeltern fährst.

Ich-Botschaften sind sehr wirkungsvoll, wenn Sie selbst emotional betroffen sind. Haben Sie z.B. einen Diabetiker seit Jahren zu Verhaltensänderungen aufgefordert, sein HBA-1-Wert ist dagegen immer noch unakzeptabel und das Gewicht noch immer zu hoch, kann es sehr hilfreich sein, Ihre persönliche Betroffenheit auszudrücken. „Lieber Herr Müller, seit Jahren versuchen wir Ihren Diabetes vernünftig zu therapieren. Alles schlägt fehl und ich habe dabei ein sehr schlechtes Gefühl. Sie und ich wissen, welche Folgeerkrankungen auftreten können und ich mache mir selbst Vorwürfe, dass Ihre Werte nicht besser werden." Entscheidend für die positive Aufnahme Ihrer Äußerung ist, dass Sie weder Schuld zuweisen, noch tadeln. Das Gespräch wendet sich damit ein Stück von den möglichen Fehlern weg die der Patient wahrscheinlich gemacht hat. Es geht einzig und allein um Ihre Gefühle und darum Schaden vom Patienten abzuhalten. **Der Fokus ist die Lösung und nicht das Problem.** Sie öffnen sich selbst ein Stück mit einer Ich-Botschaft und erhalten dadurch einen persönlicheren und engeren Kontakt zu Ihrem Gegenüber.

Zwei weitere Faktoren spielen ebenfalls eine bedeutende Rolle:

- Zum Einen öffnen Sie sich selbst ein Stück mit einer Ich-Botschaft und erhalten dadurch einen **persönlicheren und engeren Kontakt** zu Ihrem Gegenüber. Durch diese Selbstöffnung haben Sie eine reelle Chance, dass Ihr Gesprächspartner sich Ihnen auch öffnet!
- Zum Anderen übernehmen Sie durch die Ich-Botschaft auch **ein Stück Verantwortung für das Gelingen** des Prozesses und schieben diese nicht dem Gesprächspartner zu. Sie teilen sich gewissermaßen die Verantwortung. In einigen Fällen, wie z.B. bei Herrn Müller, verbünden Sie sich mit ihm, um ein gutes Ergebnis zu erzielen! Sie sagen ihm nicht, was er tun muss, Sie sagen ihm lediglich, dass es Ihnen selbst schlecht geht in dieser Situation und bitten um Mithilfe. **Die meisten Menschen sind deutlich eher bereit zu helfen, als sich beschuldigen zu lassen!**

Besonders effektiv sind Ich-Botschaften, z.B. in der Erziehung. Bevor Sie jedoch Ich-Botschaften nutzen, ist es sehr wichtig, dass Sie sich darüber im Klaren sind, dass Sie Ihre Gefühle damit preisgeben. Sie sollten daher unbedingt in diesem Moment **gedanklich bei sich selbst sein** und nicht beim Anderen. Ruth Cohn hat es so formuliert: „Ich muss erst <ich> fühlen, bevor ich <ich> sagen kann." Daher der Appell: Seien Sie bitte mit der Ich-Botschaft immer kongruent, sonst misslingt ihre Wirkung und sie kann sogar als Rapportkiller wirken (Kap. *Der gute Kontakt*). Setzen Sie Ich-Botschaften kongruent ein und Sie werden überrascht sein von den positiven Ergebnissen, die daraus entstehen!

Als ich vor kurzer Zeit ein Kommunikationstraining durchgeführt habe, kam eine Teilnehmerin am 2. Tag des Trainings, gut gelaunt auf mich zu und berichtete: „Ich habe die Ich-Botschaft eingesetzt und habe einen völlig überraschenden Erfolg damit gehabt. Mein Mann ist immer völlig unpünktlich. Ich ärgere mich seit Jahren darüber und wir haben aus diesem Grund ständig Streit in unserer Beziehung. Gestern Abend hatten wir uns um 20.00 Uhr bei unseren Freunden verabredet. Um 21.00 Uhr habe ich ihn dann schließlich angerufen. Früher hätte ich ihn zuerst beschuldigt und gefragt, wann er denn nun endlich kommen würde. In der Vergangenheit war das immer der Auslöser für einen gewaltigen Krach, denn er erschien dann gar nicht mehr. Gestern nun habe ich einfach nur gesagt, dass ich mich freuen würde, wenn er nun gleich auch zu unseren Freunden kommen würde. Die Antwort war völlig überraschend positiv und er erschien dann nach kurzer Zeit. Es wurde dann auch noch ein sehr schöner und harmonischer Abend!"

Das war ein relativ einfaches und erfolgreiches Beispiel einer Ich-Botschaft. Aus meiner Vergangenheit kann ich mich noch sehr gut an einen meiner Vorgesetzten erinnern. Alle Kolleginnen und Kollegen mochten seine angenehme Art zu führen. Selbst bei Konfliktgesprächen war er immer in der Lage, „sanft" (jedoch erfolgreich) zu argumentieren, in dem er seine Meinung mit „ich denke" kennzeichnete. Durch diese angenehme Art ermunterte er seine Mitarbeiter dazu, eigene Lösungen selbst ins Gespräch einzubringen und sich zu öffnen.

Hilfreiche Formulierungen sind:

- Ich sehe das so, …
- Ich denke …
- Meine Meinung dazu ist …
- Mein Standpunkt ist …
- Aus meiner Sicht …
- etc.

Falls Sie als Chefin oder Chef Kritik anbringen wollen, ist es für ein positives Ergebnis wichtig, dass sie eine Lösung anstreben und nicht den Fehler besprechen. Damit betreiben Sie konstruktive und keine destruktive Kritik. **Konstruktive Kritik ist immer zielgerichtet** und der Sinn jeder Kritik kann es nur sein, für die Zukunft den „Fehler" abzustellen. Es ist eine zweifelhafte Hoffnung, negativ zu kritisieren und dabei zu erwarten, dass dabei ein gutes Ergebnis herauskommt. Besser ist:

- Ich wünsche mir, dass Sie …
- Ich möchte, dass Sie das so machen: …
- Sie sollten beim nächsten Mal …
- Wenn Sie in Zukunft …
- etc.

Es ist für unsere Gesprächspartner überaus angenehm, wenn wir auf negative Formulierungen und Aussagen verzichten. Störende Faktoren werden zwar angesprochen, jedoch nicht um zu kritisieren, sondern um gemeinsam Lösungen zu erarbeiten.

Zum Bereich der Du-Botschaften gehören auch **angreifende Formulierungen**. Diese sind ebenfalls wenig hilfreich, da sie unser Gegenüber lediglich in eine Abwehrstellung drängen. Wir teilen unseren Gesprächspartnern mit diesen Formulierungen mit, was wir von ihnen halten, ohne es konkret zu sagen. Konflikte sind mit diesen Fällen bereits vorprogrammiert:

Formulierung	Das kommt an	Alternativ
Das haben Sie nicht richtig verstanden.	Er/sie meint ich wäre blöd.	Ich habe mich unklar ausgedrückt.
Hören Sie mir doch erst einmal richtig zu.	Dto.	Ich habe mich unklar ausgedrückt.
Da irren Sie sich.	Dto.	Ich möchte es einmal anders formulieren.
Können Sie das nicht einmal vernünftig erklären.	Dto.	Ich habe es nicht richtig verstanden. Können Sie mir das bitte noch einmal erklären?
Das darf ja wohl nicht wahr sein, was Sie da sagen.	Dto.	Ich sehe die ganze Sache etwas anders.
Wie Jedermann weiß. Das weiß doch jedes Kind. Das ist doch Allgemeinwissen.	Dto. Ich weiß es nämlich nicht.	Ich meine dazu … Meine Meinung dazu ist …
Aber das müssen Sie doch wissen.	Dto. Ich weiß es nämlich nicht.	Ich möchte es anders formulieren …
Wie Ihnen bekannt sein müsste.	Dto. Ich weiß es nämlich nicht,	Für mich stellt sich der Sachverhalt so dar …
Bitte unterbrechen Sie mich jetzt nicht.	Er/sie meint, dass ich störe!	Geben Sie mir bitte noch einen kleinen Augenblick, dann wird die Sache wahrscheinlich klarer.
Das ist doch völlig wirklichkeitsfremd.	Er/sie meint ich hätte keine blasse Ahnung.	Darüber muss ich erst noch einmal nachdenken.

Formulierung	Das kommt an	Alternativ
So geht das nicht. Das haben Sie falsch gemacht. Sie können das nicht. Falsch, … Das war ein Fehler.	Dto.	Ich habe eine Idee, wie es funktionieren könnte.
Nun kommen Sie endlich einmal zur Sache.	Er/sie meint ich würde nur dummes Zeug reden.	Nur damit ich es richtig verstehe. Können Sie die wesentlichen Dinge einmal zusammenfassen?

Wenn Sie einen Standpunkt vertreten, ist es allemal sinnvoll diesen als **Ihre eigene Meinung darzustellen.** Das ist für Ihre Gesprächspartner immer angenehmer, als Ihre Meinung als universell gültige Wahrheit darzustellen. Den eigenen Standpunkt darzustellen macht deutlich, dass es sich um Ihre persönliche Meinung handelt und dass es keine allgemeinen Weisheiten sind. Zumal sich häufig genug, besonders in Wissenschaft und Technik, die Erkenntnisse radikal ändern können.

Denken Sie z.B. an viele Dinge, die früher völlig anders gesehen wurden. Später stellte sich heraus, dass sich die „Realität" oder „Wirklichkeit" völlig anders darstellte:

- Die Erde ist eine Scheibe!
- Operationen am Herzen werden unmöglich sein!
- Kernspaltung ist unmöglich!
- Betablocker sind bei Herzinsuffizienz kontraindiziert!
- Tom Watson, der Begründer von IBM, hatte in den 50er Jahren des letzten Jahrhunderts noch behauptet, dass es einen weltweiten Bedarf an Computern von maximal 6 bis 10 geben werde!
- etc.

Häufig ändern sich die Lehrmeinungen, die früher vehement vorgetragen wurden, über Nacht. Man sollte also vorsichtig damit sein, zu glauben, alles ließe sich als universelle Weisheit darstellen!

Die Beatles z.B. wurden zu Beginn ihrer Karriere von einer Plattenfirma abgelehnt, weil man der Meinung war, „Gitarrenmusik" liege nicht im Trend der Zeit und verkaufe sich daher nicht!

Ich bin mir völlig bewusst, dass es ein langer Weg ist, den eigenen Sprachgebrauch positiv zu verändern. Immerhin hat sich dieser bei uns allen über sehr viele Jahre so festigen können, wie er heute ist. Leider sind wir in unserer Entwicklung lediglich in den ersten Lebensjahren häufig gelobt worden. Der Blick war zu dieser Zeit noch auf das Positive gerichtet. Wir wurden gelobt, weil wir sitzen konnten, die ersten Schritte machten, die ersten Worte sprachen, die Windel überflüssig wurde oder selbstständig essen und trinken konnten. Die Wende kam jedoch spätestens mit der Einschulung. Nun wurde nicht mehr darauf geachtet was alles richtig war, sondern was falsch war.

Unter meinem ersten Diktat stand damals: 20 Worte, 2 Fehler. Leider nicht: 20 Worte, 18 davon richtig. Der Fokus war von da an überdeutlich.

Wenn ein Gedicht aufgesagt wurde, gab es erst einen Kommentar, wenn der erste Fehler da war: Falsch!

Genauso war es zu Hause. Die Kritik kam an einem unaufgeräumten Kinderzimmer. War es OK, war das selbstverständlich und selten einen Kommentar wert. Wir sind systematisch erzogen worden, den Blick auf alles Negative zu legen. Bei uns und bei anderen. Die Folge davon ist heute, dass wir z.B. aus dem Fenster schauen und feststellen, dass es nicht regnet, anstatt zu denken, dass es ein trockener und schöner Tag ist.

Gerade für Sie als Mediziner/in ist es leider noch schwieriger als für andere Menschen Positives zu sehen. Denn gerade in der Medizin wird der Fokus auf die Defizite gerichtet und nicht auf das, was funktioniert. Sie sind also beruflich in eine bestimmte Richtung konditioniert!

Die ersten Erfolge werden für Sie sein, den Gebrauch von ungünstigen Sprachmustern bei sich selbst und anderen zu erkennen. Von diesem Punkt an werden Sie auf dem richtigen Weg sein, Ihre Sprache zu optimieren. Achten Sie bitte auch auf Ihren „Sprachgebrauch" im inneren Dialog, denn gerade dort können Sie für die äußere Sprache sehr gut trainieren und Sie programmieren Ihre „Festplatte" positiv.

- **Effektive oder positive Sprache bedeutet Wertschätzung, die wir unseren Gesprächspartnern erweisen.**
- **Ich-Botschaften sind sehr wirkungsvoll, besonders dann, wenn Sie selbst emotional betroffen sind!**
- **Wenn Sie einen Standpunkt vertreten, ist es sinnvoll, diesen als eigene Meinung darzustellen und nicht als eine allgemein gültige Weisheit.**
- **Konstruktive Kritik ist immer zielgerichtet.**
- **Falls Sie etwas Positives ausdrücken möchten, vermeiden Sie das Wort „nicht" (nicht schlecht, nicht schwer etc.).**
- **Aus dem gleich Grund vermeiden Sie auch „keine Sorgen machen" und „keine Angst haben".**
- **Die W-Fragen warum, weshalb und wieso führen in Probleme und nicht zu Lösungen.**
- **Das Wort „aber" erschwert die Kommunikation, „und" erleichtert sie.**
- **„Müssen" erzeugt Druck und dieser naturgemäß Gegendruck.**
- **„Versuchen" bedeutet nicht etwas zu tun.**
- **Vermeiden Sie Weichmacher und Konjunktive in Ihren Gesprächen. Sie reduzieren drastisch Ihre Erfolgschancen.**

Die Organisation der Konsultation

Um effektiv kommunizieren zu können, bedarf es einiger organisatorischer Vorbereitungen. Denn was nützt z.B. die beste Gesprächstechnik, wenn permanent das Telefon klingelt oder eine Mitarbeiterin den bestehenden Rapport zwischen Ihnen und Ihren Patienten unterbricht?

■ **Jedes Sprechzimmer benötigt eine Untersuchungsliege.**
Das gilt zumindest für den Hausarzt, nicht für alle Fachärzte! Ich finde häufig schöne und ansprechende Sprechzimmer vor, die leider über keine Liege verfügen. Neben dem Sprechzimmer befindet sich in diesen Fällen meist ein Untersuchungsraum mit Liege. Lange Wege und Leerlaufzeiten sind dadurch vorprogrammiert. Nach einer Unterbrechung durch einen Raumwechsel müssen Sie sich immer wieder neu kalibrieren, also neu auf die Situation einstellen und den verloren gegangenen *Rapport* neu aufbauen.
Bei einigen Beratungen habe ich folgende Situation erlebt: „Frau XY, gehen Sie bitte nach nebenan und machen sich schon einmal frei." Leider war der Untersuchungsraum besetzt! Eine Verzögerung und Unterbrechung des Gespräches war daher unumgänglich.

■ **Zwei Sprechzimmer nutzen.**
Sie sollten über mindestens zwei Sprechzimmer verfügen. Vor dem Wechseln des Raumes sollte das freie Sprechzimmer schon von einer Mitarbeiterin besetzt worden sein. Vor dem Gespräch haben Sie damit die Möglichkeit, sich auf den Patienten anhand der Karteikarte oder der Warteliste einzustellen und vorzubereiten. **Diese Arbeitsweise ist überaus ökonomisch,** da lange Rüstzeiten für die Räume entfallen. Darüber hinaus kann sich jeder Patient auf den Ort der Konsultation und das Gespräch besser einstellen, wenn er schon einige Minuten vorher im Sprechzimmer sitzt und den Raum visuell, auditiv und kinästhetisch wahrnehmen kann!
Es ist verzichtbar, Patienten im Wartezimmer oder einer Zwischenwartezone selbst abzuholen. Von der kommunikativen Seite würde das zwar geringe Vorteile bringen, jedoch der Zeitverlust ist bei dieser Arbeitsweise überproportional hoch.

■ **Anamnese und Untersuchung parallelisieren.**
Anamnese und körperliche Untersuchung sind zusammengehörige Prozesse der Diagnostik. Sie können häufig parallel geführt werden, insbesondere dann, wenn die Marschrichtung erkannt worden ist. Die Ausnahme ist eine Untersuchung, die nicht während des Gespräches durchgeführt werden kann, sei es aus technischen oder gesprächstaktischen Gründen. Die Dokumentation kann im Anschluss erfolgen, wenn sich der Patient wieder ankleidet!

■ **Störungen vermeiden.**
Wie entstehen Störungen? Man versucht mehrere Tätigkeiten unterschied-

lichster Art gleichzeitig durchzuführen. Einerseits die ärztliche Tätigkeit, andererseits Managementaufgaben oder andere Patienten während der laufenden Konsultation zu beraten. Zwei oder mehrere Dinge gleichzeitig perfekt zu erledigen ist unmöglich.
Computerprozessoren sind zum „Multitasking“ fähig. Sie können mehrfach in jeder Sekunde das Programm wechseln, das sie bearbeiten. Das menschliche Gehirn ist dazu nicht in der Lage. Es muss sich jeweils in einem „Dreisekundenfenster“ neu kalibrieren – einstellen. Das bedeutet, es kann sich immer nur nach drei Sekunden einer neuen Aufgabe widmen!

Die Qualität des Gespräches leidet daher, falls Sie versuchen, zwei Dinge gleichzeitig zu bearbeiten!

Aus Sicht des Patienten wird die Störung als Herabsetzung seiner Wichtigkeit empfunden. Er ist der Meinung, dass für den Arzt andere Dinge im Moment wichtiger sind als er selbst. Leider ist er damit auch noch im Recht!

Nach der Störung wird der Patient versuchen, seine Wichtigkeit unter Beweis zu stellen, indem er weit vorher wieder ins Gespräch einsteigt und seine Krankheitsgeschichte intensiver und deutlicher darstellt. Zurück bleibt bei ihm trotzdem ein schlechtes Gefühl, zumal wenn versucht wird, verlorene Zeit durch ein verkürztes Gespräch zurückzuholen.

Sie werden nach der Störung den aktuellen Stand des Gespräches nicht immer kennen und vorsichtshalber einige Dinge wiederholen. In jedem Fall müssen Sie sich nach der Unterbrechung auf Ihr Gegenüber neu kalibrieren und das kostet Zeit.

Das ungute Gefühl haben Sie ebenfalls nach einer Störung, denn Sie wissen um die Situation des Patienten. Wenn Sie nun „Gas geben“ verlieren Sie ihn evtl., also werden Sie ihm häufig deutlich mehr Zeit im Gespräch einräumen als nötig.

Unterbrechungen kosten in jedem Fall viel Zeit. Aus meiner Erfahrung kann ich Ihnen garantieren, dass Sie pro Gespräch ca. 1 bis 2 Minuten einsparen, falls Sie Störungen vermeiden. Sie sparen Zeit und gewinnen Patientenzufriedenheit, denn selbst die kürzere Konsultation wird länger erlebt, da sie intensiver war!

Alle Mediziner, die relativ kurze Kontaktzeiten haben, arbeiten mit störungsfreien Konsultationen!

Fazit: Ihre Konsultationen sind in Zukunft störungsfrei! Ausnahmen, z.B. echte Notfälle, sollten Sie in einer **Teambesprechung** festlegen.

Die störungsfreie Atmosphäre ist ein Qualitätskriterium jeder Konsultation!

Sollte eine Störung jedoch unabdingbar sein, so gebietet es die Höflichkeit, dass die Mitarbeiter, die die Störung verursachen, anklopfen. Bei Praxisberatungen erlebe ich es leider immer wieder, dass gedankenlos und ohne anzuklopfen Konsultationen gestört werden. Gerade bei einigen körperlichen Untersuchungen ist dieses Verhalten völlig unakzeptabel.

Ein effektives Gesprächsklima schaffen

Gerade während der Visite in der Klinik ist das schwierig. Einige Maßnahmen bringen jedoch auch hier eine deutliche Verbesserung:

Verteilen Sie sich, wenn wie üblich eine größere Gruppe die Visite durchführt, um das Bett Ihrer Patienten und stehen Sie nicht wie eine Traube am Fußende!

Falls Sie während der Visite den Eindruck haben, Ihr Patient wünsche ein persönliches Gespräch, bieten Sie es unter vier Augen zu einem späteren Zeitpunkt an.

Kommt ein Vieraugengespräch zustande, holen Sie sich einen Stuhl und setzen Sie sich neben das Bett, damit Sie sich auf gleicher Höhe befinden wie Ihr Patient. Es ist wenig förderlich, neben dem Bett zu stehen. Das gilt besonders für die schwierigen Gespräche. Insbesondere sind das die Aufklärungen vor OP's, wenn Ihren Patienten die Gefahren schon aus juristischen Gründen vor Augen geführt werden müssen. Gerade in diesen Situationen ist eine partnerschaftliche Gesprächsposition überaus förderlich, denn nur mit effektivem Rapport können Sie Hoffnung geben und Mut machen. Falls Ihren Patienten das möglich ist, sollten Sie mit ihnen an einem Tisch das Gespräch führen und nicht am Krankenbett!

Für das Sprechzimmer gilt:

- **Bauen Sie Barrieren auf dem Schreibtisch ab.**
  Viele Ärzte bauen bewusst oder unbewusst „Schutzwälle" zwischen sich und den Patienten auf. Das sind z.B. Bilder der Familie, Aufbewahrungsbehälter für Schreibutensilien, Ablageschalen (gestapelt – möglichst hoch), Blutdruckmessgeräte, Stapel von Akten und Zeitschriften sowie sonstige Utensilien. Diese Barrieren verhindern den wichtigen Rapport zwischen Arzt und Patient. Unbewusst nimmt der Patient dieses wahr, und die Kommunikation wird nachhaltig gestört, da er spürt, dass er auf Distanz gehalten werden soll („komm mir bloß nicht zu nahe"). Nach meinen Beobachtungen werden die Barrieren im Laufe der Jahre leider immer höher.
  Schauen Sie sich kritisch Ihren Schreibtisch an und bauen diese Kommunikationskiller ab!
- Der **Bildschirm sollte einen maximalen Winkel von 45 Grad** zum Patienten haben. Das ist im Übrigen der gleiche Winkel, den Sie beim Schreiben in die Karteikarte verwenden und wird daher von Ihren Patienten akzeptiert, denn bei einem 45°-Winkel brauchen Sie Ihre Körperhaltung nicht von den Patienten abzuwenden. Gerade das Abwenden wird unterbewusst als Unterbrechung

des *Rapports* empfunden. Von Patienten, die dieses Verhalten erlebt haben, hört man häufig den Ausspruch: „Frau Doktor kümmert sich nur noch um den Computer."

Lassen Sie den Computer nicht zu einem dominanten Bestandteil Ihrer Konsultation werden! Sie sollten den gleichen oder besser geringeren Zeitbedarf mit der Nutzung der EDV haben gegenüber der guten alten Karteikarte. Ärzte, die Ihren PC optimal nutzen, haben deutlich weniger Dokumentationsaufwand als diejenigen, die noch Papier verwenden. Die Äußerungen vereinzelter Patienten, „der Doktor schaut nur noch auf den Bildschirm," sollte Sie nicht irritieren. Häufig sind es Patienten, die auf diesem Wege ihren Unmut über viele andere Dinge, wie z.B. lange Wartezeiten, unfreundliches Personal, nicht akzeptierte Rezeptwünsche oder durch Mitarbeiterinnen bzw. telefongestörte Konsultationen etc., anbringen wollen. Bei solchen Äußerungen sollten Sie gleichwohl Ihren Arbeitsstil überdenken. Die Frage ist, ob Sie durch den PC einen Mehraufwand bei der Dokumentation haben oder nicht. Falls der Aufwand größer ist, sollten Sie die Nutzung der EDV optimieren. In den meisten Fällen sind es fehlende oder schlechte Befunddateien, die einen zu großen Arbeitsaufwand während des Gespräches erfordern. Aus meiner langjährigen Erfahrung als Berater kann ich Ihnen versichern, dass eine gut genutzte EDV sehr viel Zeit während der Konsultation einspart!

Die Verwendung von **Flachbildschirmen** ist im Sprechzimmer sinnvoll, weil diese weniger Platzbedarf auf dem Schreibtisch benötigen. Die EDV hat somit für das Auge und das Gefühl der Patienten einen geringeren Raum im Gespräch.

■ **Die partnerschaftliche Gesprächsposition.**

Die meisten Ärzte sitzen während des Gespräches hinter ihrem Schreibtisch, d. h. dem Patienten gegenüber. Der Schreibtisch ist eine Barriere zwischen Arzt und Patient, er ist damit ein klares Signal der Abgrenzung. Schreibtische sind potenzielle Kommunikationshemmnisse. Ich, der Chef, sitze dahinter und du (der Bittsteller) sitzt davor. Natürlich habe ich auch eine größere, höhere und bequemere Sitzgelegenheit als du, denn damit wird der Unterschied zwischen uns noch deutlicher!

Sinnvoller ist es, den Patienten neben dem Schreibtisch zu positionieren, um einen guten und tragfähigen *Rapport* zu bekommen. Die Forderung, die an die Arzt-Patienten-Kommunikation gestellt wird, ist, diese partnerschaftlicher zu gestalten. Therapien können nicht angeordnet werden, sondern nur in Zusammenarbeit mit den Patienten gelingen. Das ist dann auch compliancefördernd. Nur durch partnerschaftliche Kommunikation ist die Mitarbeit der Patienten gewährleistet! Die Metaanalyse von *Hall* et al. wurde ja schon im Vorwort besprochen. Sie zeigte überdeutlich eine Korrelation zwischen der Partnerschaftsidee der Therapeuten und

der Bereitschaft der Patienten zur Kooperation.
Partnerschaft kann dagegen kaum gelingen, wenn den Patienten schon beim Eintreten ins Sprechzimmer verschiedene Hierarchien (Gesprächspositionen) deutlich werden!

Ideal ist es daher, direkt dem Patienten gegenüber zu sitzen, evtl. neben dem Schreibtisch. Kleinere Untersuchungen werden dadurch einfacher und schneller durchführbar. Als Faustregel gilt: Genug Distanz, um jedem Gesprächspartner eigenen Raum zu geben und nah genug, um kleinere Untersuchungen durchführen zu können.

Um allen Forderungen nachzukommen, ist es sinnvoll, eine **effektive Gesprächsposition** einzunehmen. Folgende Grafik zeigt die klassische Gesprächsposition in der Praxis:

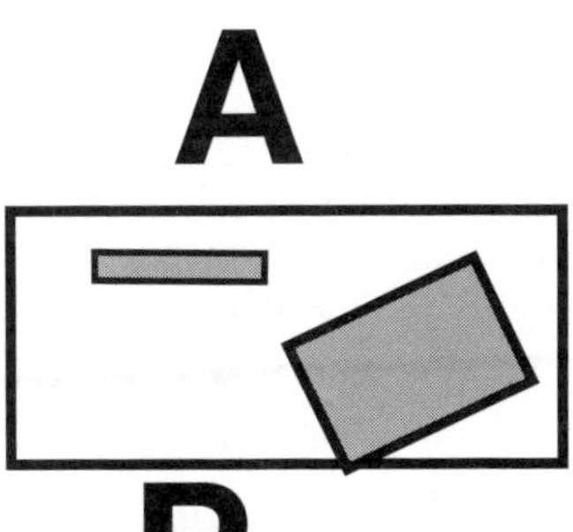

Vorteil:
der 45°-Winkel für die EDV-Nutzung wird erreicht.

Nachteil:
1. Weitere Kommunikationskiller (Hürden) können aufgebaut werden.
2. Der Schreibtisch ist kommunikationshemmend.
3. Der Bildschirm ist immer im Blickfeld des Patienten. Häufig sind die Bildschirme groß und wirken damit für einige Patienten bedrohlich.

Immer öfter trifft man dagegen folgende Konstellation an:

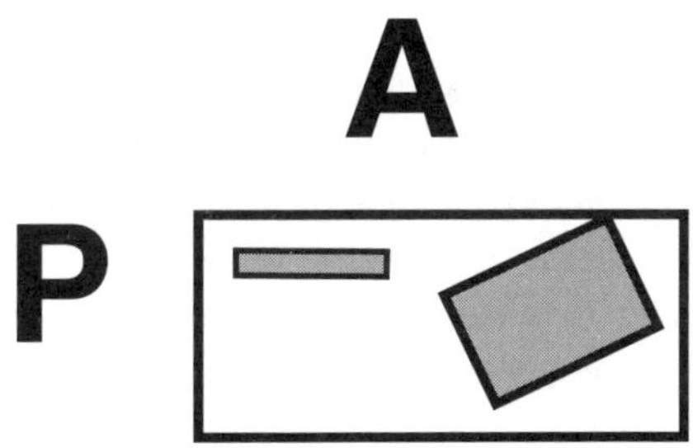

Gründe für die Positionierung des Bildschirmes sind:

1. Er wird rechts platziert, da er sonst an einer Ecke des Tisches stehen würde. Damit ist er in Gefahr umgestoßen zu werden.
2. Würde der Bildschirm links aufgestellt, stünde er in einigen Fällen im Blickfeld des Arztes, wenn der Patient den Raum betritt.

Daher wird der Bildschirm fast immer in der o. a. Position aufgestellt.

Vorteil:
Der Schreibtisch wird für eine partnerschaftliche Gesprächsposition optimal

genutzt. Kleinere Untersuchungen können einfach sowie ohne Positionswechsel durchgeführt werden.

Nachteil:
Bei der Dokumentation muss man sich vom Patienten abwenden und das ist ein spürbarer Einschnitt (Rapportbruch) im Gespräch. Viele Patienten spüren, dass nun ihr Part zu Ende ist, weil sich der Arzt abwendet und nicht mehr zuwendet, es fehlt also die Zuwendung!

Es gibt in dieser Gesprächsposition keine Möglichkeit, die Dokumentation geschickt ins Gespräch einzubauen. Der Ausweg, nach dem Gespräch zu dokumentieren, ist dagegen ein unnötiger Zeitfresser par excellence.
Wird in dieser Position jedoch während des Gesprächs dokumentiert, ist von Patientenseite häufig der Ausspruch zu hören: „Herr Doktor kümmert sich mehr um den Computer als um mich."

Zwei andere Positionen, die Vorteile bringen können:

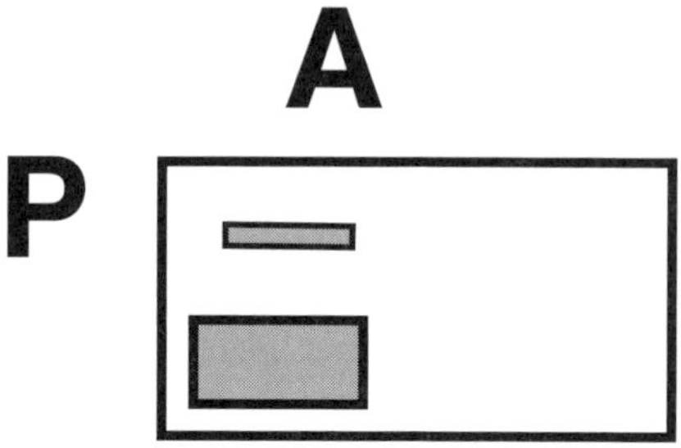

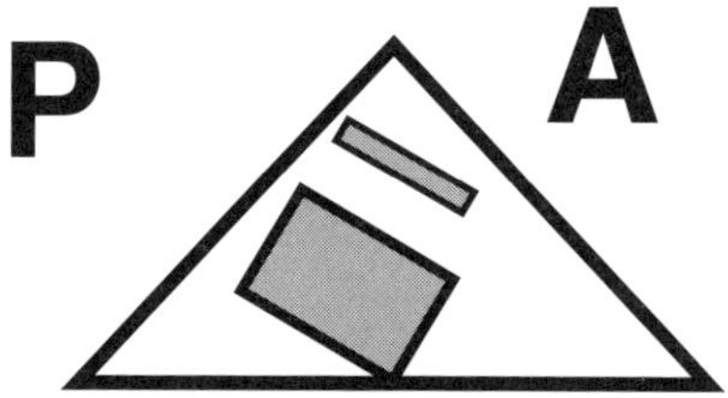

Der einzige Unterschied der oberen Position zur vorherigen ist derjenige, dass der Schreibtisch an einer Wand oder vor einem Fenster steht. Das hat zur Folge, dass der Bildschirm nunmehr auf der linken Seite sicher platziert werden kann. Alle Vorteile der letzten Position kommen nun zum Tragen und darüber hinaus sind Kommunikationshürden kaum möglich.

Die untere Position ist genauso zu sehen. Hier beschränkt sich allerdings das Equipment auf das Nötigste und Wesentliche für das Gespräch. Diese Position ist gerade für kleinere Räume ideal, da sie sehr wenig Platzbedarf benötigt.

Selbstverständlich kann dies nicht der Arbeitsplatz sein, an dem Sie z.B. die Anfrage einer Lebensversicherung bearbeiten können o. Ä.

Eine der besten Möglichkeiten, die wirklich alle Vorteile bietet, ist die Nachfolgende. Einziger Nachteil ist ein erhöhter Platzbedarf.

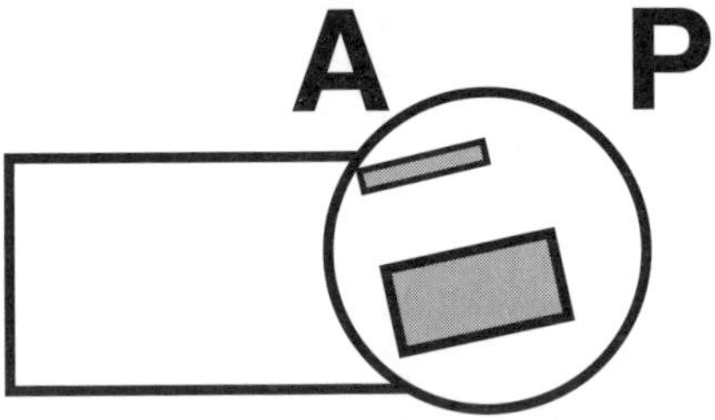

- **Jedes Sprechzimmer in der Hausarztpraxis oder im Krankenhaus benötigt eine Untersuchungsliege.**
- **Effiziente Strukturen erreichen Sie, wenn Sie zwei Sprechzimmer zur Verfügung haben.**

- **Anamnese und Untersuchung zu parallelisieren kann Zeit sparen.**
- **Störungen sind Zeitfresser und Qualitätshindernisse.**
- **Bauen Sie Barrieren auf dem Schreibtisch ab, das erleichtert die Kommunikation.**
- **Der Bildschirm sollte einen maximalen Winkel von 45 Grad zu Ihren Patienten haben. Ansonsten haben Sie bei jeder PC-Nutzung einen *Rapportbruch* im Gespräch.**
- **Die Dokumentation sollte kurz und knapp während des Gespräches erfolgen.**
- **Nutzen Sie Flachbildschirme in den Konsultationsräumen. Sie verkleinern damit optisch den Raumbedarf der EDV im Gespräch.**
- **Partnerschaftliche Gesprächspositionen erleichtern den *Rapport* und die Untersuchung der Patienten.**

Die Struktur des Gesprächs

Ärztinnen und Ärzten fällt es häufig schwer die **Gesprächsführung** zu übernehmen. Bezeichnenderweise habe ich in solch einem Fall von einem Ihrer Kollegen diesen Ausspruch gehört: „Die Patienten benötigen heute wieder sehr viel Zeit." Dieser Arzt überließ die Gesprächsführung eindeutig seinen Patienten und er war nicht in der Lage das Gespräch behutsam zu führen!

Mit Freunden, Bekannten oder Kollegen kann man Kontaktpflege betreiben und plaudern. Bei Patientenkontakten im Rahmen der Konsultation ist das wenig hilfreich. Im Fokus sollten Qualität und Effizienz des Gespräches stehen und das bedeutet immer, ein Ziel vor Augen zu haben und dieses konsequent zu verfolgen!

Gelungene Gesprächsführung bedeutet: Immer ein bestimmtes Ziel zu verfolgen!

Häufig fehlt zu Beginn ein **gezielter Gesprächseinstieg**, der die Konsultation schnell auf den Punkt bringt. Die Frage: „Wie geht's denn so", bringt das Gespräch nicht weiter. Besser ist die Frage: „Was führt Sie heute zu mir?"

Fragen Sie bitte nie: „Na, wo fehlt es denn?" Mit dieser Frage programmieren Sie sich und Ihre Patienten wie das gesamte Gespräch nur in eine einzige Richtung, nämlich in die Negative. Haben Ihre Patienten, was in den meisten Fällen zu erwarten ist, Beschwerden, werden sie diese sowieso anbringen.

Falls Sie einen Patienten vor sich haben, den Sie schon länger kennen, können Sie mit einer positiven Frage beginnen: „Nun Herr XY, was hat sich mit Ihrer Gesundheit seit dem letzten Besuch alles verbessert." Zugegeben, er wird bei dieser Frage zuerst stutzig werden, denn solche Fragen sind im gewohnten Arzt-Patienten-Kontext eher unüblich. Evtl. erkennt er jedoch dadurch, dass nicht alles unbedingt negativ ist und das Problem, was ihn beschäftigt, nicht alles im Leben ist! Andere Fragen, um ein Gespräch positiv zu beginnen, könnten sein:

- „Wie schnell haben die Tabletten geholfen?"
- „War die Therapie, die wir eingeleitet haben, hilfreich?"
- „Wie schnell haben Sie Besserung verspürt?"
- „Wie ist Ihre Kur verlaufen, geht es Ihnen nun besser?"
- „Was hat sich verbessert, seit man Sie aus dem Krankenhaus entlassen hat?"
- „Ich hatte Ihnen beim letzten Besuch eine Überweisung zu Frau Dr. XY gegeben. Wie hat Ihnen meine Kollegin helfen können?"

Mit einem derart gestalteten Einstieg haben Sie und Ihr Patient den Fokus auf Erfolge!

Schon beim Gesprächseinstieg sollten Sie mit dem Aufbau des *Rapports* beginnen, damit er über den Verlauf des Diagnosegespräches bis zum Therapiegespräch voll aufgebaut und tragfähig ist. Im Therapiegespräch benötigen Sie Rapport, um ein erfolgreiches Gespräch zu führen!

Das Diagnosegespräch besteht natürlich erst einmal aus der Anamnese. Gerade bei der Anamneseerhebung erlebe ich Ärzte, die mit Suggestivfragen arbeiten. „Wenn bei Ihnen X (Symptom) aufgetreten ist, ist dann auch Z (Symptom) aufgetreten?" Oder: „Dann werden Sie auch Z haben oder nicht?"

Suggestivfragen sind im Anamnesegespräch gefährlich, weil sich viele Patienten in eine Abhängigkeit von ihren Therapeuten begeben. Sie haben durch ihre Unsicherheit oder Verzweiflung ihren Fokus auf die Ärzte gerichtet, die ihnen nun helfen sollen: „Ich mache ja alles, was Sie wollen, aber helfen Sie mir bitte!" In diesem Zustand fehlt es zwangsläufig an Objektivität und Übersicht. Ihre Patienten sind bereit, zu allem ja und Amen zu sagen, wenn ihnen nur geholfen wird. Leider sind viele Mediziner/innen durch diese häufig anzutreffende Patientenhaltung in eine Arzt patriarchalischer Gesprächsführung gekommen: „Nun ja, dann wollen wir mal, wir machen das schon." Diese Gesprächshaltung ist wenig förderlich für eine effektive Kommunikation, denn eine partnerschaftliche Kommunikation wird dadurch unmöglich gemacht!

Die größeren, technischen Untersuchungen sollten Sie, um den Patienten Ängste zu nehmen, erklären. Tun Sie das nicht und bleibt Unsicherheit beim Patienten zurück, wird er immer wieder auf die Untersuchung zu sprechen kommen. Arbeiten Sie mit den 5 „W's":

- **Wozu** wird untersucht, was ist das Ziel?
- **Was** wird untersucht, welches Organ?
- **Womit** wird untersucht, welche Geräte kommen zum Einsatz. Wie funktionieren die Geräte und welche Möglichkeiten bieten sie?
- **Wie** wird untersucht, wie läuft die Untersuchung ab und wo wird das gemacht.
  Nur wenn die Vorgehensweise der Untersuchung transparent ist, weiß Ihr Patient worauf er sich einlässt.
- **Wer** ist die Untersucherin oder der Untersucher und welche Erfahrungen haben Sie mit ihr oder ihm gemacht?
  Ihren Patienten ist Ihre Meinung überaus wichtig. Der Untersucher bzw. die Untersucherin kennt er noch nicht, Ihnen jedoch vertraut er!

Das Diagnosegespräch sollte sinnvollerweise mit **positiven Formulierungen** geführt werden. Wertvolle Hinweise dazu gibt Ihnen das Kapitel *Effektive Sprache*.

In der Medizin ist es häufig der Fall, dass keine klare Diagnose gestellt werden kann. Entscheidend für die spätere

Compliance Ihres Patienten ist jedoch, dass **Verdachtsdiagnosen überzeugend und kongruent verbalisiert werden.**

„Was genau die Ursache Ihrer Beschwerden ist, kann ich Ihnen auch nicht sagen. Nehmen Sie bitte von diesen Tabletten morgens und abends jeweils eine und dann schauen wir einmal was passiert." Diese Aussage wird kaum einen Patienten dazu motivieren, die Therapie konsequent durchzuführen. Die meisten Patienten werden wahrscheinlich noch nicht einmal das Rezept in der Apotheke einlösen.

Noch problematischer wird die Situation, wenn Sie durch Gestik, Mimik oder Sprache Unsicherheit andeuten. Diese unterschwelligen Signale machen eine Mitarbeit fast unmöglich. Wenn Sie selbst Unsicherheit in der Diagnosestellung kommunizieren, können Sie keine überzeugte Mitarbeit Ihrer Patienten erwarten!

Deutlich besser werden Ihre Chancen auf eine konsequente Mitarbeit durch eine klare Aussage wie: „Ganz genau kann man es noch nicht feststellen, worauf Ihre Beschwerden beruhen. Es sprechen jedoch alle Laborparameter und die Untersuchung dafür, dass es eine … Erkrankung ist. Nach meiner Erfahrung helfen diese Tabletten. Bitte nehmen Sie zwei Wochen jeden Morgen und Abend jeweils eine davon. Schonen Sie sich bitte noch eine Woche. Ich bin mir sicher, dass es Ihnen dann sehr schnell besser gehen wird."

Entscheidend für die spätere Compliance ist u.a. eine klare, deutliche und überzeugende Kommunikation der Diagnose.

Um ein gutes Ergebnis in der Zusammenarbeit mit den Patienten zu erzielen, ist es wichtig und sinnvoll, **Therapiegespräche** positiv zu führen. Selbstverständlich sollten Sie zuerst einmal die Risiken erläutern, die die Erkrankung mit sich bringt. Ziel ist es jedoch, allen Patienten Ausblicke auf Chancen und Möglichkeiten zu eröffnen, die sich aus einer Therapie ergeben. Falls Sie Ihren Patienten Chancen und Möglichkeiten aufzeigen, werden diese in der Lage sein die Bilder oder Gefühle, die Sie aufzeigen, internal nachzuvollziehen. Sie werden die Situation sehen, fühlen oder hören können und somit den „Zielzustand" wahrnehmen.

Wie aufgezeigt wurde, kann das Unterbewusstsein nicht erkennen, ob innere Bilder real oder fiktiv sind. Hat es einmal den gewünschten Zielzustand erkannt, wird es alle Möglichkeiten erfassen und nutzen, diesen zu erreichen. **Sie beziehen mit dieser Methode Ihre Patienten aktiv in die Therapie mit ein.** Damit wird es eine partnerschaftliche Therapie. Primäres Ziel ist es nicht, mit Verboten und Anweisungen zu arbeiten, sondern den Menschen Möglichkeiten aufzuzeigen, die für sie erstrebenswert sind. Die Chancen für eine erfolgreiche

Therapie werden sich dadurch deutlich erhöhen!

Beispiele:

- „Wenn Sie nun regelmäßig die Krankengymnastik durchführen, werden Sie schon bald wieder arbeiten und Ihre/n Frau/Mann stehen können."
- „Nach der Operation werden Sie wieder in der Lage sein, voll und ganz für Ihre Familie da zu sein. Die Hausarbeit wird Ihnen dann wieder leicht und schnell von der Hand gehen."
- „Regelmäßig eingenommen, gewährleisten Ihnen die Tabletten stabile Knochen und dadurch eine gute Belastbarkeit. Sie können dann wieder mit einem guten Gefühl Ihre geliebten Wanderungen unternehmen."
- „Die Therapie gewährleistet eine schnelle Schmerzbefreiung. Sie werden wieder ruhig und entspannt nachts durchschlafen können."
- „Das Antibiotikum hilft Ihnen Ihren Infekt schnell in den Griff zu bekommen. Sie werden sich sehr bald wieder wohl fühlen und wieder joggen können."

Auch bei Erkrankungen mit einer schlechten Prognose gibt es Möglichkeiten und Chancen für jeden Patienten, sei es durch Allgemeinmaßnahmen oder sonstige Therapien, aktiv etwas für sich selbst zu tun. Es ist Ihre Aufgabe, diese positiven Facetten herauszuarbeiten und als Botschaft mitzugeben!

Therapiegespräche sind, im Gegensatz zu Diagnosegesprächen so angelegt, Veränderungen in der Zukunft zu bewirken. Das bedeutet nichts anderes, als dass Ihr Patient sich auf etwas Neues, ihm noch Unbekanntes einlassen muss. Da die meisten Menschen sich sehr ungern auf etwas Neues einlassen, da ihnen das Bekannte Sicherheit gibt, ist ein aufmerksames, genaues Vorgehen Ihrerseits erforderlich. Das bedeutet genau, die Physiologie Ihrer Patienten zu beachten! Beachten Sie daher bitte die Kap. *Der Spiegel der Seele* und *Der gute Kontakt!*

Das Therapiegespräch hat drei wesentliche Aspekte:

- Das **Therapieziel** transparent zu machen. Kennt der Patient das Ziel, kann er mitarbeiten, um es zu erreichen. Beispiel: „Wenn wir es schaffen, Ihr LDL-Cholesterinwert unter 100 mg/dl zu senken, wird die Wahrscheinlichkeit deutlich größer, fit und gesund zu bleiben und den nächsten Infarkt zu vermeiden." Arbeiten Sie häufig mit plastischen Beispielen, die Ihre Patienten verstehen können: „Den Hochdruck können Sie sich auch wie einen Fahrradschlauch vorstellen, der zu stark unter Druck steht und das ist gefährlich. Falls wir dagegen ihren Blutdruck unter 120/80 mmHg absenken können, haben Sie die größte Chance gesund zu bleiben."
- Das **System** erklären, womit das Ziel erreicht werden soll. Das ist dann besonders wichtig, wenn es sich um asymptomatische Erkrankungen handelt. Es reicht nicht zu erklären, dass z.B.

die Tablette den Blutdruck senkt. Wichtig ist es, die Wirkweise transparent zu machen. Beispiel: „Sie bekommen nun einen AT1-Blocker. Dieses Medikament erweitert Ihre verengten Blutgefäße. Dadurch sinkt Ihr Blutdruck und Ihre Gefäße und Organe werden geschützt."
Oder: „Wie Sie wissen, ist das LDL-Cholesterin in dieser Höhe eine Gefahr für Sie. Der Lipidsenker, den ich Ihnen geben möchte, unterbindet weitgehend die eigene Produktion von LDL-Cholesterin und senkt damit das LDL im Blut deutlich ab."
Falls Sie ein Therapieregime so transparent machen, wird Ihr Patient deutlich eher bereit sein, die Therapie mit zu tragen, da er die Vorteile und den Nutzen klar erkennt!

- Den **Zeitraum** der Therapie transparent zu machen. Insbesondere bei chronischen Erkrankungen ist das wichtig. Einige Patienten beenden ansonsten die Therapie, wenn ihre Werte im Normbereich sind oder sie sich besser fühlen.

Das Therapiegespräch ist für eine erfolgreiche **Mitarbeit Ihrer Patienten** selbstverständlich der entscheidende Moment. Mangelnde Compliance kann man in zwei wesentliche Bereiche einteilen. Zum Einen sind es die Patienten, die sehr wohl informiert sind und die trotzdem, wissentlich z.B. die Medikamenteneinnahmeempfehlungen nicht einhalten. Die Gründe dafür können vielfältig sein. Als einer der wichtigsten sei nur der Beipackzettel genannt, der abschrecken kann.

Die andere Gruppe sind diejenigen, die nicht alle Informationen während der Konsultation aufnehmen und abspeichern konnten.

Hat Ihr Patient dagegen Informationen ins Langzeitgedächtnis übernehmen können, handelt es sich um einen Lernerfolg. Förderlich für Lernerfolge sind:

- **Angenehme Gefühle fördern jeden Lernerfolg.** Aus diesem Grund sollte Ihr Sprechzimmer mit angenehmen Farben und ansprechender Einrichtung ausgestattet sein. Vermeiden Sie besonders aggressive Farben, beunruhigende Bilder, Stapel von Zeitschriften oder Unordnung, auch wenn Sie der Meinung sind, „das Genie beherrscht das Chaos." Das althergebrachte Weiß oder Chrom sind dabei ebenfalls wenig hilfreich. Mehr darüber auch in meinem „Handbuch für den Praxiserfolg." Arbeiten Sie besonders in Ihren Therapiegesprächen **mit kurzen Sätzen.** Falls Sie lange Schachtelsätze verwenden, ist die Chance recht klein, dass alles aufgenommen werden kann.
- Falls Sie zum entscheidenden Punkt der Empfehlung kommen, **geben Sie diesem die Bühne**: „Und nun das Wichtigste (kurze Pause): Die Tabletten können nur optimal wirken, wenn sie jeden Morgen regelmäßig eingenommen werden. Wie können Sie sicher stellen an jedem Morgen daran zu denken?"

- Arbeiten Sie mit **Assoziationen**, wenn Sie über die Therapie sprechen. Unser Gehirn hat es mit der Abspeicherung deutlich einfacher, wenn wir z.B. an schon vorhandene Bilder anknüpfen können. Falls Ihr Patient evtl. die Einnahme seines Präparates häufiger vergisst, knüpfen Sie die Einnahme an ein vorhandenes Bild: „Legen Sie die Tabletten neben den Zahnputzbecher und beim morgentlichen Benutzen nehmen Sie Ihre Tablette. Passt die Tablettenschachtel noch neben den Becher?" Die abschließende Frage dient dazu, Ihren Patienten zu motivieren, sich das entsprechende Bild zu vergegenwärtigen.
- Oder: „Legen Sie die Schachtel auf Ihren Nachttisch und abends vor jedem schlafen gehen, nehmen Sie die Kapsel. Haben Sie dort noch ausreichend Platz für die Schachtel?" Legen Sie nach Ihrer Therapieempfehlung **eine Pause von 3 bis 4 Sekunden** ein. Lassen Sie Ihre Patienten den Hinweis „verdauen". Damit haben Sie eine gute Chance, dass Ihre Empfehlung im Langzeitgedächtnis ankommt. Wenn Sie dagegen unmittelbar danach weiter sprechen, ist die Gewähr dafür deutlich geringer.
- Besprechen Sie die Therapie noch einmal bei einem weiteren Gespräch. Falls Sie den Eindruck haben, dass Ihr Patient compliant ist, **sprechen Sie ihm Anerkennung aus.** Diese Anerkennung wird ein weiterer Ansporn sein, die Therapie auch in Zukunft konsequent durchzuführen!

Negativer Stress macht Lernerfolge nahezu unmöglich. Sollten Sie Ihren Patienten im Diagnoseteil Unangenehmes mitgeteilt haben, so ist ein *Separator*, wie im Kap. *Physiologie* ausführlich beschrieben, unumgänglich.

Negativer Stress kann jedoch auch entstehen, wenn immer wieder das Telefon klingelt oder eine Mitarbeiterin die Konsultation stört. Diese Vorgänge sind Rapportkiller, die Auswirkungen auf die spätere Compliance haben können!

Compliancefördernd sind **Patienteninformationsrezepte** oder Behandlungs- bzw. Einnahmeempfehlungen. Schon im Normalzustand wird von allen Menschen nur ca. 20 % des Gehörten im Gedächtnis verbleiben. Viele Ihrer Patienten sind jedoch im Gespräch nervös und aufgeregt. Daher wird bei einer rein verbalen Informationsübergabe die Erfolgsquote noch weiter sinken! Daher erklärt sich häufig, dass selbst intelligente und aufgeklärte Menschen ihre Therapien fehlerhaft durchführen.

Patienteninformationsrezepte können als Makros oder Textbausteine im EDV-System vorbereitet und während des Gespräches übergeben werden (siehe auch *Handbuch für den Praxiserfolg*).

Um die **Compliance Ihrer Patienten** relativ realistisch einschätzen zu können, lohnen sich einige Fragen, die etwas

Licht in die „Blackbox" Compliance bringen können:

„Ist es Ihnen gelungen, alle Ihre Tabletten wie vorgeschrieben einzunehmen?" (*Aronson* und *Hardmann* 1992: ABC of monitoring drug therapy. Patient compliance, Br. Med. J. 305: 1009–1011).

Die weiteren Fragen sind dem Buch *Compliance in der Arzneimitteltherapie* (*Heuer, Heuer, Lennecke*, Hrsg.), Wissenschaftliche Verlagsgesellschaft mbH Stuttgart, 1999, entnommen:

Beispielfrage	Hintergrund/Ziel der Frage
Welche Veränderungen haben Sie bemerkt, seit Sie Ihre Medikamente einnehmen?	Lässt Angaben sowohl zur Wirksamkeit und unerwünschten Wirkungen zu.
Welche Medikamente nehmen Sie z. Zt. sonst noch ein?	Compliance zu bisher etablierter Therapie.
Wie nehmen Sie Ihre Medikamente ein?	Aufdeckung von Anwendungsfehlern.
Können Sie mir bitte zeigen, **wie** Sie Ihre Medikamente anwenden?	Verständnis und physische Fähigkeiten bei der richtigen Applikation.
Wie nehmen Sie Ihre Medikamente ein? **Wann** nehmen Sie Ihre Medikamente ein?	Compliancemuster
Welche unerwünschten Wirkungen haben Sie bemerkt? **Wie** erklären Sie sich die unerwünschte Wirkung? **Was** machen Sie dagegen?	Laienhypothese lässt ggf. Schlussfolgerungen auf Einstellung des Patienten zur Therapie oder Anwendungsfehler zu.
Welche Schwierigkeiten haben Sie bei • der Anwendung Ihres Medikamentes? • bei der Art der Anwendung? • bei der Häufigkeit der Anwendung?	Ängste (Abwehr gegen die Therapie), Anwendungsfehler und abweichendes Compliancemuster.
Wofür haben Sie dieses Medikament verschrieben bekommen?	Laienhypothese: Rückschlüsse zum Verständnis/ Informationsstand des Patienten zu seiner Krankheit/Therapie.

Am **Ende des Gesprächs** nun die letzte Herausforderung. Wie beendet man den Dialog? Viele Mediziner/innen tun sich dabei sehr schwer. Einige versuchen das Ende des Gespräches mit einer Frage einzuläuten, etwa so: „Dann wäre ja alles klar Herr XY oder nicht?" Die Hoffnung beruht darauf, dass der Patient zustimmt und sich verabschiedet. In den meisten Fällen tut er das jedoch nicht, weil er ja aufgefordert wurde, noch etwas Unklares zu finden.

Andere meinen, der Patient müsse selbst das Gespräch beenden. Es sei unhöflich, wenn man das selbst macht.

Ich habe eine andere Auffassung. Wenn der „Auftrag" des Patienten abgehandelt ist, haben Sie das Recht ihn zu verabschieden. Entscheidend ist es auch an diesem Punkt, das Gespräch zu lenken und zu strukturieren. Ihren **Patienten darauf vorzubereiten**, dass das Gespräch gleich beendet wird, können Sie z.B. mit einer Präsupposition: „Bevor wir das Gespräch gleich beenden, möchte ich noch einmal über Ihr Medikament sprechen." Die gekonnte Verabschiedung erfolgt danach in drei Schritten:

1. Geben Sie Ihrem Patienten eine **Botschaft** oder noch besser einen **Auftrag** mit, wie er sich im Interesse seiner Erkrankung verhalten soll. Das ist medizinisch sinnvoll und neben dem Rezept die Belohnung dafür, dass er Sie aufgesucht hat. Der Patient wird in diesem Augenblick, in dem Sie ihm die Botschaft geben, über die Machbarkeit nachdenken und dazu internal Bilder und/oder Gefühle entstehen lassen.
2. Setzen Sie einen **Zeitrahmen**. Damit lenken Sie die Gedanken schon zum nächsten Kontakt. Sie beschäftigen ihn mit seiner Zukunft.
3. Wenn die ersten beiden Schritte gemacht sind, können Sie sich **aktiv verabschieden**. Die Patienten werden das akzeptieren, denn sie sind gedanklich mit der Botschaft und dem Zeitrahmen beschäftigt.

Einige Beispiele:

- Der Nachinfarktpatient: „Gehen Sie regelmäßig zur Koronarsportgruppe und ernähren Sie sich wie besprochen. Bitte machen Sie einen Termin in zwei Monaten mit Frau Müller (Anmeldung) aus. Ich wünsche Ihnen alles Gute – auf Wiedersehen."
- Der Fußpilzpatient: „Halten Sie Ihre Füße trocken und cremen Sie sie täglich mit dem Pilzmittel ein. Wenn die Symptome verschwunden sind, führen Sie bitte die Therapie noch eine Woche weiter durch, damit auch wirklich alle Sporen der Pilze abgetötet werden können."
- Der Osteoporosepatient: „Bewegen Sie sich viel und ernähren Sie sich kalziumreich, wie in der Broschüre beschrieben, dann werden Sie gesund bleiben. Vereinbaren Sie bitte einen Termin in zwei Monaten bei Frau Müller. Ich wünsche Ihnen alles Gute – auf Wiedersehen."

Sagen Sie bitte niemals: „Und wenn es Ihnen immer noch schlecht geht, kommen Sie nächste Woche noch einmal in die Praxis." Das versteht das Unterbewusstsein Ihres Patienten als Aufforderung und wird sich genau auf diesen Zustand programmieren.

Darüber hinaus ist es von immenser Bedeutung, den *Rapport* in dieser Phase zu verlassen. Es reicht dabei nicht, auf *pacing* zu verzichten. Sinnvoll ist es, *mismatching* zu betreiben, also aktives Gegenspiegeln. Damit steuern Sie die unbewussten Teile Ihres Gesprächspartners und bereiten ihn auf ein Ende des Gespräches vor (siehe auch Kap. *Der gute Kontakt*).

■ Gelungene Gesprächsführung bedeutet: Immer ein Ziel im Gespräch zu haben.
■ Beginnen Sie das Gespräch mit einem gezielten Einstieg, z. B: „Was führt Sie heute zu mir?"
■ Vorsicht vor Suggestivfragen in der Anamnese.
■ Erklären Sie größere technische Untersuchungen sorgfältig.

■ Therapien sollten erläutert werden: System, Zeitraum und Ziel.
■ Nutzen Sie alle Möglichkeiten, um Ihre Therapieempfehlung zu einem Baustein einer guten Compliance Ihrer Patienten werden zu lassen.
■ Beenden Sie das Gespräch mit einer Botschaft und einem neuen Zeitrahmen.

Der Umgang mit schwierigen Patienten

Mit diesem kurzen Kapitel möchte ich Ihnen einige Tipps für schwierige Situationen in Gesprächen geben. Es ist damit keine Typisierung von Patienten gemeint, es sollen lediglich Möglichkeiten aufgezeigt werden, wie man diese Situationen effektiv managen kann.

1. Patienten, die immer wieder den zeitlichen Rahmen der Konsultation sprengen

Den erhöhten Zeitbedarf, den diese Patienten in den Konsultationen benötigen, kennt man meist schon vor den Gesprächen. Sinnvoll ist es daher, diese Beratungen ans Ende der Konsultationszeiten zu legen, um den regulären Zeitplan gelassen abarbeiten zu können.

Es kann jedoch auch vorkommen, dass Patienten immer wieder die gleichen Geschichten während der normalen Sprechstunde präsentieren. Ihre Aufgabe ist es dagegen, die Konsultationen in einem angemessenen Zeitrahmen zu halten, schließlich warten noch andere Patienten. Falls Sie gleichwohl der Meinung sind, dass diese Patienten die Zuwendung des Zuhörens benötigen, dann bestellen Sie sie **in den Randzeiten der Sprechstunde** noch einmal ein.

Wie unterbricht man geschickt in einer solchen Situation, die den normalen Zeitplan sprengen würde? Die Geschichte, die wieder einmal erzählt wird, fördert schließlich in keiner Weise den diagnostischen oder therapeutischen Verlauf. Tatsache ist, **niemand wird gerne unterbrochen**, schon gar nicht, wenn man schon einige Zeit erzählt hat und nur noch das Ende der Geschichte fehlt. Es ist daher wichtig, **gleich zu Beginn des Monologes** einzuhaken. Der Anfang ist relativ einfach zu erkennen. Es beginnt meist mit: „Also Frau Dr., was ich noch zu sagen habe …". Eine ähnliche Bedeutung wie „also", hat „Folgendes" oder „und zwar"! Wirklich gefährlich wird es, wenn Sie hören: „Nun dazu muss ich etwas weiter ausholen …". In allen Fällen senkt sich der „Tonarm" gnadenlos auf die Schallplatte, wenn Sie nicht sofort beherzt eingreifen!

Wie können Sie unterbrechen, ohne die Patienten zu verletzen? Sinnvoll ist es, etwas Positives zum Ausdruck zu bringen. Mein Vorschlag: Nennen Sie laut und deutlich den Namen. Der Name eines jeden Menschen ist ein wichtiger Bestandteil seines Lebens und seiner Persönlichkeit. Er ist immer positiv besetzt. **Jeder Mensch hört seinen Namen gern!**

Die Unterbrechung kann so funktionieren: „Herr XY, was Sie von Ihrer Frau erzählen, bringt Sie nicht weiter. Im Interesse Ihrer Erkrankung ist es sinnvoll, …". Geht der Patient nicht sofort auf seine Namensnennung ein und redet weiter, können Sie davon ausgehen, dass er Sie rein akustisch nicht verstanden hat. Nennen Sie noch einmal seinen Namen, nur ein wenig lauter!

Testen Sie dieses Vorgehen – es ist in der Praxis erprobt und funktioniert bestimmt!

2. Patienten, die immer alles besser wissen

Diese Patienten findet man vorzugsweise in bestimmten Berufsgruppen. Kennzeichnend für sie ist eine überdurchschnittliche Intelligenz, die sie jedoch nicht davor schützt, ihr eigentliches Ziel aus den Augen zu verlieren. Sie haben in der Regel ein breites Allgemeinwissen und sind durch die Medien, besonders das Internet, über viele Dinge bestens informiert.

Geben Sie diesen Patienten, mit Worten und Gesten, Ihre persönliche Wertschätzung, denn genau das ist es, was sie brauchen. **Sie wollen anerkannt werden.** Akzeptanz ihrer Person ist für sie ein noch größeres Bedürfnis als für andere Menschen! Loben Sie sie und bezeugen damit Ihre Anerkennung, dann kommen Sie ihrem Grundbedürfnis entgegen. Leider bekommen diese Menschen die dringend benötigte Anerkennung in ihrem Beruf selten oder gar nicht!

Wenn Sie Ihre Meinung vertreten wollen, machen Sie klar, dass Ihre **Einwände rein sachlicher Natur** sind. Falls Sie Kritik an diesen Patienten haben, äußern Sie diese über Fragen und nicht über Aussagen. Gerade bei diesen Patienten ist es überaus sinnvoll, sie durch Fragen wichtig zu machen und in Entscheidungsprozesse mit einzubeziehen!

Beispiel: Eine Asthmapatientin ist der Meinung, einmal am Tag Kortison zu inhalieren, reicht aus. Ihre Kortisonangst spielt dabei natürlich eine große Rolle, jedoch gibt sie das selbstverständlich nicht zu.

Möglichkeit 1: „Frau XY haben Sie denn noch über den Tag verteilt Luftnot und benötigen dann noch ein Akutspray?“

Antwort: „Ja!“ „Wäre es dann nicht sinnvoll, den Entzündungshemmer, wie im Beipackzettel beschrieben, ein zweites Mal zu inhalieren?“ (Sagen Sie unbedingt Entzündungshemmer und nicht Kortison!)

Möglichkeit 2: „Frau XY, die Atemwegsliga empfiehlt die Entzündungshemmer zwei Mal am Tag zu inhalieren (fremde Autorität zu nutzen kann manchmal sinnvoll sein). Wie sehen Sie das?“

3. Patienten, die im Gespräch nur nörgeln und negativ denken

Diese Art von Gesprächen sind für alle Beteiligten wenig effektiv. Nörgelnde oder die gehobene Form, konsequent negativ denkende Patienten sind Menschen, die Ihnen sehr viel Kraft nehmen können. **Häufig wollen diese Menschen keine Lösungen**, sie wollen nur nörgeln. Sie kultivieren ihre Nörgelei an allem und beziehen letztlich ihre Energie, was für uns positiv denkende Menschen völlig unverständlich ist, aus dem negativen Denken. Die Zukunft wird immer ungünstig eingeschätzt und weil ein schlechtes Ergebnis manchmal tatsächlich eintreten kann, fühlen sie sich damit bestätigt und verunsichern dadurch auch noch ihr gesamtes Umfeld.

Erkennen kann man diese Menschen sehr leicht an Aussagen wie:

- „Ich habe niemals Glück im Leben."
- „Bei mir klappt so etwas nie."
- „Anderen gelingt immer alles, mir nicht."
- Oder wie es Charlie Brown von den Peanuts am Thanksgiving Day (ist so ähnlich, wie das St. Martin-Singen im Rheinland: die Kinder bekommen Süßigkeiten) so ausgedrückt hat, als alle am Abend ihre Beutel gemeinsam leeren: „Und ich hab schon wieder einen Stein im Beutel."

Versuchen Sie diese Menschen niemals umzuerziehen. Zum Einen wollen sie das gar nicht und zum Anderen erfordert das einen übergroßen Energieaufwand. Wohlgemerkt, ich meine keine wirklich psychisch kranken Patienten!

Eine Möglichkeit, die Nörgler doch noch von der Notwendigkeit einer Therapie zu überzeugen, ist die Umdrehung der Polarität des Gesagten. Kann dem Patienten z.B. Kortison helfen, Sie wissen jedoch genau, dass er es ablehnen wird, da er ja alles ablehnt was Sie vorschlagen, verändern Sie bitte die Polarität: „Ich glaube nicht, dass Sie meiner Meinung sind, aber in Ihrem Fall wäre Kortison sehr hilfreich." Nach aller Wahrscheinlichkeit wird er auch hier dagegen halten und Ihr „aber" im Satz ist dabei seine Steilvorlage: „Doch Frau Doktor, hier bin ich genau Ihrer Meinung!"

Wenn Sie die Nörgelei wahrnehmen, **hören Sie einfach weg** und beschäftigen sich nicht damit. Sie würden sonst nur in Diskussionen verwickelt, die für Sie immer ergebnislos enden, Ihre Kraft kosten und mit absoluter Sicherheit fruchtlos sind. Die Nörgler und Negativdenker dagegen würden durch diese Gespräche erst recht Energie tanken können. Ändern werden Sie diese Menschen mit Sicherheit nicht. Sie werden Ihnen nur die Kraft nehmen, die Sie für andere Patienten dringender brauchen. Machen Sie Ihnen klar, dass andere Kliniken oder Praxen auch nette Ärzte haben und gute Medizin machen können und es wird Ihnen gleich besser gehen!

Das Dumme an der Sache ist jedoch, dass Sie es auch damit nicht schaffen werden, diese negativ gepolten Mitmenschen fern zu halten. Nach meiner Erfahrung ignorieren diese Ihre Aufforderung und sitzen spätestens im nächsten Quartal wieder in Ihrem Sprechzimmer!

4. Patienten, die zum Gespräch eine Themenliste vorlegen

Diese Situation kennen Sie bestimmt: Im entscheidenden Moment der Verabschiedung oder auch schon zu Beginn des Gespräches holt die Patientin eine lange Liste aus der Tasche, mit Dingen, die sie mit Ihnen besprechen möchte. Es geht um den Umgang mit „Zettelpatienten". Wenn Sie ernsthaft versuchen würden, alles abzuhandeln, würde der Zeitrahmen, der für die Konsultation zur Verfügung steht, gesprengt werden. Ein Kölner Arzt präsentierte erfolgreich und mit einem verschmitzten Lächeln folgende Aussage: „Drei Dinge können wir heute besprechen, den Rest beim nächsten Mal. Was ist der wichtigste Punkt, mit dem wir beginnen sollen?" Dabei zeigt er drei ausgestreckte Finger seiner Hand. Seine Patienten akzeptieren diese Vorgehensweise. Ich denke, dass dies eine akzeptable Methode ist, auf die Zeitnot, mit ein wenig Humor aufmerksam zu machen.

Versuchen Sie nie den Eindruck erwecken zu wollen, Sie wollten die Liste abarbeiten. Das wird Ihnen sowieso kaum gelingen. Ihre Patienten haben den Zettel zum Dreh- und Angelpunkt des Gespräches gemacht und sie werden exakt verfolgen, ob Sie auch über jeden Punkt mit ihnen sprechen. Spüren sie Widerstand und eine Abkürzung des Gespräches, werden sie sich unwichtig und zurückgestoßen fühlen.

Die nützlichere Methode ist es, gleich beim Erscheinen der Liste die Rahmenbedingungen zu klären, was machbar ist und was nicht. Wenn das noch humorvoll und mit einem Lächeln (Zuwendung) gemacht wird, ist die Chance recht groß, Akzeptanz zu erlangen. Im folgenden Gespräch ist es von immenser Bedeutung, weitere Zuwendung und Wertschätzung zu geben. Gerade bei diesen Gesprächen sind Störungen (Helferin oder Telefon) hinderlich. Der Zettel ist bei den meisten Patienten ja lediglich ein Ausdruck dafür, dass sie wichtig genommen werden wollen. Leider verwechseln sie, wie auch viele Ärzte, dass Wichtigkeit nicht unbedingt etwas mit Zeit zu tun hat, sondern mit intensivem *Rapport*.

5. Die Konsultation mit mehreren Patienten

Falls Sie mit zwei Patienten im Sprechzimmer ein Gespräch führen, dauert es überproportional länger als mit einem. Die Zunahme des Zeitbedarfs ist den meisten Mediziner/innen bekannt. Leider lassen sich diese **Stereokonsultationen** nicht immer vermeiden und manchmal ist das auch nicht sinnvoll. Ich habe es schon erlebt, dass ein Patient alleine ins Gespräch ging und seine Ehefrau vor dem Sprechzimmer wartete. Nach dem Gespräch, als der Patient aus dem Konsultationsraum kam, drängt die Ehefrau sich flugs ins Sprechzimmer, um nun auch zu erfahren, was alles abgelaufen war. Zu allem Unglück handelte es sich um Privatpatienten und Ihr Kollege sah sich genötigt, noch einmal 10 Minuten zu investieren.

Folgendes Vorgehen ist hilfreich:

- **Bauen Sie von Anfang an einen guten Rapport zu beiden auf.** Falls Sie es versäumen beide einzubeziehen, wird die oder der Vernachlässigte sich im Gesprächsverlauf wichtig machen und häufig einmischen.
- **Teilen Sie beiden Ihre Gesprächsstrategie** mit, z.B.: „Herr Meier, ich möchte heute bei Ihnen beginnen, später kommen wir zu Ihrer Frau. Was führt Sie heute zu mir?"
- Falls Ihnen Ihre Gesprächspartner bekannt sind, **beginnen Sie immer mit der Person, die dominanter Auftritt.** Sie geben ihr damit schon einmal die Bühne. Machen Sie es anders herum, wird sich die dominantere Person von Anfang an in das Gespräch einmischen.
- Selbstverständlich geben Sie der Person mit der Sie sprechen Blickkontakt. **Denken Sie daran, in die andere Person ca. 20 % des Blickkontaktes zu investieren.** Damit wird klar, dass auch sie am Gespräch beteiligt ist.

- **Falls es erforderlich ist, unterbrechen Sie ineffektive Gespräche laut und deutlich mit der Nennung des Namens.**
- **Geben Sie Menschen, die weit über Durchschnitt informiert sind, besonders viel Wertschätzung und beziehen sie durch Fragen in das Gespräch ein.**
- **Klären Sie „Zettelpatienten" über das Machbare zu Beginn des Gespräches auf.**
- **Bei Doppelgesprächen beachten Sie bitte auch den passiven Teil. Bauen Sie zu beiden einen tragfähigen *Rapport* auf und beginnen mit dem aktiveren, dominanteren Teil.**

NLP-Techniken

Karten und Filter

Die Karte ist nicht das Gebiet.

Geht es Ihnen häufig auch so? Sie besprechen etwas für Sie sehr Wichtiges mit jemanden und haben dabei irgendwie das Gefühl, dass die andere Person Sie gar nicht richtig versteht, verstehen will oder verstehen kann. Daraufhin wird man deutlicher oder intensiver und glaubt, dass der Sachverhalt doch nun vom anderen endlich verstanden oder akzeptiert werden muss. Leider will die Kommunikation dann immer noch nicht recht gelingen und erweist sich lediglich als Einbahnstraße. – Man redet aneinander vorbei oder noch schlimmer, man hat das Gefühl gegen eine Wand zu reden.

Aber vielleicht und das ist die wirklich spannende Frage, ist er gar nicht in der Lage zu verstehen?

Falls Sie sich bislang noch nie mit NLP beschäftigt haben, lassen Sie sich nun auf etwas völlig Neues ein. Es sind 4 Abschnitte mit den Themen:

1. **Die Wahrnehmung**
2. **Wie das Gehirn Erfahrungen speichert**
3. **Was unser Schicksal bestimmt**
4. **Metaphern**

NLP bietet logische Erklärungen für die oben beschriebenen Kommunikationsphänomene und zeigt selbstverständlich auch die entsprechenden Lösungsansätze auf.

1. Die Wahrnehmung

Der Mensch erhält in jeder Sekunde bis zu 2.000 Informationen aus seiner Umgebung. Das ist jedoch eine nicht zu bewältigende Informationsflut!

Dass die Menge an Informationen tatsächlich so enorm groß ist, möchte ich Ihnen anhand einiger Beispiele demonstrieren. Bitte folgen Sie den Anweisungen und fühlen, hören und sehen Sie jeweils für einen kurzen Augenblick in sich hinein:

- Vermutlich sitzen Sie, während Sie diese Zeilen lesen. Spüren Sie jetzt bitte die Sitzfläche unter Ihnen und den Druck, den Ihre Oberschenkel und das Gesäß durch die Schwerkraft ausüben.
- Fühlen Sie Ihre Fußsohle auf den Boden oder im Schuh bzw. den gesamten Schuh, den Sie tragen?
- Empfinden Sie Ihre Beine, die Strümpfe oder Hose auf Ihrer Haut.
- Fühlen Sie Ihr Hemd oder Bluse auf der Haut und die Bewegung des Brustkorbes bei der Atmung.

- Liegen Ihre Arme oder Hände irgendwo auf? Dann nehmen Sie nun bitte auch die Unterlage an Ihrer Haut wahr.
- Wie halten Sie das Buch und wie empfinden Sie den Unterschied zwischen dem Papier und dem Einband?
- Fühlen Sie die Temperatur des Raumes in dem Sie sich befinden?
- Ist es eine angenehme Temperatur?
- Gibt es eine Luftbewegung und sei sie noch so gering, die Sie irgendwo am Körper bemerken können?
- Nehmen Sie den warmen Atem wahr, der durch die Nase den Körper verlässt? Oder den etwas Kühleren beim Einatmen im Naseninneren?
- Spüren Sie Ihre Zunge, wie sie die Zähne und den Gaumen berührt?
- Spüren Sie Ihre Augenlider, wie sie kurz das Auge verschließen und sich sogleich wieder öffnen?
- Was hören Sie? Gibt es irgendwelche Geräusche in dem Raum oder Haus, in dem Sie sich befinden? Gibt es etwa gedämpften Straßenlärm, der zu Ihnen vordringt?
- Hören Sie evtl. das Ticken einer Uhr, nehmen Sie Stimmen wahr?
- Wenn ja, wie viele und was sagen diese Stimmen aus? Welchen Klang haben sie?
- Hören Sie vielleicht, genau wie ich jetzt, das leise Summen eines PC-Lüfters oder das Surren einer Festplatte?
- Empfinden Sie einen Geruch dem Sie nachspüren könnten oder haben Sie einen bestimmten Geschmack im Mund?
- Was sehen Sie um sich herum? Wie viele Farben sehen Sie? Auch ähnliche Farbtöne unterscheiden sich. So ist z.B. kaum ein roter Farbton wie der andere. Weiterhin unzählige Formen von Objekten usw.
- Und während Sie sich nun umschauen, spüren Sie dann noch alles, was Sie zu Beginn des Kapitels gespürt haben, hören Sie noch alles?

Natürlich nicht, denn wir alle können nur 7 plus/minus 2 Informationen in jeder Sekunde aufnehmen. Diese Regel wurde vom amerikanischen Psychologen *G. Miller* aufgestellt. *Miller* sagt, dass uns bestimmte Filter vor einem Informations-Overload schützen. Denn selbst unser Unterbewusstsein mit seiner enormen Kapazität wäre überfordert, alle Informationen zu speichern, von bewusster Verarbeitung oder Einordnung dieser Vorgänge erst gar nicht zu reden.

Thomas Edison hat dazu Folgendes bemerkt:

> *Das Gehirn des Durchschnittsmenschen verarbeitet noch nicht einmal ein Tausendstel von dem, was das Auge wahrnimmt.*

Ihm war bei seinen 27 Assistenten aufgefallen, dass diese seit Jahren auf dem Weg zur Arbeit an einem Kirschbaum vorbeigekommen waren, jedoch keiner diesen jemals wirklich bemerkt hatte!

Alle Daten die wir aus unserer Umwelt erhalten, werden durch bestimmte *Re-*

präsentationssysteme verarbeitet bzw. gespeichert. **Diese Systeme kann man sich als spezifische Speicher, Festplatten oder Ordner vorstellen.** Der Speicher für die visuellen Eindrücke speichert z.B. alle Bilder aus der Umwelt ab. Jedoch auch alles Visuelle, das in unserem Gehirn als Vorstellung entsteht.

Gerade in unserer Gesellschaft hat dieser visuelle Speicher eine sehr große Bedeutung. Die meisten Informationen erreichen uns über unsere Augen. Zum Beispiel wenn wir in einem Buch lesen oder am PC arbeiten. Das Fernsehgerät ist für die meisten Menschen die primäre Informationsquelle und selbst der größte Teil unserer Ausbildung, in Schule und Beruf, erfolgte in erster Linie über das *visuelle Repräsentationssystem*.

Alle Töne, Klänge und Stimmen werden im *auditiven Repräsentationssystem* verarbeitet bzw. gespeichert.

Im *kinästhetischen Repräsentationssystem* werden alle körperlichen Wahrnehmungen verarbeitet, auch alle Emotionen und Gefühle wie Angst, Freude oder Trauer.

Ein weiteres Repräsentationssystem, das *olfaktorische* bzw. *gustatorische* hat bei uns kaum noch eine Bedeutung. Es wird daher häufig dem kinästhetischen zugeordnet.

Wir blenden die meisten Informationen, die uns erreichen, aus. Interessant ist dabei, dass wir das nach einem bestimmten System tun:

Wir benutzen bevorzugt einen bestimmten Sinneskanal, zumindest kontextbedingt.

- Einige Menschen nehmen **auditiv** mehr Informationen auf als visuell oder kinästhetisch.
- Andere **empfinden** mehr, als sie hören oder sehen.
- Wieder andere **sehen** mehr, als sie empfinden oder hören.

Es ist daher von unschätzbarem Vorteil, in der Kommunikation mit unseren Gesprächspartnern das *Repräsentationssystem* zu erkennen und zu nutzen, welches diese (kontextbedingt oder generell) primär nutzen. Die Wahrscheinlichkeit wird dadurch immens erhöht, dass die Informationen, die man geben will, aufgenommen und verarbeitet werden können.

Um das bevorzugte *Repräsentationssystem* Ihrer Gesprächspartner herauszufinden, können Sie genau hinhören, was sie sagen, denn **es bleibt in der Sprache ein Teil der Kodierungen erhalten, die bei der inneren Verarbeitung genutzt wurden**.

Es sind Verben, Adjektive, Adverbien und einige Substantive, die wir im NLP *Prädikate* nennen, die uns zeigen, ob man internal etwas sieht, fühlt, hört oder schmeckt. Wenn jemand äußert, dass er „nicht mehr durchblickt", macht es keinen Sinn ihm zu sagen: „Sie werden das später wieder besser verstehen können." Die bessere Möglichkeit für die Antwort ist: „Wir werden gemeinsam für Klarheit sorgen." Ihre Hilfestellung wird mit dieser Aussage eher angenommen werden können, da diese das bevorzugte Repräsentationssystem angesprochen hat.

Äußerung eines Ehemannes: „Meine Frau versteht mich nicht mehr." Darauf könnten Sie antworten: „Sie sollten für mehr Harmonie in Ihrer Beziehung sorgen." Mit dieser Antwort hätten Sie eine gute Chance zu zeigen, dass Sie ihn gut verstanden haben. Harmonie und Verstehen entstammen beide dem auditiven Repräsentationssystem!

Besonders im therapeutischen Kontext ist die Kommunikationsfähigkeit besonders stark gefordert. Gerade dort bietet es sich an, effektive Kommunikationskanäle zu nutzen!

Die Chance, dass das Gesendete auch wirklich ankommt, hängt entscheidend davon ab, ob das, was gesendet wird, auch aufgenommen und verarbeitet werden kann. Nutzen Sie in Gesprächen das *Repräsentationssystem* Ihrer Gesprächspartner, denn je besser Sie sich auf die internale Verarbeitung Ihrer Gesprächspartner einstellen, um so besser werden Ihre Ergebnisse in den Gesprächen sein!

Visuell orientierte Menschen nehmen ihre Umwelt in erster Linie in Bildern wahr. Sie sprechen deutlich schneller als andere, da die Bilder die sie internal entstehen lassen, sehr schnell wechseln. Eine genaue Wortwahl ist visuell orientierten Menschen weniger wichtig. Sie beschreiben ihre Karte der Welt vorwiegend in diesen Prädikaten. Im Gespräch mit vorwiegend visuell geprägten Menschen haben Sie mit folgenden Aussagen eine echte Chance, effektiv zu kommunizieren:

- Sie werden sehen, falls Sie die Tabletten einnehmen, wird die Entzündung nicht mehr erkennbar sein.
- Nach meiner Ansicht ist das die optimale Therapie für Sie.
- Wir werden uns jetzt einen Überblick über die therapeutischen Maßnahmen machen.
- Ich denke, wir sehen uns Ihren Fall einmal genauer an.
- Das bringt Klarheit in die Sache.
- Das sieht aus wie eine Pilzerkrankung. Wenn Sie die Stellen täglich zweimal eincremen, ist die Rötung schnell verschwunden.
- Ich sehe das aus einem anderen Blickwinkel als Sie.
- Schauen Sie einmal auf dieses Schaubild, es zeigt einen Magen. Bei Ihnen ist der obere Bereich ...
- Was Sie mir berichten, sieht sehr gut aus.
- etc.

Visuelle Prädikate:

Neblig (trüb)
Strahlende Zukunft
Das bringt Klarheit
Einblick haben
Enthüllen
Im Dunkeln tappen
Düster sehen
Keinen Durchblick
Verschwommen sehen
Unklar sehen
Illustrieren
Vogelperspektive
Verzerrtes Bild
Schatten liegt über
Licht aufgehen
Meiner Ansicht nach
Geistiges Bild
Angesichts
Fotografisch genau
Kurzsichtig
Ins Leere blicken
Einen kurzen Blick werfen
Überblick haben/behalten
Rot sehen
Ein roter Faden
Das ist die helle Freude
Aspekt
Sich ein Bild machen
Sehen
Sich ausmalen
Schauen
Weitblick haben
Beobachten
Erscheinen
Vorstellen
Horizont
Kurzsichtiges Handeln
Klar/deutlich/hell
Es ist vage und verschwommen
Blackout haben
Vor der Nase haben
Deutlich erkennen
Schwache Sicht
Bei Licht besehen
Durchblick haben
Von Auge zu Auge
Strahlende Zukunft
Nach meiner Ansicht
Aufblitzen
Das sieht aus wie
Es scheint mir
Bildlich gesprochen
Das Licht der Öffentlichkeit
Demonstrieren
Gedankenblitz
Aus dieser Perspektive

Auditiv orientierte Menschen nehmen ihre Umwelt in erster Linie in Geräuschen, Tönen und Stimmen wahr. Sie beschreiben daher ihre Karte der Welt vorwiegend in Prädikaten, die Töne oder Geräusche benennen. Sie wählen häufig mit Bedacht die Worte die sie nutzen und sprechen daher langsamer als visuell orientierte Menschen. Einige Beispiele, die bei auditiv orientierten Menschen Erfolg versprechen:

- Der Knackpunkt ist, dass wir Ihrem Blutdruck erhöhte Aufmerksamkeit schenken müssen, dann werden Sie einen Schlaganfall verhüten können.

- Dieses Ereignis beweist, dass mit Ihnen etwas nicht stimmt.
- Wir werden Sie auf einen AT-1-Blocker einstellen.
- Da hat es bei mir klick gemacht.
- Sie stimmen also mit mir überein?
- Falls sich Ihr Magen wieder meldet, nehmen Sie diese Tabletten.
- Ich bin ganz Ohr für Sie.
- Falls Ihr Blutdruck gut eingestellt ist, können Sie noch viele gute Jahre haben.
- Das, was Sie berichten, hört sich sehr gut an.
- Ich möchte Ihnen die Wahrheit sagen.
- etc.

Auditive Prädikate:

Im Einklang sein mit
Stimmt (nicht)
Musik in den Ohren
Richtig anhören
Einstellen auf
Ganz Ohr sein
Das muss man abstimmen
Eine schrille Person
Das sind schrille Töne
Widerhallen
Überhören
Lauschen
Heraushören
Erwähnen
Schweigen
Klang
Unterton
Taub stellen
Taube Ohren haben
Der Tonfall
Hintergedanken haben
Melden
Es pfeifen die Spatzen von den Dächern
Die Ohren volljammern
Es hört sich anders an
Den Mund halten
Aufmerksamkeit haben
Deutlich
Hintergedanken haben
Einen Bericht geben
Resonanz finden
Das ist der Knackpunkt
Wort für Wort
Eine heimliche Botschaft
Aufmerksamkeit schenken
Erinnerungen wecken
Aus dem Takt bringen
Gründe darlegen
Etwas ins Gedächtnis rufen
Erzähle keine Märchen
Die Grundstimmung
Die Wahrheit sagen
Die Zunge lösen
Beunruhigen
Das ist unerhört
Missgestimmt sein
Vom Donner gerührt sein
Laut und deutlich
Harmonisch
Bemerken

Kinästhetisch orientierte Menschen nehmen ihre Umwelt in erster Linie in Gefühlen wahr. Sie beschreiben daher ihre Karte der Welt auch vorwiegend in gefühlsmäßigen Prädikaten. Diese Menschen sprechen häufig noch langsamer als die auditiv orientierten. Manchmal hat man den Eindruck, sie „ringen" mit sich bei der genauen Wortwahl. Folgende Beispiele sind für diese Patienten gut geeignet:

- Mit diesen Tabletten werden wir Ihren Blutdruck in den Griff bekommen.
- Sie meinen also, Ihr Mann verhalte sich gefühllos zu den Kindern.
- Wenn Sie fest daran glauben, werden Sie wieder ins Lot kommen.
- Falls Sie sich dagegen sperren, werden Sie es nicht in den Griff bekommen.
- Ich kann Ihnen da nicht folgen.
- Wir werden das abwägen und danach die richtige Therapie einleiten.
- Wenn wir die Therapie schnell in Gang bringen, haben wir Zugriff auf Ihre Erkrankung.
- etc.

Kinästhetische Prädikate:

Fühlen
Schwer im Magen
Begreifen
Hart
Erschütternd
Etwas abwägen
Sich winden
Verbindung herstellen
Nachdruck verleihen
Fest
Schlüpfen
Gegen etwas sperren
Gefühllos
Ins Wanken bringen
Empfinden
Fingerspitzengefühl
Einwerfen
Ich stehe drauf
Ausdruck
Kratzt nicht
Unbeweglich
Komfortabel
Den Eindruck haben
Zugriff haben auf
In den Griff bekommen
Im Griff haben
Festhalten
Einfühlsam
Kontakt herstellen
Eine wackelige Geschichte
Den Daumen draufhaben
Auf der Seele liegen
Nicht fassen können
Von großer Tragweite
Die Fäden ziehen
Es ist mir entfallen
Quertreiber
Im Zusammenhang stehen
Ins Lot bringen
Mit den Zähnen klappern
Ich kann Dir nicht folgen
Unter die Haut gehen
Getrieben werden
Ausdrücklich feststellen
Auf die Palme bringen
In Gang bringen
Gefühlsmäßig
Hand in Hand
Drunter und drüber

Das haut mich um
Hitziges Klima
Streicheleinheit
Hart zur Sache gehen
Auf dem Teppich bleiben
Die Karten auf den Tisch legen
Ganz konkret
Leichten Herzens
Kopfschmerzen bereiten
Knapp daneben
Eine beklemmende Situation
Hals über Kopf
Das macht Bauchschmerzen
Sich beherrschen
Haltlose Behauptung
Eine gute Verbindung haben
Hand in Hand
Panik machen
Das ist unverschämt
Handhaben

Olfaktorisch/gustatorisch orientierte Menschen nehmen ihre Umwelt in erster Linie in Geruch und/oder Geschmack wahr. Die Orientierung auf diese Repräsentationssysteme ist allerdings äußerst selten. Diese Ausprägung hatte für unsere Vorfahren eine größere Bedeutung. In der Tierwelt hat es häufig noch das primär genutzte Repräsentationssystem.

Für Ihre Verbalisierungen sollten Sie auch bei diesen Menschen den entsprechenden Kanal nutzen:

- Sie werden sehr schnell auf den Geschmack kommen und die Kur genießen.
- Was Sie erzählen, ist eine pikante Geschichte.
- Es schmeckt Ihnen sicher nicht, was ich Ihnen jetzt erzähle.
- etc.

Olfaktorisch/gustatorische Prädikate:

Die Suppe versalzen
Duftig
Schaler Beigeschmack
Bitterer Beigeschmack
Auf den Geschmack kommen
Geschmack haben/an etwas finden
Einen Riecher dafür haben
Etwas beschnuppern
Scharf
Lunte riechen
Die Schokoladenseite zeigen
Ätzend
Rache ist süß
Fade/delikate Angelegenheit
Den Braten riechen
Sauer sein
Stallgeruch haben
Es schmeckt mir nicht
Es stinkt zum Himmel
Ein böses Gerücht
Die Nase in etwas hineinstecken
Eine pikante Geschichte
Abgeschmackt
Das Wasser läuft im Mund zusammen
Eine anrüchige Gesellschaft
Würze haben
Etwas (nicht) mögen
Riechen können
Verschnupft sein
Morgenluft wittern
Ist das nicht süß

Ich bin richtig stinkig
Ein Wermutstropfen
Die Atmosphäre vergiften

Eine gute Übung zum Erkennen des genutzten Repräsentationssystems finden Sie im Anhang. Das Erkennen des bevorzugten Repräsentationssystems in Gesprächen ist wie vieles andere im Leben eine Frage des Trainings. Sie werden Routine darin bekommen und wie selbstverständlich das System erkennen und es nutzen können, falls Sie sich regelmäßig mit dieser Thematik befassen.

Falls es Ihre Zeit zulässt, können Sie sich **Talkshows im Fernsehen** ansehen. Hier bietet sich eine echte „Spielwiese" kommunikative Aspekte zu beobachten. Die Shows haben den Vorteil, dass Sie selbst nicht ins Gespräch involviert sind und sich daher auf das Erkennen des genutzten Repräsentationssystems der Teilnehmer beschränken können. Die Themen, die behandelt werden, haben dabei absolut keine Bedeutung.

Um die eingesetzten Repräsentationssysteme zu erkennen, gibt es noch eine zweite Möglichkeit. Es sind die **Augenbewegungsmuster**. Einige neurologische Studien haben gezeigt, dass sowohl die vertikalen als auch die horizontalen Augenbewegungen einen Einfluss auf die Aktivierung unterschiedlicher Hirnareale haben. Mit Recht sagt eine Volksweisheit, dass **die Augen der Spiegel der Seele** sind.

Für fast alle Rechtshänder gilt: Sie schauen nach oben links, wenn sie sich an etwas visuell erinnern (Ve). Falls sie visuell etwas konstruieren, sehen sie nach oben rechts (Vk). Die Augen bewegen sich also nach oben, wenn intern Bilder erzeugt werden.

Bleiben die Augen unbeweglich, geradeaus fokussiert, kann das ebenfalls für eine visuelle Repräsentation sprechen.

Auditive Erinnerungen (Ae) lassen in der Regel die Pupillen in der mittleren Ebene, auf die linke Seite bewegen. Auditiv konstruiertes (Ak) lässt die Augen dabei auf die rechte Seite wandern. Wenn Sie auditive Repräsentationen haben, bleiben die Augen also auf der waagerechten Ebene.

Kinästhetische Empfindungen (K) lassen die meisten Menschen nach unten rechts schauen.

Führen sie einen inneren Dialog (Id), sieht man die Pupillen sehr häufig unten links.

Für Linkshänder gilt das Ganze übrigens meist umgekehrt!

Die beschriebenen Muster treffen für die meisten Menschen zu. In einigen Fällen kann es jedoch vorkommen, dass eine völlig andere Organisation vorliegt. Jedoch selbst dann folgen die Prozesse einer bestimmten Systematik. Es ist daher wichtig und sinnvoll, durch einige Fragen Klarheit zu erlangen, wie die Gesprächspartner organisiert sind, z.B.:

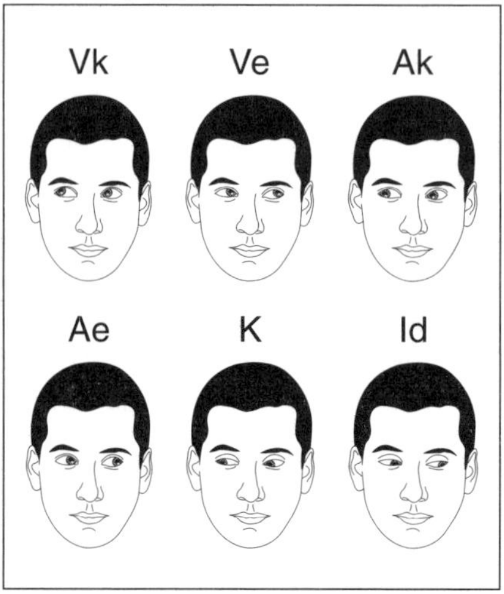

Um visuell erinnerte Repräsentationen zu erzeugen (Ve), können Sie folgende Fragen stellen:

- Wie sah die Tablette aus?
- Welche Farbe hat ihr Auto?
- Wie sieht ihr Haustier aus?
- Welche Augenfarbe hat ihr Mann? (Frauen kann man so etwas fragen, bei den meisten Männern kann das schon richtig schwierig werden!)
- Wie sieht XY aus, usw.

Um visuell konstruierte Repräsentationen zu erzeugen (Vk):

- Wie sähe ihr Mann mit blauen Haaren aus?
- Wie sähe ihr Auto nach einem Crash aus?
- Wie sähe ihr Haus mit einer weiteren Etage aus?

Um auditiv erinnerte Repräsentationen zu erzeugen (Ae):

- Was hat mein Kollege dazu gesagt?
- Wie war das Konzert?
- Wie klingt eine Geige?
- Was sagt Ihre Frau dazu?

Um auditiv konstruierte Repräsentationen zu erzeugen (Ak):

- Stellen Sie sich bitte einen Hund vor und hören Sie, wie er wie eine Katze miaut.
- Wie hört sich Axel Rose an, wenn er „Yesterday" von den Beatles singt?
- Wie klingt Nigel Kennedy, wenn er „Knock, knock, knocking on a heavens door" von Guns´n´Roses spielt?
- Wie klingen die Berliner Symphoniker, wenn sie „Drivers seat" spielen?

Um kinästhetische Repräsentationen zu erzeugen (K):

- Wie haben sie sich dabei gefühlt?
- Waren die Schmerzen pochend, dumpf oder anders?
- War das warm oder kalt?
- War Ihnen das gleichgültig oder war das eher unangenehm?

Um einen inneren Dialog zu erzeugen (Id):

- Was würden sie dazu sagen?
- Was ist das Entscheidende bei ihrer Arbeit?
- Was ist für sie wichtiger, die Arbeit oder die Familie?

Bei allen Menschen kann man durch gezieltes Fragen die Systematik bestimmen. Bei einer Frage, bei der Ihr Gesprächspartner z.B. ein Gefühl erzeugt, sollte Ihre Antwort logischerweise im gleichen System erfolgen. Damit wird die Chance für eine effektive Kommunikation deutlich größer. Mehr dazu im Kap. *Der gute Kontakt!*

Eine Übung zum Erkennen der Augenbewegungsmuster ist im entsprechenden Kapitel zu finden.

Genau wie das Erkennen der Prädikate, können Sie die Augenbewegungsmuster in den Nachmittagstalkshows im Fernsehen trainieren. Dort wird Ihnen eine ideale Trainingsmöglichkeit geboten. Es werden viele Fragen gestellt und die Teilnehmer sind begierig darauf, aus ihrem ungeheuer interessanten Leben zu erzählen. Da Sie selbst dabei kaum involviert sein werden, haben Sie reichlich Gelegenheit, sich auf das Beobachten der Augenbewegungen zu konzentrieren. Es kommt noch eine für das Erkennen der Augenbewegungsmuster ideale Kameraführung, mit Großaufnahmen der Gesichter, zum Einsatz. Viel Spaß dabei!

2. Wie das Gehirn Erfahrungen speichert

Die aufgenommenen **Sinneseindrücke werden internal abgespeichert.** Es gibt unterschiedliche Möglichkeiten z.B. visuelle Informationen zu speichern. Bilder können bunt oder schwarz-weiß, hell oder dunkel, klar oder unscharf, nah oder fern, assoziiert oder dissoziiert abgespeichert werden. Diese differenzierte Speicherung hat erhebliche Auswirkungen z.B. auf die Emotionen die entstehen, wenn man sich die Vergangenheit noch einmal bewusst werden lässt. So bringen **helle, farbige Bilder meist angenehme Emotionen mit sich**. Dunkle oder unscharfe erzeugen in der Regel weniger gute. Richard Bandler geht sogar so weit festzustellen, dass diese *Submodalitäten* die grundlegenden Komponenten der Hirnprozesse darstellen.

Menschen haben häufig ähnliche Erlebnisse wie andere. Die Abspeicherung der Prozesse, also mit unterschiedlichen *Submodalitäten*, ist jedoch individuell unterschiedlich. Das Gehirn kodiert die Erfahrungen also mit bestimmten Submodalitäten!

Diese Kodierung ist bei allen Menschen ein vorprogrammierter Prozess, der weitgehend unbewusst abläuft. Man kann jedoch bewusst Einfluss darauf nehmen. Im NLP wird die Veränderung dieser Abspeicherungen auch als **Arbeit mit Submodalitäten** bezeichnet:

- Unangenehme Erfahrungen lassen sich so z.B. mit besseren Emotionen versehen, sodass die Erfahrung relativ neutral, als Lernfaktor genutzt werden kann.
- Limitierende Glaubenssätze können so verändert werden.
- Bestimmte innere Bilder, die immer wieder z.B. Trauer auslösen, können umgeformt werden.
- Ängste können abgeschwächt oder genommen werden.

- Bei der Beseitigung von Phobien ist die Arbeit mit Submodalitäten sehr hilfreich.
- Da NLP davon ausgeht, dass Erfolg zu *modeln* ist, können Strategien erfolgreicher Menschen auch von anderen genutzt werden. Daher bietet sich die Verarbeitung der Submodalitäten dieser Menschen für ein *Modeling* an.

Die Arbeit mit den eigenen Submodalitäten gestaltet sich zu Beginn recht unterschiedlich. Einige Menschen können am Anfang wenig damit anfangen, wenn sie sich z.B. innere Bilder betrachten sollen. Die Fähigkeiten dazu sind jedoch potenziell vorhanden:

- Stellen Sie sich nun eine Situation aus Ihrer Vergangenheit vor. Nehmen Sie sich die Zeit dazu die Sie benötigen. Holen Sie sich das Bild aus Ihrem Gedächtnis.
- Gegebenenfalls die Geräusche, die Sie dabei hören.
- Falls vorhanden, ein Gefühl.
- Verändern Sie nun die Helligkeit des Bildes oder geben Sie mehr Farben dazu. Achten Sie genau auf die Gefühle, die dabei entstehen und lassen sich überraschen.

Sie können es auch dunkler oder unschärfer machen. Eine weitere Möglichkeit ist es, das Bild kleiner werden zu lassen. Auch diese Änderung der Submodalitäten hat einen deutlichen Einfluss auf die Gefühle, die dabei entstehen!

Beispiele für Submodalitäten:

1. **Visuelle Submodalitäten**
   Helligkeit
   Farbig oder schwarz/weiß
   Rahmen oder rahmenlos
   Fokus
   Form
   Kontrast
   Assoziiert oder dissoziiert
   Größe des Bildes
   Wo im Raum lokalisiert
   Schärfe
   Bewegung (Standbild oder Film)
   Entfernung
2. **Auditive Submodalitäten**
   Laut oder leise
   Anzahl der Laute
   Musik/Geräusch/Stimme
   Rhythmus
   Tempo
   Klarheit
   Tonlage
   Mono/Stereo
   Melodie
3. **Kinästhetische Submodalitäten**
   Wo im Körper lokalisiert
   Dauer
   Intensität
   Qualität
   Bewegung
   Ausdehnung
   Druck
   Temperatur
   Feuchtigkeit
   Konstant
   Pulsierend

4. Olfaktorisch/gustatorische Submodalitäten
Qualität
Intensität
Süß
Sauer
Bitter
Salzig
Aromatisch
Verbrannt
Scharf

Erinnern Sie sich an Erlebnisse aus der Vergangenheit. Lassen Sie z.B. die unangenehmen vor Ihrem geistigen Auge ablaufen. Stellen Sie fest, ob Sie in einer dieser Situationen assoziiert oder dissoziiert sind. Haben Sie eine Situation, die assoziiert abläuft, formen Sie diese in eine dissoziierte um. Allein dadurch wird das **Erleben dieser Situation deutlich angenehmer**.

Holen Sie sich eine angenehme Situation aus der Vergangenheit und stellen fest, dass Sie diese dissoziiert sehen, verändern Sie bitte das Bild und sehen es assoziiert. Damit wird das Erlebte intensiver und angenehmer!

3. Was unser Schicksal bestimmt

Im Laufe unserer Entwicklung haben wir, wie schon gesagt, gelernt, selektiv Informationen aufzunehmen. Diese Selektion erfolgt über eine Bevorzugung einzelner Sinneskanäle.

Nun werden die gefilterten Sinneseindrücke noch einmal gefiltert und zwar durch Tilgen, Generalisieren und Verzerren. Ein Beispiel für solche Prozesse kann das zeigen. Lesen Sie bitte die nachfolgenden drei Worte zügig und schnell laut vor, bitte ohne sie vorher zu üben. Lesen sie die drei folgenden Worte sofort:

- Münsterländer
- Hinsterbender
- Benebelter

Bei 90 % der Leser werden die beiden letzten Worte sehr wenig Sinn ergeben. Das Ergebnis kommt durch eine in Bruchteilen von einer Sekunde vorgenommenen Generalisierung zustande. Man erkennt einen Begriff, der entweder eine Hunderasse oder die Bezeichnung für einen Bewohner eines deutschen Landstriches darstellt. Darüber hinaus sind die Endungen der drei Begriffe ähnlich oder gleich. Also werden ein Hinsterbender und ein Benebelter genauso betont wie der Münsterländer.

Ein weiteres Beispiel: Bitten Sie jemanden 20-mal laut das Wort „weiß" zu sagen. Dann fragen Sie, was die Kuh trinkt. In der Regel ist die Antwort „Milch". Haben Sie schon einmal gehört, dass eine Kuh Milch trinkt? Das trifft doch eher für Kälber zu. Auch an diesem Beispiel erkennen Sie die perfekte Arbeit der Generalisierung.

Noch ein Beispiel für eine Verzerrung: Schauen Sie sich bitte den nachfolgenden Text an und sagen Sie gleich nach dem ersten zügigen Durchsehen, wie viele „F" in ihm vorkommen:

> FINISHED FILES ARE THE RESULT
> OF YEARS OF SCIENTIFIC STUDY
> COMBINED WITH THE EXPERIENCE
> OF YEARS

Nun lesen Sie nach dem ersten Zählen den Text noch einmal, nur etwas langsamer und genauer. – Wie war nun diesmal das Ergebnis? Hatten Sie ein anderes? Wahrscheinlich immer noch nicht das Richtige. Unser Gehirn schlägt wieder einmal unvermutete Kapriolen! Das tatsächliche Ergebnis finden Sie unten auf dieser Seite![1]

Diese Vorgehensweisen sind seit der Urzeit sehr sinnvoll. Entscheidungen, zumal wenn sie über Leben oder Tod entscheiden, mussten in Bruchteilen von Sekunden gefällt werden. Auch heute, z.B. wenn wir ein Fahrzeug steuern, ist es oft entscheidend wie schnell wir reagieren. Würde erst das viel langsamere Bewusstsein bemüht, würde die Radarfalle zuschnappen (was sie meistens trotzdem tut) oder wir hätten die rote Ampel längst überfahren!

Viele Tilgungen, Generalisierungen und Verzerrungen werden bestimmt durch unsere Erfahrungen, die Erfahrungen der Kultur der wir angehören oder unserer Werte und Einstellungen. Zusammengefasst nennt man diese Maßstäbe Glaubenssätze. **Glaubenssätze sind besonders intensive Filter**, die uns einerseits das Leben erleichtern können, da wir sehr schnell auf bereits gemachte Erfahrungen zurückgreifen können. Andererseits können sie uns auch massiv limitieren, denn sie spiegeln ausschließlich die Vergangenheit und diese ist häufig nicht mit unserer Gegenwart oder Zukunft zu vergleichen.

Glaubenssätze werden u.a. geprägt durch besonders intensive emotionale Situationen oder durch häufige Wiederholungen.

Für Phobien z.B. trifft ersteres zu.

Schauen wir uns einmal das **Prinzip der logischen, biologischen oder neurologischen Ebenen** an, weil es sehr anschaulich verdeutlicht, was Glaubenssätze für uns bedeuten!

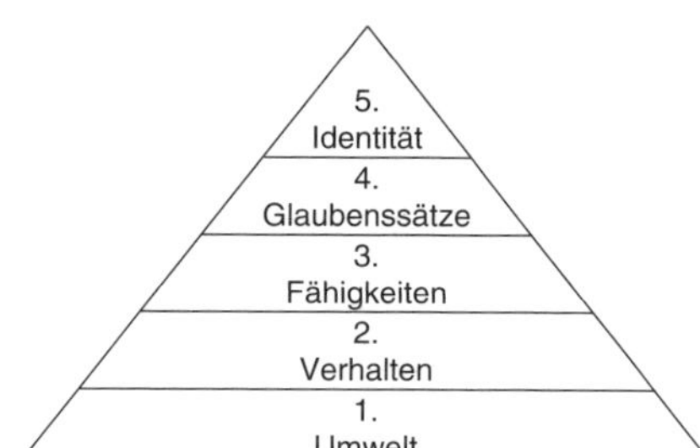

Robert Dilts schreibt dazu: „Das Gehirn ist wie praktisch jedes biologische oder soziale System in Form von Ebenen organisiert. Es hat verschiedene Verarbeitungsebenen. Das ist der Grund, wes-

[1]Ergebnis: Es ist unglaublich, jedoch es sind sechs. Die Meisten werden drei zu wenig gezählt haben. Das Unterbewusstsein kodiert nämlich „OF" als „Null F" und zählt diese erst gar nicht mit. Dieser Prozess (Verzerrung) läuft vollkommen ohne Beteiligung des Bewussten ab!

halb verschiedene Ebenen des Denkens und des Seins existieren. Wenn wir das Gehirn verstehen oder Verhaltensweisen verändern wollen, müssen wir uns mit den unterschiedlichen Ebenen befassen. Das Gleiche gilt auch innerhalb des Systems eines Unternehmens, in welchem es verschiedene Organisationsebenen gibt.

Aus psychologischer Sicht scheint es fünf Ebenen zu geben, mit denen man am häufigsten arbeitet. Die grundlegende Ebene ist die Umgebung, in der Sie leben, d.h. Ihre äußeren Einschränkungen. Sie wirken auf diese Umgebung durch Ihr Verhalten ein. Ihr Verhalten wird durch Ihre mentalen Landkarten und Strategien gesteuert, welche Ihre Fähigkeiten definieren. Diese Fähigkeiten werden mit Hilfe von Glaubenssystemen organisiert."

Das bedeutet nichts anderes als: Man kann sich seine eigenen Glaubenssätze nicht „ausreden", auch nicht, wenn man scheinbar davon überzeugt ist, dass sie hinderlich oder ungünstig sind.

Beispiel: Bis vor einiger Zeit haben viele Verkaufsleiter in Unternehmen geglaubt, sie könnten ihre unterdurchschnittlichen Verkäufer zu mehr Abschlüssen bringen, indem sie ihre Fähigkeiten und Verhalten im Verkaufsgespräch trainierten. Ein Videotraining war häufig ein probates Mittel dazu. Das Ergebnis war dann auch zufrieden stellend. Die Verkäufer verbesserten ihren Auftritt und man glaubte, nun würden deutlich mehr Abschlüsse zustande kommen. Der Effekt war nur leider sehr kurzfristig, weil die höhere Ebene der Glaubenssätze ihnen z.B. sagte: „Ich bin ein schlechter Verkäufer." Oder: „Eigentlich bin ich Lehrer, Biologe oder Chemiker und kein Verkäufer." Beim geringsten Widerstand eines Kunden nutzte das gesamte Training nichts mehr, weil die Glaubenssätze sich wieder selbst bestätigten: „Man sieht es ja, ich bin ein schlechter Verkäufer." Diese ungünstigen Ergebnisse traten besonders deutlich bei pessimistischen Grundstrukturen auf. Denn wie schon im Kap. *Guter Umgang mit sich selbst* gesagt, generalisieren Pessimisten Misserfolge auf der Ebene der Glaubenssätze. Optimisten dagegen sehen ungünstige Ergebnisse auf der Ebene des Verhaltens und das ist viel leichter beim nächsten Mal zu variieren!

Glaubenssätze sind, wie gesagt, sehr zäh. Dazu eine kleine Anekdote von *Robert Dilts*:

Ein Patient glaubt, er sei eine Leiche! Leichen essen und trinken bekanntlich nichts, da sie so etwas nicht benötigen. Der Patient kommt natürlich dahin, wo er mit seiner Störung hingehört, zu einem Therapeuten. Dieser spricht stundenlang mit dem Patienten, kann ihn aber letztlich nicht davon überzeugen, dass er lebt.

Plötzlich kommt ihm die rettende Idee. Er fragt: „Sagen Sie, bluten Leichen?" Die Antwort kommt prompt: „Nein, natürlich nicht." „Sind Sie damit einverstanden, dass ich Sie mit einer Nadel in den Finger steche?" Da der Patient eine Leiche ist und Leichen nicht bluten und keinen Schmerz empfinden können, gibt er großzügig sein Einverständnis. Der Therapeut zückt eine Nadel und sticht zu. Was passiert: Blut strömt aus der Wunde, darauf der Patient: „Ach du lieber Gott, ich habe mich geirrt – Leichen bluten ja doch!"

Eine lustige Geschichte, die jedoch den Kern der Sache trifft. **Nicht einmal ein Beweis, für einen „falschen" Glaubenssatz kann diesen so schnell ändern.** Da muss schon einiges mehr geschehen!

Haben Sie den Glaubenssatz, junge Mitarbeiterinnen unter 25 Jahren sind kaum brauchbar für jede Praxis, werden Sie es selten wahrnehmen, dass eine junge Frau engagiert agiert. Erleben Sie dagegen eine 20-jährige Mitarbeiterin mit wenig Motivation, werden Sie sich sogleich bestätigt sehen: „Sieht man ja wieder, die Jungen taugen eben nichts."

Der Glaubenssatz: „Alle Patienten nehmen mir nur meine Kraft und saugen mich aus", wird Sie kaum in die Lage versetzen, Menschen zu erkennen, die Sie bestätigen und Ihnen Kraft geben. Haben Sie jedoch im Gespräch jemanden auf den der Satz zutrifft, werden Sie das sogleich bemerken und sich wiederum bestätigt fühlen.

Haben Sie den Glaubenssatz „alle Autofahrer, die die Marke XY fahren, sind Rüpel im Straßenverkehr", werden Sie es kaum registrieren, falls ein XY-Fahrer angepasst und zurückhaltend fährt. Erleben Sie jedoch einen Drängler auf der Autobahn mit solch einem Fahrzeug, wird sich Ihr Glaubenssatz sofort bestätigen!

Hat sich in Ihnen der Glaubenssatz gefestigt: Montags ist es immer sehr schwierig in der Praxis, werden Sie die Montage, an denen es relativ entspannt zugeht, selten als solche wahrnehmen. Am Tag vorher werden Sie sich jedoch emotional auf einen anstrengenden und schwierigen Tag vorbereiten. Vielleicht völlig unnötig.

Glaubenssätze wirken häufig als „selbsterfüllende Prophezeiungen," weil nur das Eintreffen des Glaubenssatzes registriert wird und nicht das Ausbleiben. Daher:

Glaubenssätze sind
Filter für die Wahrnehmung.

Als ich nach meiner Ausbildung begann im Beruf Fuß zu fassen, entwickelte sich bei mir ein vegetatives Herzproblem. Das Herz stolperte oder raste häufig ohne erkennbaren Anlass. Mein Hausarzt verordnete mir damals Betablocker, die auch ein gutes Ergebnis brachten. So richtig wohl war mir jedoch nicht bei dem Gedanken, den Rest meines Lebens Pillen nehmen zu müssen. Irgendjemand machte mich damals auf eine andere Möglichkeit aufmerksam. Er erklärte mir, dass es eine andere Chance gäbe, etwas zu unternehmen. Die Technik, die er mir empfahl, war das Autogene Training. Ich beschaffte mir mehrere Bücher zu diesem Thema und begann regelmäßig mit dem Training. Zwei Bücher von Frau Dr. Gisela Eberlein haben mir seinerzeit besonders gut gefallen und nach einigen Wochen konnte ich tatsächlich auf die Tabletten verzichten. Frau Dr. Eberlein nannte ihr gesamtes Konzept „Gesundheitstraining für Gesunde." Sie empfahl die so genannte „positive Vorsatzbildung" für alle Lebensbereiche. Einer meiner positiven Vorsätze lautete damals: „Ich bin positiv, ich gehe meinen Weg!" Diesen Satz habe ich seit damals, über Jahre, unzählig oft, bei völliger Entspannung, zu mir selbst gesagt. Den Weg habe ich mir dabei auch visuell vorgestellt.

Ich bin mir sicher, dass dieser Satz sehr schnell zu einer Prägung in Form eines Glaubenssatzes geführt hat. Ich war immer in der Lage, berufliche Chancen sehr schnell zu erkennen und zu nutzen. Dadurch hatte ich sehr häufig einen enormen Vorsprung vor anderen, die sich oft sehr schwer taten, neue Herausforderungen anzunehmen. Denn:

Erfolg zu haben bedeutet nichts anderes, als Chancen zu erkennen und konsequent zu nutzen!

Durch Glaubenssätze erhält man ein Potenzial (Fähigkeiten und Verhalten), was es ermöglicht, in einer bestimmten Art und Weise zu handeln, um ein Ergebnis zu erzielen. **Das Ergebnis wird daher durch den Glaubenssatz vorbestimmt** und später durch den gleichen Filter (Glaubenssatz) betrachtet. Das Ergebnis wird dann als weitere Bestätigung für den Glaubenssatz gewertet (self fulfilling prophecy):

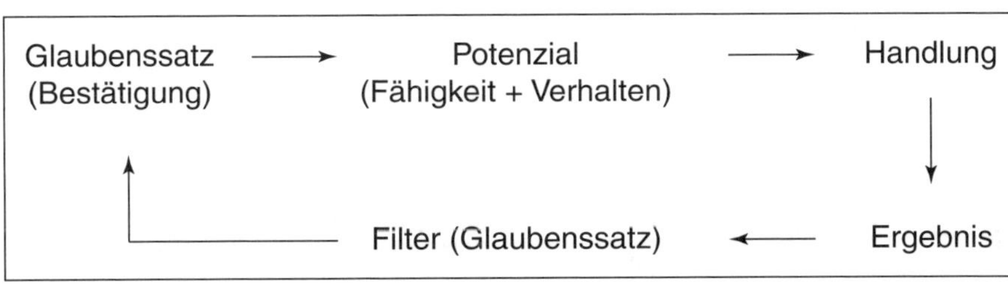

Positive Glaubenssätze setzen daher Energie frei und ermöglichen Erfolge. Negative dagegen limitieren Menschen in ihren Möglichkeiten.

Ein sehr stark limitierender Glaubenssatz z.B., den Sie bei bestimmten Gesprächspartnern antreffen können lautet: „In unserer Familie sind alle dick. Auch ich brauche das Essen nur anzusehen und nehme schon zu. Das ist bei uns genetisch bedingt." Ein Mensch mit diesem Glaubenssatz wird nie ein Potenzial, also Fähigkeiten und Verhalten (neurologische Ebene!) entfalten können, das es ihm ermöglichen wird, eine Gewichtsreduktion durchzuführen. Das Ergebnis wird also immer eine weitere Gewichtszunahme sein und selbstverständlich die Bestätigung des Glaubenssatzes.

Das, was jemand von sich selbst denkt, bestimmt sein Schicksal.
Mark Twain

Falls jemand glaubt, dass alle Menschen ihn mögen, wird er sich genau so verhalten. Er wird z.B. zu seinen Mitmenschen freundlich und aufmerksam sein, denn sie mögen ihn ja schließlich. Durch sein Verhalten wird er genau das erhalten, an das er glaubt, nämlich Zuneigung und Freundlichkeit.

Umgekehrt funktioniert das selbstverständlich genau so: Glaubt jemand, dass alle anderen ihn verachten und gering schätzen, wird er seine Verhaltensmuster dementsprechend anpassen und unfreundlich und abweisend sein. Die Folge: Er wird natürlich das erhalten, an das er glaubt!

Es gibt Ärzte, die limitierende Glaubenssätze haben wie z.B.: „Ich bin kein guter Verkäufer." Auch das ist eine selbsterfüllende Prophezeiung. Mehr darüber im Kap. *Verkaufen*.

Weitere Glaubenssätze, die sehr stark limitieren und leider immer wieder selbsterfüllend wirken:

- Ich habe immer Pech im Leben.
- Mich will keiner.
- Ich habe keine Chance.
- Ich bin dazu zu jung / zu alt / zu dick / zu dünn.
- Die nutzen mich alle aus.
- Ich bekomme nie, was ich brauche.
- Diese Therapie funktioniert bei mir nicht.

Viele Praxisinhaber/innen haben den Glaubenssatz: „Ich muss mich immer selbst um alles kümmern." Sie sind nicht in der Lage zu delegieren. Die Folge davon ist selbstverständlich ein Mitarbeiterteam, welches sehr unselbstständig arbeitet. Haben Sie dagegen den Glaubenssatz: „Delegieren ist sehr einfach, ich habe ein Team von guten Mitarbeitern," wirkt auch das garantiert ebenfalls als selbsterfüllende Prophezeiung. Ihr Unterbewusstsein wird Ihre Filter so schalten, dass Sie in der Lage sein werden, positive Handlungen Ihrer Mitarbeiter zu erkennen und auch bereit sein werden zu delegieren. Denn :

Die Karte ist nicht das Gebiet!

Jeder Mensch hat seine eigene Karte oder eigene Modelle der Welt. Ihre Karten und Modelle sind nicht die eines anderen Menschen! Jeder, der das erkannt hat, erhält damit die Chance effektiver zu kommunizieren. Daher ist der Spruch „die Karte ist nicht das Gebiet", eine der wichtigsten Aussagen des Neurolinguistischen Programmierens!

Alle Menschen haben ihre eigene Wirklichkeit. Dieses Wort sagt es ja schon aus: Die Welt wirkt eben lediglich so auf Sie, ansonsten müsste es ja „Istlichkeit" heißen. „Die Welt" gibt es also nicht. Was wir wahrnehmen ist nur ein kleiner Teil davon, den wir durch unsere verschiedenen Filter zulassen – unsere Welt, unsere Landkarte oder wer es lieber dreidimensional mag, unsere Bühne!

Picasso wurde einmal von einem Mann gefragt, warum er nicht reale Dinge male. Darauf schaute Picasso den Mann etwas verwirrt an und fragte, wie er das meine. Der Mann reichte Picasso ein Foto seiner Frau und sagte: „Schauen Sie her, so schaut meine Frau tatsächlich aus." Picasso schaut das Foto lange an, wiegt den Kopf hin und her und erwidert: „Sie ist tatsächlich sehr klein. Nur knapp 10 cm groß und sehr flach."

Das unsere Wahrnehmung nicht die „reale" Welt widerspiegelt, zeigt schon die Funktion unserer Augen bzw. der Netzhaut. Das folgende Experiment zeigt das Phänomen des blinden Fleckes in unserem Auge. Schließen Sie nun bitte das linke Auge und fixieren mit dem rechten das Herz. Halten Sie das Herz im Fokus, während Sie langsam das Buch vom Auge weg bewegen. An einem bestimmten Punkt, bei ca. 30 cm Abstand, wird der Stern auf der rechte Seite verschwinden.

Am blinden Fleck gibt es auf der Netzhaut weder Stäbchen- noch Zapfenzellen. Es sind lediglich Nervenfasern vorhanden, die das Auge in Richtung Gehirn verlassen. Daher sind wir nicht in der Lage, optische Eindrücke aus einem bestimmten Blickwinkel aufzunehmen. Es ist daher überaus erstaunlich, dass diese Tatsache unserem Gehirn nicht das geringste ausmacht. Es verändert unsere Wahrnehmung und lässt uns einen dunklen Punkt, der ja eigentlich sichtbar sein müsste, erst gar nicht erkennen. Damit verändert das Gehirn die „Realität!"

Zum Thema Glaubenssätze möchte ich Sie nun noch einmal an die Geschichte der beiden Männer aus dem Kap. *Stressmanagement* erinnern. Beide sind von ihren Partnerinnen verlassen worden, haben die Trennung jedoch völlig unterschiedlich erlebt und verarbeitet.

Ändert man die eigene Wahrnehmung, so ändert sich die Welt! Die Arbeit des NLP zielt daher darauf ab, die Wahrnehmung zu erweitern, um damit die Anzahl der Wahlmöglichkeiten des Handelns zu vermehren.

Unsere Filter bestimmen unsere Realität.

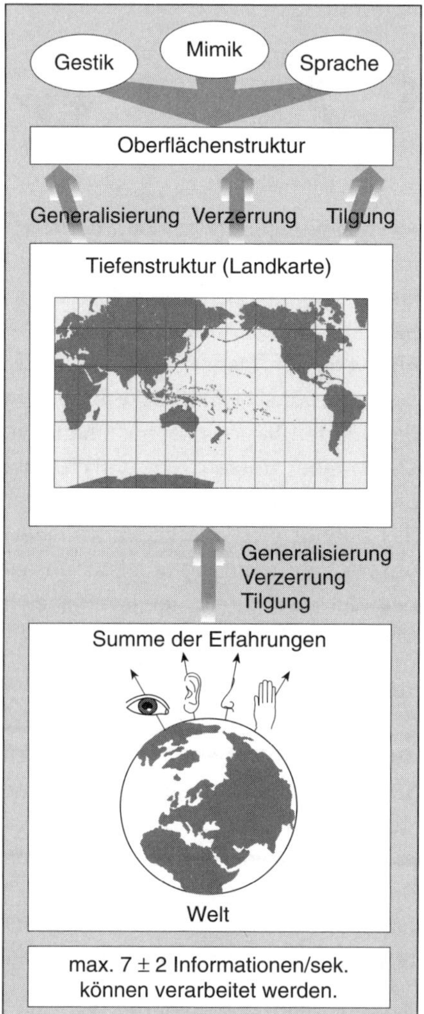

Glaubenssätze sind erworbene Wahrnehmungstendenzen, die unsere innere Kommunikation beeinflussen *(Antony Robbins, Das Power Prinzip)*.

Letztlich heißt das, dass wir unsere Glaubenssätze in der Vergangenheit selbst erzeugt haben, und was selbst erzeugt wurde, muss auch veränderbar sein!

Was kann man unternehmen, wenn man limitierende Glaubenssätze erkannt hat und bereit ist, diese zu verändern?

Der erste Schritt ist, den limitierenden Glaubenssatz als solchen zu erkennen. Der zweite Schritt sollte sein, **alternative Glaubenssätze** zu finden, die neue Möglichkeiten und Chancen bieten!

Die Folgen, die sich daraus ergeben, sollten Sie immer wieder gedanklich, natürlich positiv, durchspielen (VAKO). Sie geben Ihrem Unterbewusstsein damit das Signal, dass diese neuen Glaubenssätze gut und richtig für Sie sind und dass die Vorgänge, die Sie halluzinieren, vorteilhaft sind. Das Unterbewusstsein ist tatsächlich nicht in der Lage, vergangene Bilder von zukünftigen oder gegenwärtigen zu unterscheiden. Es kennt den Begriff der Zeit überhaupt nicht. Ereignisse, die schon Monate oder Jahre Vergangenheit sind, sind für Ihr Unterbewusstsein immer noch präsent. Und Dinge, die Sie ihm halluzinieren, geschehen für Ihr Unterbewusstsein tatsächlich! (Siehe Kap. *Guter Umgang mit sich selbst*).

Sie sollten also Ihrem Gehirn Positives signalisieren, z.B. dass der neue Glaubenssatz erfolgreich und effektiv ist. Damit haben Sie eine gute Chance etwas zu bewirken und **limitierende Glaubenssätze** zu **verändern**. Stellen Sie sich bitte Szenarien vor, wo Sie den neuen Glaubenssatz intensiv erleben (VAKO). Nehmen Sie sich Zeit dazu. **Entspannen Sie sich dabei** und sorgen Sie für eine ungestörte und ruhige Situation. Legen sie sich hin und checken Ihren Körper, ob auch alle Muskelpartien wirklich entspannt und locker sind. Achten Sie darauf, wann Ihr Atem ruhig und gleichmäßig ist. Denn je entspannter Sie sind, um so besser wird die Sache funktionieren!

Bei mir selbst habe ich vor einigen Jahren mit dem Visualisieren von Erfolgen erreicht, einen limitierenden Glaubenssatz zu meinem Vorteil zu verändern. Mein Hobby ist seit langer Zeit das Rennradfahren. Jedes Jahr fahre ich auch einige Wettbewerbe. Ich gebe zu, dass ich den Sport mit einigem Ehrgeiz betreibe. Wenn es bergauf geht, bin ich i.d.R. in der Spitzengruppe zu finden. Gerade darum hat es mich immer besonders geärgert, dass ich bei engen Kurvenfahrten bergab einige Zeit gegenüber meinen Konkurrenten verlor. Warum ich in diesen Kurven immer etwas eher die Bremshebel zog, war mir nie so recht klar. Auch wenn ich mir vorgenommen hatte, in der nächsten Kurve später zu bremsen, war mein Unterbewusstsein jedes Mal der Meinung, die Bremshebel doch ein wenig früher ziehen zu müssen. Mein Glaubenssatz wurde mir klar: Ich bin ein schlechter Bergabfahrer!

Als mir die gesamte Tragweite des Glaubenssatzes klar wurde, beschloss ich, ihn zu verändern. Ich visualisierte mir immer wieder erfolgreiches und schnelles Kurvenfahren, bei dem ich meine Mitbewerber überholte. Ich unterstützte das Ganze mit inneren Sprüchen: „Ich bin ein guter, schneller und sicherer Kurvenfahrer." Nach einiger Zeit stellten sich die ersten Erfolge ein. Meine Angst verlor sich immer mehr und ich wurde bei engen Bergabkurven immer schneller und vor allem immer sicherer!

Das beschriebene Vorgehen wird bei schwierigen Glaubenssätzen selten ausreichen. Eine andere und sehr wirkungsvolle Möglichkeit, neue Glaubenssätze zu verankern, ist die Arbeit mit Submodalitäten. Denn besonders die Art, wie die Glaubenssätze unterbewusst abgelegt worden sind, macht sie so problematisch.

Glaubenssätze aufbauen
Nach *Alexa Mohl*

1.1 Positiven Glaubenssatz formulieren
Formulieren Sie etwas, was Sie gut können. Ein Stärke oder eine Fähigkeit. Das könnte sein: Ich kann gut mit Patienten reden. Oder: Ich bin ein guter Chef. Oder Ähnliches.
Bitte schreiben Sie diesen Glaubenssatz auf!

1.2 Positiven Glaubenssatz repräsentieren
Stellen Sie sich nun bitte eine Situation vor, in der Sie Ihren gefundenen Glaubenssatz anwenden. Die Situation sollte erfolgreich, ruhig und gelassen ablaufen. Sehen Sie sich bitte diesen Film oder das Bild intensiv an.

1.3 Submodalitäten feststellen
Ist das Bild bewegt (Film) oder eher ein Standbild (Foto)?
Wie hell oder dunkel ist das Bild?
Ist es farbig oder schwarz/weiß?
Hat es einen Rahmen oder ist es rahmenlos?
Ist es auf einen Punkt fokussiert oder gleichmäßig deutlich?
Welche Form hat das Bild?
Sind Sie in dieser Situation oder sehen Sie von außen darauf assoziiert oder dissoziiert?
Wie groß ist das Bild?
Nun diese Submodalitäten unter dem Glaubenssatz notieren.

2.1 Formulieren eines Zweifelssatzes
Definieren Sie nun etwas, an dem Sie zweifeln, von dem Sie nicht genau wissen, ob es zutrifft oder nicht. Es könnte eine bestimmte Therapie sein, über die Sie noch keine ausreichenden Informationen haben, wie der nächste Sommer wird oder etwas anderes.
Schreiben Sie diesen Zweifelssatz auf.

2.2 Repräsentation des Zweifelssatzes
Nun sollten Sie sich eine Situation vorstellen, in der Sie diesen Satz erlebt haben. Seien Sie sich Ihrer Zweifel bewusst und schauen die Szene genau an.

2.3 Submodalitäten feststellen
Ist das Bild bewegt (Film) oder eher ein Standbild (Foto)?
Wie hell oder dunkel ist das Bild?
Ist es farbig oder schwarz/weiß?
Hat es einen Rahmen oder ist es rahmenlos?
Ist es auf einen Punkt fokussiert oder gleichmäßig deutlich?
Welche Form hat das Bild?
Sind Sie in dieser Situation oder sehen Sie von außen darauf assoziiert oder dissoziiert?
Wie groß ist das Bild?
Nun diese Submodalitäten unter dem Zweifelssatz notieren.

3. Unterschiede erkennen
Finden Sie nun die Unterschiede in den Submodalitäten der Sätze heraus und notieren diese.
Welches sind die beiden gravierendsten Unterschiede? Worin unterscheiden sich die Sätze am deutlichsten in ihren Submodalitäten?
Bitte notieren.

4. Neuen Glaubenssatz definieren
Welchen neuen Glaubenssatz wünschen Sie. Definieren Sie ihn genau. Welche Vorteile hätte er für Sie.

- Beginnen Sie den Satz mit „ich": Ich will lernen ..., ich möchte können ..., also den Satz als Prozess formulieren, nicht als Ziel. Nicht, ich bin immer pünktlich, sondern ich möchte lernen, pünktlich zu sein.
- Keine Vergleiche benutzen: Besser als, schneller als, etc.

5. Den neuen Satz auf seine Ökologie prüfen (Ökologiecheck)

- Wie würden Sie sich mit dem neuen Glaubenssatz verhalten?
- Was würde sich für Sie ändern, wenn der neue Glaubenssatz zutrifft?
- Was würde sich für Ihre Umwelt ändern, wenn das so ist?
- Welche Schwierigkeiten könnten sich ergeben?
- Falls Schwierigkeiten auftreten, wie könnten diese umgangen werden? Vielleicht kann auch der Glaubenssatz so verändert werden, dass keine Schwierigkeiten auftauchen können?

6. Neuen Glaubenssatz aufbauen
Stellen Sie sich nun eine Situation vor, in der Ihr neuer Glaubenssatz seine volle Wirkung entfaltet. Machen Sie das sehr intensiv und beobachten dabei genau die Submodalitäten. Ändern Sie diese, falls erforderlich, damit sie genau den Submodalitäten aus dem Schritt 1.3 entsprechen. Achten Sie besonders auf die beiden Submodalitäten, die den größten Unterschied zu Ihrem Zweifelssatz ausmachten.

7. Was denken Sie nun über Ihren neuen Glaubenssatz?

Falls Sie der Meinung sind, dass der beschriebene Glaubenssatz gut und richtig für Sie ist und die Durchführbarkeit plausibel erscheint, ist es sehr hilfreich, den 6. Schritt mehrfach und immer dann, wenn Sie Zeit haben, durchzuführen. Mit diesem Vorgehen festigen Sie den neuen Glaubenssatz.

4. Metaphern

Unser Zustand ist entscheidend für die Qualität der Ergebnisse, die wir erzielen. Der Zustand ergibt sich einerseits aus der Physiologie die wir einnehmen.

Darüber wird noch im nächsten Kapitel zu reden sein. Zum Anderen sind es die Bilder, die wir ständig im inneren Dialog aufbauen. **Die Kraft und Intensität innerer Bilder** wurde ja bereits besprochen.

Häufig verknüpfen wir Gefühle oder Bilder, die wir kommunizieren wollen mit Metaphern oder Metaphern werden uns kommuniziert, die wir dann wiederum mit Bildern oder Gefühlen verknüpfen. Sind die Metaphern eher negativ, können sie schädlich für den jeweiligen Zustand sein.

Unter einer Metapher versteht man eine Bedeutung, die über die wörtliche Aussage hinausgeht. Es sind Analogien, „geflügelte Worte", Vergleiche, Parabeln oder Gleichnisse.

Eine Metapher macht keine Aussage über sich selbst, sondern steht immer für etwas anderes.

Mit der Hilfe von Metaphern ist es uns leicht möglich, das, was wir kommunizieren wollen, **für andere bildhaft verständlich** zu machen. Jesus Christus, ein Meister der Rede und der Metapher, hat den Fischern am See Genezareth klarmachen wollen, dass sie das Christentum weiter verbreiten sollen. Er erklärte ihnen, dass sie von nun an „Menschen fischen sollen". Diese Analogie war überaus verständlich. Auch mit sehr vielen ausführlichen Gleichnissen verdeutlichte er seine Aussagen.

Metaphern erzeugen Gefühle in uns. Diese können helfen, unterstützen oder behindern. Wenn Ihnen jemand bezüglich seiner Arbeit erzählt, er müsse „in die Tretmühle" oder „in die Schlangengrube", so können Sie sich sehr leicht ausmalen, was er damit meint. Übrigens, „ausmalen" ist auch eine Metapher. Denn sich klarzumachen, was gemeint ist, hat nichts mit einer Maltechnik zu tun. Um das Ganze weiter fort zu führen, kann man sich nun auch das Wort „klarmachen" hinterfragen etc.

Sie sehen, **unser Sprachgebrauch ist gespickt mit Metaphern** und diese haben große Auswirkungen auf uns. Es sind bildhafte Ausdrücke für etwas anderes. Schärfen Sie Ihre Sinne, um sie zu erkennen. Sie haben damit die Chance, den Zustand Ihres Gesprächspartners einfach und schnell einzuordnen und evtl. eingreifen zu können. Einige Beispiele für Metaphern:

Die Kirche im Dorf lassen; Elefant im Porzellanladen; es geht drunter und drüber; die Katze im Sack kaufen; blau wie ein Veilchen; gut drauf sein; abgehen wie eine Rakete; Nabelschau halten; verlöschen wie eine Sternschnuppe; sehen, was gemeint ist; Eulen nach Athen tragen; das Kind mit dem Bade ausschütten; Hunde, die bellen, beißen nicht; außer sich sein vor Ärger/Wut; kalter Krieg; seines Glückes Schmied sein, leichenblass werden; Gänsehaut bekommen; unter die Haut gehen; hektische Flecken kriegen; Angstschweiß haben; etwas ist dumm gelaufen; ziemlich blond sein; time is money; jemanden in die Pfanne hauen; Lunte riechen; zwischen den Stühlen sitzen; auf dem Schlauch stehen; wie im Fluge vergehen; mit dem Latein am Ende sein; von etwas Wind bekommen …

Metaphern, die eher hinderlich sind, kann man hinterfragen, umdeuten (reframen) oder Alternativen anbieten. Vorher ist es hilfreich, sich folgende Fragen zu stellen:

1. Wie lautet die Metapher?
2. Was wird durch sie ausgesagt? Welches Hindernis wird beschrieben?
3. Welche Vorannahmen beschreibt sie?
4. Welche Einschränkungen bringt die Metapher mit sich?
5. Welche Metapher bietet sich an, weniger limitierend zu wirken und damit den Zustand zu verbessern?

„Ich arbeite im Schweiße meines Angesichtes." Zweifellos verbergen sich hinter dieser Aussage negative Assoziationen. Verstärken können Sie diese noch, falls Sie erwidern: „Ja, das ist schon eine Tretmühle, in der Sie stecken."

Hilfreich dagegen wäre: „Ihre Leistung ist wirklich beeindruckend!" Nun kann man hier nicht von einem Druckvorgang sprechen, Ihr Gesprächspartner wird diese Metapher dagegen mit angenehmen Gefühlen assoziieren!

„Ich muss mich im Beruf hocharbeiten." Es „liegt auf der Hand", dass diese Aussage mit negativen Gefühlen assoziiert ist. Eine hilfreichere Alternative könnte angeboten werden: „Aha, dann sind Sie also auf der Überholspur." Diese Metapher wird in der Regel den Zustand verbessern können!

Die Anthropologin *Mary Catherine Bateson* hat es „auf den Punkt gebracht":

Nur wenige Dinge schwächen mehr, als eine gifthaltige Metapher.

Leider ist es uns selten bewusst, dass wir Metaphern nutzen. Wir haben sie „aufgeschnappt" und ohne nachzudenken in unser Leben integriert. Eine meiner ehemaligen Kolleginnen sagte z.B. von sich: „Ich habe immer nur Pech im Leben. Ich bin nun einmal ein Pechvogel!" Das ist ein Glaubenssatz, der in eine Metapher integriert worden ist. Wie viele ihrer Ergebnisse aussahen, können Sie bestimmt erahnen!

Die nachfolgende Tabelle sollten Sie nun „abarbeiten", um „ein Gefühl zu bekommen", wie Metaphern wirken. Es gibt selbstverständlich keine richtigen oder falschen Möglichkeiten. Zum einen kennen wir den Kontext nicht, zum anderen können „viele Wege nach Rom führen". Wichtig ist, dass Sie sich jeweils bevor Sie eine Alternative finden, „das Gefühl verdeutlichen", welches der Aussage zugrunde liegt:

Metapher	Mögliche Alternative
Mein Leben gerät aus dem Tritt.	Aus einem unregelmäßigen Tritt heraus kann man auch ganz schnell wieder Fuß fassen!
Ich bin mit meinem Latein am Ende.	Versuche es doch einmal mit Griechisch.
Mein Leben hat keine Balance mehr.	
Ich habe das Gefühl zwischen zwei Mühlsteine zu geraten.	
Die Beziehung ist für mich erdrückend.	
Ich bin daher in letzter Zeit ziemlich niedergeschlagen.	
Ich fühle mich ausgequetscht wie eine Zitrone.	
Ich sitze immer zwischen den Stühlen.	
Man setzt mir die Pistole auf die Brust.	
Ich stehe absolut auf dem Schlauch.	
Ich bin heute ziemlich durch den Wind.	

Man sieht an diesen Beispielen, wie nützlich es sein kann, Metaphern zu erkennen und Alternativen anzubieten. Man verbessert damit den Zustand der Gesprächspartner. Diese haben damit die Möglichkeit, wieder einen besseren Zugang zu ihren eigenen Ressourcen zu bekommen!

Falls Sie diese Techniken im Alltag anwenden, werden Sie verblüfft sein, wie wirkungsvoll sie sein können.

Achten Sie besonders auch auf Metaphern in Ihrem eigenen inneren Dialog!

So liebe Leserin, lieber Leser. Nun haben Sie das erste „NLP-Kapitel" gelesen. Wie schon im Vorwort gesagt, reicht ein Buch kaum aus, um die enormen Möglichkeiten zu leben, die NLP bietet. Das Training in kleinen Gruppen ist die ideale Möglichkeit, die eigenen Neuronen so zu schalten, dass man kaum noch nachdenken muss, um verschiedene Techniken zu nutzen.

Haben Sie keine solche Trainingsmöglichkeit, sollen Sie zumindest, Schritt für Schritt, einige Dinge umsetzen. So können Sie z.B. die kommende Woche nutzen, um ganz gezielt Prädikate Ihrer Gesprächspartner zu erkennen, um danach das gleiche Repräsentationssystem zu nutzen. Falls das funktioniert, kommt danach eine Woche mit Augenbewegungsmuster, Glaubenssätzen, Metaphern etc.

- **Menschen haben unterschiedliche Filter für die Wahrnehmung.**
- **Unsere Filter bestimmen unsere Realität.**

- **Menschen nutzen in unterschiedlicher Ausprägung ihre Repräsentationssysteme.**
- **Man erkennt die Nutzung der Systeme an den Prädikaten und Augenbewegungsmustern.**
- **Um effektiv zu kommunizieren, ist es hilfreich, die gleichen Sinneskanäle zu nutzen.**
- **Finden Sie bitte im Laufe der Zeit die bevorzugt genutzten Repräsentationssysteme Ihrer Patienten, Kinder oder Mitmenschen heraus und nutzen dieses Wissen in Ihren Gesprächen!**
- **Schulen Sie Ihr Gehör für Metaphern. Metaphern können hilfreich für Ihre Mitmenschen und für Sie selbst sein oder auch überaus hinderlich.**

5. Der Spiegel der Seele

Gang und Haltung verraten mehr als das Gesicht.

ALEC GUINNESS
englischer Schauspieler

Ich bin sicher, Alec Guiness trifft es damit sehr genau. Erfolgreiche Menschen erkennt man u.a. an einem kraftvollen, dynamischen Gang und an einer Haltung, die Selbstbewusstsein und Energie verrät. Sie strahlen durch ihre Physiologie eine ganz besondere Dynamik aus. In der Regel machen diese Menschen das nicht bewusst. Denn dies ist **die Repräsentation ihrer Denkvorgänge**. Achten Sie bitte einmal genau darauf, wie unterschiedlich sich die Menschen bewegen. Ihre Energie zeigt sich in ihren Körperbewegungen!

Man schätzt, dass zwischen 60 und 80 % der Kommunikation über die Physiologie abgebildet wird. Die Körper- und die Kopfhaltung, die Schultern oder die Mimik lassen Schlüsse auf die aktuelle Verfassung zu. Sprache ist nicht nur verbal zu verstehen, der gesamte Körper spricht, selbst die Hände tun das. Auch die Mimik trägt ihren Anteil zur Verständigung bei und das Unterbewusstsein nimmt diese Anteile der Kommunikation sehr intensiv wahr. In der Physiologie wird die Aussage von Paul Watzlawick deutlich: „Man kann nicht nicht kommunizieren."

Dass der Körper der Spiegel der Seele ist, möchte ich genauer beleuchten und deutlich machen, wie viel Potenzial für optimierte Kommunikation darin steckt, dem eigenen Körper, jedoch auch der Physiologie unserer Gesprächspartner, deutlich mehr Aufmerksamkeit zu schenken, als das gemeinhin der Fall ist.

Falls Sie durch eine belebte Fußgängerzone gehen oder in einem gut besuchten Lokal sitzen, sehen Sie sich bitte Ihre Mitmenschen etwas genauer an. Vielen ist ihre Lebensgeschichte ins Gesicht und auf den Körper geschrieben. Sorgen- oder Lachfalten haben sich im Laufe der Jahre tief ins Gesicht gegraben. Die Mundwinkel haben die Position angenommen, die sie vorwiegend gehabt haben. Die Körperhaltung hat sich ebenfalls angepasst. Die Physiologie zeigt, was die Menschen über Jahre erlebt haben oder aber in welcher aktuellen Verfassung sie sind. Ein erheblicher Anteil unserer Kommunikation wird über die körperliche Darstellung der bewussten und besonders der unbewussten Denkvorgänge abgebildet.

Die Physiologie ist mit den Denkvorgängen eng verbunden. Jede Veränderung eines Systems, bewusste oder unbewusste Gehirnaktivitäten und Physiologie beeinflusst das andere System intensiv. Es ist erwiesen, dass man allein mit dem Einnehmen einer kraftvollen Physiologie den eigenen Zustand augenblicklich verbessern kann. Daher ist die bewusste Veränderung der eigenen Physiologie ein überaus potentes Werkzeug, um unsere Zustände zu steuern. Wenn Sie z. B. einen Vortrag halten sollen oder ein schwieriges Gespräch vor sich haben, ist es sinnvoll, eine starke Physiologie einzunehmen. Schultern zurücknehmen, Kopf heben und eine kraftvolle Atmung z.B. signalisieren dann Ihrem Gehirn, dass Sie in einem optimalen Zustand sind. Es kann damit auf Stresshormone oder negative Emotionen verzichten, die Sie bei Ihrer Präsentation oder Gespräch negativ beeinflussen könnten. Im Gegenteil, Sie werden wahrscheinlich sogar positive Emotionen (Gefühle) spüren, die dazu in der Lage sind, Ihnen Kraft geben zu können!

Wenn Kinder weinen, nehmen sie in der Regel eine typische Haltung ein. Der Kopf ist gesenkt, die Schultern hängen und der Blick ist nach unten gerichtet. Nur in dieser Physiologie funktioniert die Trauer erst richtig. Wenn Ihr Kind das nächste Mal weinen sollte, machen Sie einmal den Test, lassen das Kind den Kopf heben und vielleicht noch die Schultern zurücknehmen. Sie werden sogleich den Erfolg beobachten können. Entweder es hört sofort auf zu weinen oder das Weinen wird zumindest deutlich schwächer. Der Volksmund hat die Bedeutung der Körperhaltung auch erkannt. Es ist der Ausspruch der Mut machen soll: „Kopf hoch!"

Mit der Körperhaltung unserer Kinder ist das so eine Sache. Es ist erwiesen, dass die Kinder ab dem 2. Lebensjahr, die Körperhaltung ihrer Eltern perfekt übernehmen und imitieren. Die Grundhaltung unserer Physiologie ist also erlernt und damit auch die Chance, Ausstrahlung zu gewinnen, positiv zu denken und damit eine eher optimistische Struktur zu haben!

Ein Artikel in der Ärztezeitung vom 11.7.2003 beschreibt den engen Zusammenhang zwischen dem Körper und den Denkvorgängen. Unter dem Titel „Immer nicken – das überzeugt sie am Ende selbst," wird eine Studie von Prof. Richard Petty zitiert. Er bat 82 Studenten zu einem „Kopfhörertest," der eigentlich ein völlig anderes Ziel hatte, als die Technik der Geräte zu beurteilen. Nur, das verriet er den Teilnehmern nicht. Eine Hälfte der „Tester" sollte während der Prüfung fortwährend mit dem

Kopf nicken, die andere Gruppe den Kopf schütteln. Er beschieb, dass die Gruppe der Nicker ihr Urteil später deutlich sicherer und gefestigter abgab als die andere Gruppe. Das bedeutet, dass man mit Kopfnicken deutlich mehr Vertrauen in die eigenen Gedanken erhält und das Kopfschütteln einen gegenteiligen Effekt hat: Das Vertrauen in die eigenen Gedanken sinkt!

Die Mimik wirkt sich unmittelbar auf das autonome Nervensystem aus. Diesen Beweis führte Paul Ekmann, Professor für Psychiatrie/Kalifornien. Ihn interessierte besonders, welche inneren Folgen Lügen haben. Er bat Schauspieler Ärger, Angst oder Wut zu spielen oder auch nur, sich diese Gefühle vorzustellen. Messtechnisch wurde dann der Puls und die Oberflächentemperatur der Haut gemessen. Selbst mit diesen relativ simplen Messmethoden konnte er schon deutliche Veränderungen an den Probanden feststellen. Was passiert nun, wenn jemand über längere Zeit immer wieder diese negativen Emotionen auslebt? Es ist wohl zu erwarten, dass dies auch Auswirkungen im Immunsystem haben wird.

> *Handlung und Gefühl gehen miteinander einher. Indem wir unser Handeln verändern, das ja in stärkerem Maße der Kontrolle des Willens unterworfen ist, können wir indirekt auch unsere Gefühle verändern!*
>
> *William James*

Ekmann: „Wir wissen, dass sich ein Gefühl im Gesicht widerspiegelt. Jetzt haben wir festgestellt, dass es auch anders herum funktioniert. Sie erleben das, was Sie in Ihrem Gesicht ausdrücken! – Wenn Sie über Schmerzen lachen, werden Sie bald keine Schmerzen mehr spüren. Wenn Ihr Gesicht Kummer zeigt, so werden Sie ihn auch spüren." Ekmann hatte sich Ende der 60er Jahre die Frage gestellt, ob das Lächeln der Menschen ein biologisches Programm ist oder ob es durch Umweltreize erst erlernt werden muss? Er suchte damals nach Menschen, die noch nicht mit der westlichen Welt in Kontakt gekommen waren. Er fand einen Stamm in Papua-Neuguinea, die Fores. Diese waren in der Tat noch ohne Berührung mit anderen Menschen. Sie kannten weder elektrischen Strom, noch Menschen mit einer anderen Hautfarbe. Ekman wurde freundlich aufgenommen und hatte reichlich Zeit, die Fores zu studieren. Er stellte sehr schnell fest, dass sie viele identische Kommunikationsmuster nutzen wie wir, unter anderem auch das Lächeln.

Paul Ekmann legte ihnen mitgebrachte Bilder von Amerikanern und Europäern vor. Die Fores konnten sehr genau differenzieren. Menschen, die wirklich fröhlich waren, konnten Sie von anderen sehr gut unterscheiden, die z. B. nur aus Höflichkeit ein freundliches Gesicht machten!

Paul Ekmann schloss daraus, dass Lächeln ein biologisches Programm sein muss. Bestätigt wird diese Erkenntnis durch Menschen, die blind geboren wurden. Auch sie nutzen die verschiedenen Arten des Lächelns!

Bei der Auswertung seiner Bilder und Studien kam Paul Ekmann zu der Erkenntnis, dass es 19 verschiedene Arten des Lächelns gibt. Da ist das Verlegenheitslächeln, wenn man bei etwas ertappt worden ist oder das freundliche Lächeln, wenn man z.B. dem Chef gegenübertritt und eine Gehaltserhöhung erreichen möchte. Lächeln kann sogar genutzt werden, um Angst zu verschleiern. Insgesamt sind es 18 Arten die letztendlich nur die wahre Gemütsverfassung verdecken sollen und damit sehr nützlich sein können!

Eine besondere Art des Lächelns nennt Ekmann **das echte Lächeln**. Es wird von den Fores genauso wie von allen anderen Menschen genutzt. Es zeichnet sich durch eine spezielle Physiologie aus. Nicht nur die Mundwinkel gehen nach oben und die Stirn und Augen bekommen Falten. Das Entscheidende ist die Aktivierung des Augenringmuskels (Musculus orbicularis oculi). Nur die Anspannung dieses Muskels bewirkt und verrät das echte Lächeln.

Das echte Lächeln wurde übrigens schon 1862 vom französischen Neurologen Guillaume Duchenne de Boulogne beschrieben. Er erzeugte mittels Schwachstromelektroden im Gesicht seiner Probanden diese Mimik und erkannte dabei die unverkennbaren Zeichen echter Freude. Er nannte es „die süße Gemütsbewegung der Seele." Er beschrieb, dass nur sehr wenige Menschen von Natur aus in der Lage seien, dieses Lächeln mit bloßer Willenskraft zu erzeugen.

Selbst viele Schauspieler tun sich damit schwer, dieses Lächeln anzutrainieren. Es ist jedoch eine Voraussetzung dafür, dass das Publikum Authentizität erkennt! Für Schauspieler wie Charles Bronson oder John Wayne z.B., gab es daher nur die Chance in ein Charakterfach zu wechseln, welches Lächeln nicht erforderlich machte!

Ekmann beschreibt, dass nur das echte Lächeln in uns starke Emotionen entstehen lassen kann, die dann positive Auswirkungen auf unsere Gemütsverfassung haben.

Mittlerweile ist durch viele Untersuchungen bewiesen worden, dass die Aktivierung des Augenringmuskels besondere Emotionen in uns hervorruft!

Gemeinhin werden die Begriffe Emotion und Gefühl synonym benutzt. Genau genommen sind jedoch Emotionen die Signale, die der Körper an das Gehirn sendet. Diese werden erst zu Gefühlen, wenn sie bewusst gemacht werden! Nur aus Emotionen können also Gefühle enstehen und daher ist der Körper erforderlich und eine Voraussetzung dafür, das wir Gefühle haben können.

Wenn Sie z.B. bewusst **lächeln**, ist dies ein intensives körperliches Signal und wird vom Unterbewusstsein als Emotion aufgenommen. Da Sie sich diese Emotion bewusst machen, kann ein Gefühl entstehen. Damit programmieren Sie Ihr Gehirn auf Erfolg. Wenn Sie Erfolge programmieren, ist die Wahrscheinlichkeit hoch, dass Sie auch erfolgreich sein werden. Erfolg bewirkt eben Erfolg.

Mit einem Lächeln signalisieren Sie, dass Ihr Zustand bestens ist. Daraufhin erfolgt die entsprechende Antwort im Gehirn. Es setzt nun den Botenstoff Dopamin frei, welcher u.a. positive Emotionen auslösen kann.

Glück entspringt dem Körper.
Stefan Klein

Stefan Klein führt in seinem sehr empfehlenswerten Buch „Die Glücksformel" aus, dass Glücklichsein ohne Signale des Körpers unmöglich ist. Emotionen gehen immer vom Körper aus und können, bewusst wahrgenommen, zu einem guten Gefühl werden. Positive Bilder die in unseren Köpfen entstehen, können mit einer guten Physiologie verknüpft, zu Emotionen bzw. angenehmen Gefühlen werden.

Machen Sie nun einmal einen Test. Lösen Sie sich vom Text und lächeln Sie bewusst. Üben Sie dabei das Duchenne-Lächeln (Augenringmuskel) und spüren eine Minute in Ihren Körper hinein – machen Sie das bitte jetzt.

Wie ist es Ihnen ergangen? Sicherlich hat sich Ihr Zustand positiv verändert. Sie werden einiges in Ihrem Innern gespürt haben. Die Veränderungen gehen sogar so weit, dass Ihr Immunsystem positiv beeinflusst wird. Es steigt die Anzahl der Helferzellen und Leukozyten an.

Auch Charlie Brown von den Peanuts hatte klar erkannt, dass dieser Prozess auch umgekehrt funktioniert. Er sagte zu seiner Freundin Lucie, wenn man wirklich etwas von seiner Niedergeschlagenheit haben wolle, man den Kopf senken und die Schultern hängen lassen sollte. Auf keinen Fall dürfen Kopf und Schultern oben sein, denn das wäre das Verkehrteste, was man in dieser Situation machen könne!

Machen Sie bitte nun auch den folgenden Test. Stellen Sie sich hin und lassen die Schultern und den Kopf hängen. Dabei möglichst flach atmen und nach Möglichkeit lächeln. Machen Sie das bitte jetzt.

Es wird kaum funktionieren oder zumindest haben Sie dabei ein sehr, sehr ungewöhnliches Gefühl, denn das Lächeln will so gar nicht zum Rest der Physiologie passen.

Falls Sie diese Übung gemacht haben, nun das Gegenteil. Stellen Sie sich bitte wieder hin, die Füße im Abstand von ca. 20 – 25 cm. Heben Sie den Kopf und nehmen die Schultern zurück. In den meisten Fällen werden Sie dabei lächeln müssen, ob Sie wollen oder nicht. Spannen Sie bitte die Wadenmuskeln an und lassen diese nach einigen Sekunden wieder los. Nun die Oberschenkelmuskeln kraftvoll anspannen und nach 10 Sekunden wieder los lassen. Jetzt die Rumpfmuskulatur und dann den Bauch und Rücken mit dem gleichen Prozess anspannen und lösen. Jetzt die Brustmuskulatur, den Bizeps und die Halsmuskeln! Atmen Sie dabei tief ein und aus und versuchen Sie nun deprimiert oder schlecht gelaunt auszusehen. Sie werden feststellen, dass es Ihnen kaum gelingen wird oder Sie sind ein wirklich überzeugender Schauspieler!

Eine sehr intensive Beeinflussung der Gefühlslage ist durch die Atmung möglich. Eine tiefe Atmung kann die positive Physiologie effektiv unterstützen. Immer wenn Sie es benötigen, z. B. vor einem schwierigen Gespräch: Atmen Sie tief durch, lächeln Sie und gehen dann in dieses Gespräch. Nun sind Sie bestens vorbereitet. Wie schon gesagt, **Erfolg (wenn auch nur gedacht) bewirkt Erfolg!**

Falls Sie Ihren Zustand in bestimmten Situationen verbessern wollen, hilft die Technik „tu mal so, als ob …" (du gut gelaunt wärst) und nehmen dabei eine optimale Physiologie ein. Sie werden erstaunt sein, dass Sie mit dem einfachen Mittel des Physiologiewechsels und des Halluzinierens, Ihren Zustand verbessern können und dadurch bessere Ergebnisse erzielen können.

Wer die engen Zusammenhänge zwischen Physiologie, innerer Repräsentation und Zustand erkannt hat, dem wird klar werden, dass wir selbst verantwortlich für unsere Zustände und damit auch für die Ergebnisse sind, die wir erhalten. Wir können uns jederzeit in einen *ressourcereichen* Zustand bringen:

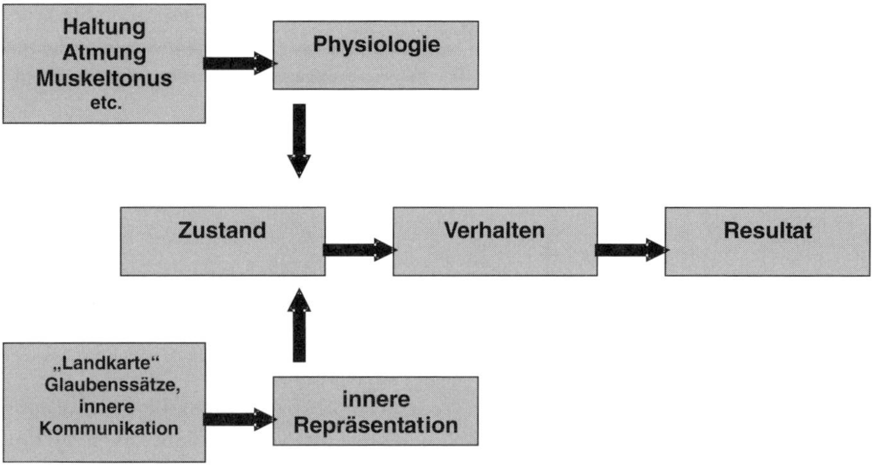

Den eigenen Zustand zu kontrollieren und zu verbessern, ist daher die Aufgabe, die Sie erfolgreicher und vor allen Dingen zufriedener machen kann. Mit relativ einfachen Mitteln können Sie daran arbeiten!

Es gibt einige Untersuchungen, die zeigen, dass Menschen die ständig deprimiert, unglücklich oder unzufrieden sind, ein instabileres Immunsystem mit weniger Helferzellen und Leukozyten haben als andere. Es ist auch eine altbekannte Tatsache, dass Stress und Unglück das Immunsystem schwächen. Mit einer Verbesserung Ihres Zustandes haben Sie die Möglichkeit, Ihr Immunsystem positiv zu beeinflussen und damit zu stärken.

In vielen Situationen unseres Lebens kann es limitierend sein, immer nur eine Handlungsmöglichkeit auf bestimmte Reize zu haben. Niedere Tiere z. B. haben in der Regel nur eine einzige Möglichkeit, auf Reize zu reagieren. Bei ihnen ist Reiz und Reaktion meist vorbestimmt. Je höher entwickelt die Tiere sind, um so eher haben sie die Möglichkeit, ihr Verhalten zu variieren. Eine Katze z.B., kann zum Schmusen aufgelegt sein oder nicht.

Wir dagegen sollten immer in der Lage sein, zu wählen, wie wir reagieren wollen. Wir sollten also **Ressourcen zur Verfügung haben**, die es uns ermöglichen, unsere Aktionen oder Reaktionen variieren zu können. Wie schon einmal erwähnt: Das flexibelste Element kontrolliert das System und die Person mit den meisten Wahlmöglichkeiten ist in der Regel die erfolgreichste und ich denke, auch die zufriedenste!

Was können Sie dazu tun, um sich in zukünftigen Situationen variabler, als in vergleichbaren Momenten Ihrer Vergangenheit, zu verhalten? Halluzinieren Sie vorher die Situation optimal, in mehreren Variationen (VAKO). Sie geben Ihrem Unterbewusstsein damit die Möglichkeit, die Neuronen für den „Ernstfall" so zu schalten. Durch diese Vorbereitung erhalten Sie **verschiedene Wahlmöglichkeiten für Ihr Verhalten**.

Viele Wahlmöglichkeiten zu haben, bietet die Gewähr dafür in jedem Gespräch die Kontrolle und Führung übernehmen zu können! Derjenige, der bewusst verschiedene Strategien einsetzen kann, ist anderen, die häufig Sklaven ihrer Reaktionen sind, immer ein Stück voraus.

Kommen wir noch einmal auf das Thema der **Kongruenz** zurück, weil kongruentes Auftreten der Schlüssel für die eigene Überzeugungskraft ist. Gerade für Ihren Erfolg als Ärztin oder Arzt, ist die Überzeugungskraft ein sehr wichtiger Faktor.

Denken Sie einmal darüber nach: Welche Menschen in Ihrem Leben haben Sie besonders überzeugt? Denken Sie an Politiker, Vorgesetzte, Moderatoren, Lehrer, Referenten oder auch an den privaten Bereich. Sie werden feststellen, dass alle diese Persönlichkeiten ein hohes Maß an Übereinstimmung ihrer Botschaften und ihrer Physiologien hatten. Diese Menschen haben nicht die Spur einer Inkongruenz in ihrem Auftreten. Daher wirken Sie so überzeugend auf andere. Denn:

Kongruente Botschaften sind machtvolle Botschaften.

Charisma, die außergewöhnliche Ausstrahlung von Menschen, beruht in erster Linie auf der Kongruenz ihrer Botschaften mit ihrer Physiologie. Die Überzeugungskraft eines John F. Kennedy, Martin Luther King oder Mahatma Gandhi ist sicher auch durch die Kongruenz der Botschaften zu erklären.

Kongruenz ist besonders wichtig, z. B. in einem Mitarbeiter- oder Patientengespräch. Auch in Gesprächen mit unseren Kindern ist es wichtig kongruent zu sein. Besonders dann, wenn man ihnen Chancen und Möglichkeiten aufzeigen möchte. Falls Sie dagegen verbal Chancen aufzeigen und dabei eine wegwerfende Handbewegung machen, haben Sie eine perfekte Inkongruenz erzeugt.

Menschen, die andere begeistern, sind immer kongruent in ihren Handlungen und Überzeugungen. Je kongruenter ein Mensch auftritt, um so eher sind wir bereit, uns für ihn zu interessieren. Bestimmt kennen Sie einige Menschen, für die das zutrifft. Achten Sie bei nächster Gelegenheit auf deren:

- Körperhaltung, Kopf, Schultern, Arme und Beine, Muskeltonus sowie symmetrische oder asymmetrische Körperhaltung
- Gesichtsfarbe und Lippengröße
- Atemfrequenz und Volumen (wo ist der Atem lokalisiert)
- Blickrichtung der Augen, Augenbewegungen sowie Pupillengröße
- Unbewusste Bewegungen
- Gesten und Handbewegungen
- Lautstärke beim Sprechen
- Sprechtempo und Tonlage
- etc.

Unsere Physiologie bestimmt unseren Zustand. Wenn Sie nun die gleichen Mittel einsetzen, die andere erfolgreiche Menschen nutzen, haben Sie ähnliche Zugangsmöglichkeiten zu Ihrem Gehirn wie diese. **Modeln Sie erfolgreiche Menschen** und Sie werden dadurch die gleichen Chancen haben, optimale Ergebnisse zu erzielen. Falls Sie von einer Referentin begeistert sind, nutzen Sie ihre Physiologie. Beobachten Sie genau, wie sie vor der Gruppe steht und wie sie sich bewegt. Modeln Sie ihre Gesten und Handbewegungen. Sie haben damit die gleiche Möglichkeit auf Ihre Gesprächspartner so überzeugend zu wirken (Kap. *Der Auftritt vor Gruppen*).

Genaues **Beobachten der Physiologie Ihres Gesprächspartners** gibt Ihnen die Chance, effiziente Ergebnisse zu erzielen.

Sie können im Gespräch keine guten Ergebnisse erzielen, wenn Ihr Gesprächspartner über „Probleme" nachdenkt!

Da wir ja wissen, dass der Körper der Spiegel der Seele ist, lässt sich eine Problemorientierung relativ leicht an der Physiologie erkennen. Dieser Zustand wird im NLP **Stuck-State** benannt. Sie erkennen ihn am körperlichen Ausdruck der **Problem-Physiologie**. Sie ist individuell unterschiedlich, jedoch leicht zu erkennen. In diesem Zustand haben die Menschen kaum Zugang zu ihren Ressourcen und sie können diesen State (Zustand) von sich aus nicht verlassen. In schwierigen Gesprächen ist das häufig der Fall. Die Menschen befinden sich räumlich und zeitlich nicht im Hier und Jetzt. Sie sind nicht fähig, in einen anderen Zustand zu wechseln, der es ihnen ermöglichen würde, zu befriedigenden Resultaten zu kommen. Sie erkennen nicht mehr, dass sie Wahlmöglichkeiten haben können und denken in Einbahnstraßen. Viele Menschen schenken der Physiologie ihrer Mitmenschen in dieser Situation leider keine Beachtung und gefährden damit den Erfolg des Gespräches.

Falls Sie ein Therapiegespräch führen und Ihr Patient befindet sich in einem *Stuck-State*, werden Sie nie und nimmer ein wünschenswertes Ergebnis erzielen können!

Viele Ärzte fahren mit ihrem Gespräch fort und glauben, dass ihre Botschaften noch weiterhin ankommen, obwohl der Gesprächspartner eine Problemphysiologie zeigt. So zu verfahren ist jedoch genauso, als würden man gegen eine Wand reden. Die einzige Möglichkeit die man hat, den Gesprächspartner aus diesem Zustand herauszuholen und in einen für das Gespräch effektiven Zustand zu bringen, ist der so genannte **Separator-State**. Ein direkter Wechsel in einen Zustand, der Wahlmöglichkeiten bietet, wäre in dieser Situation kaum möglich. Dieser *Separator* oder Unterbrecher bietet dagegen die Chance, in einen anderen Zustand zu gelangen, z.B. in einen Zustand der Wahlmöglichkeiten erkennen lässt. Dieser Zustand kennzeichnet sich durch die **Ressource-Physiologie**. Diese Physiologie zeigt, dass der Gesprächspartner aufnahmebereit ist. Jetzt ist er in der Lage, Wahlmöglichkeiten zu erkennen, aufnahmefähig und im Hier und Jetzt orientiert.

Häufig kann man mit einfachen Interventionen den *Separator State* erzielen. Mit den Fingern schnippen kann erfolgreich für die Reorientierung sein. Diese Intervention ist selbstverständlich in einem therapeutischen Gespräch wenig sinnvoll. Die Frage nach der Uhrzeit oder eine andere Frage, die nicht im Zusammenhang mit der Erkrankung steht, kann hilfreich sein. Die Bitte aufzustehen und gemeinsam etwas im Regal oder am Fenster anzuschauen ist eine andere Möglichkeit. Jedoch lassen Sie ihren Gesprächspartner nach dem Aufstehen auf einem anderen Sitzmöbel Platz nehmen, falls das machbar ist. Damit haben Sie die Gewähr dafür, dass er nicht gleich wieder in seine Problemphysiologie zurückwechselt, denn die

Sitzgelegenheit wird häufig mit der Problemphysiologie *geankert*.

Eine körperliche Berührung bietet ebenfalls die Chance, ihn aus seinem Zustand zu reorientieren. Das kann bei besonders bei Kindern sehr erfolgreich sein. Genau genommen haben Sie mit den beschriebenen Aktionen die auditiven, visuellen und kinästhetischen Systeme angesprochen. Die stärkste Reorientierung haben wir übrigens alle im olfkatorischen System. Gerüche leiten starke Erinnerungen ein. Denken Sie nur an das Riechfläschchen bei einer Ohnmacht!

Ein geübter NLP-Anwender beobachtet seine Gesprächspartner sehr genau. Achten auch Sie bitte in jedem Gespräch intensiv auf die Physiologie Ihrer Gesprächspartner. Es ist relativ leicht zu erkennen, ob er aufnahmebereit ist oder nicht.

Die Ressource-Physiologie bietet eine hohe Gewähr für die Aufnahme des Gesagten.

Denn Veränderung kann man nur erreichen, wenn der Gesprächspartner dazu fähig ist, Angebote die ihm gemacht werden, zu erkennen und evtl. anzunehmen.

Vor einigen Jahren erhielt ich von einem Orthopäden die Diagnose, dass meine starken Rückenschmerzen von einem akuten Bandscheibenvorfall herrührten. Für mich als gut trainierten Sportler war das fast die schlimmste Diagnose, die man mir mitteilen konnte. In diesem Moment war für mich mein sportliches Leben zu Ende. Ich konnte mich später an nichts mehr erinnern, was nach der Diagnosestellung noch besprochen worden war. Ich ging völlig „durch den Wind" aus diesem Gespräch heraus. Später hat er mich darauf aufmerksam gemacht, dass er mir sehr wohl gesagt habe, dass Leistungssport in anderen Formen noch möglich wäre. Das war ein typisches Beispiel von Nichtbeachten einer Problem-Physiologie. Mit einem Separator hätte er die Möglichkeit gehabt, mich in einen Zustand zu bringen, in dem ich in der Lage gewesen wäre, Möglichkeiten und Chancen zu erkennen, die ich trotz allem noch hatte.

- **Ca. 60 bis 80 % der Kommunikation geschieht über die Physiologie.**
- **Die Physiologie und die Denkvorgänge beeinflussen sich gegenseitig in beide Richtungen.**
- **Das echte Lächeln hat eine starke Wirkung auf die eigene Psyche.**
- **Man kann die eigene Stimmungslage durch das Einnehmen einer nützlichen Physiologie verbessern.**
- **Es ist immer sinnvoll, mehrere Wahlmöglichkeiten für das eigene Verhalten zu haben.**
- **Kongruentes Auftreten ist eine entscheidende Voraussetzung, um erfolgreich zu sein.**

- **Beobachten Sie in jeder Situation die Physiologie Ihrer Gesprächspartner.**
- **NLP anzuwenden bedeutet zuerst einmal, die eigene Beobachtungsgabe zu schärfen.**
- **Sie können in Gesprächen keine guten Ergebnisse erzielen, wenn der Andere über „Probleme" nachdenkt und sich im Stuck-State befindet. Dieser ist an einer Problem-Physiologie erkennbar.**
- **Im Stuck-State ist ein Separator hilfreich. Dieser spricht eines oder mehrere Sinnessysteme an.**

6. Was die Sprache verrät

Die Sprache lässt Denkvorgänge erkennen.

Die Sprache ist neben der Physiologie, eine Möglichkeit der Menschen, miteinander zu kommunizieren. Bei der Kommunikation verrät sie sehr viel über die vom Sprecher genutzten Modelle seiner Welt. Daraus ergibt sich die Möglichkeit, das Modell des Sprechers zu erkennen. Unsere Modelle bestimmen unsere Wahrnehmungen und Bewertungen und dadurch auch unsere Handlungen. Nun gibt es keine richtigen oder falschen Modelle. Letztlich gibt es in einem bestimmten Kontext lediglich ein nützliches oder weniger nützliches Modell. Durch die Analyse der Sprache haben wir bei Anderen die Möglichkeit, limitierende Modelle zu erkennen und zu hinterfragen. Evtl. können ihnen damit damit neue Wahlmöglichkeiten eröffnet werden.

Mit den selektierten Informationen die wir aufnehmen, bilden wir durch Tilgungen, Generalisierungen und Verzerrungen unser Modell der Welt. Mit der Sprache vermitteln wir anderen ein Bild unserer eigenen Landkarte. Daher ist **die Sprache das Modell eines Modells**, eben ein Metamodell.

Viele Ungenauigkeiten liegen im internalen Verarbeitungsprozess der Informationen begründet. Wir tilgen, generalisieren und verzerren aufgrund unserer gemachten Erfahrungen. Es kann jedoch limitieren, sich nur in bestimmte Richtungen zu entwickeln und anderes nicht zuzulassen. Wir schränken uns in gewisser Weise ein und werden immer starrer in der Möglichkeit, neue Erfahrungen zu machen.

Nachfolgend noch einmal das Modell aus dem Kapitel *Karten und Filter*. Es zeigt sehr anschaulich, dass wir nicht nur bei der Erstellung unserer Tiefenstruktur tilgen, generalisieren und verzerren, in dem wir nur bestimmte Informationen aufnehmen und abspeichern. Auch die Oberflächenstruktur, also Gestik, Mimik und Sprache kommt durch Tilgungen, Generalisierungen und Verzerrungen zustande.

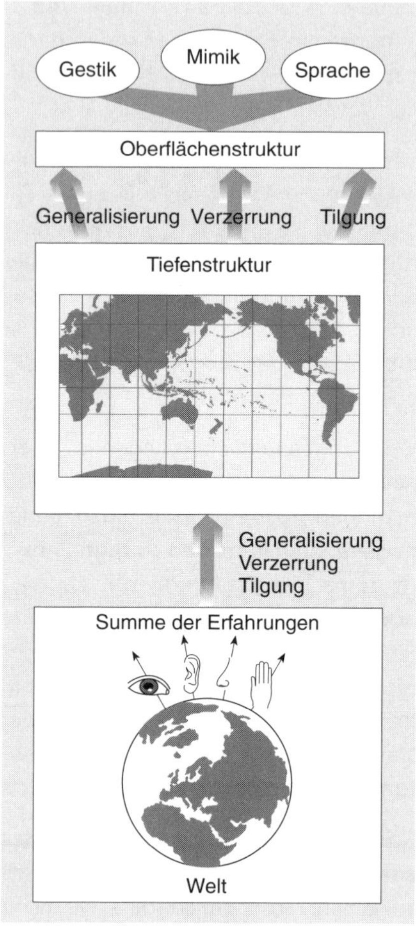

Tilgungen sind Prozesse, in denen wir unsere Wahrnehmung auf bestimmte Dinge beschränken und andere ausblenden. Es kann limitieren, wenn wir die ausgeblendeten, getilgten Erfahrungen in einem anderen Kontext evtl. benötigen. Lösungen können häufig verhindert werden. Können die Tilgungen aufgehoben werden, kann der Blick für neue Möglichkeiten wieder frei werden. Tilgungen können mit einigen W-Fragen aufgehoben werden: Wer, wie, was, wozu, worüber und wovor. Mit diesen Fragen können ausgeblendete Informationen wieder nutzbar gemacht werden.

Trifft Ihr Gesprächspartner beispielsweise die Aussage: „Ich fürchte mich," ist es sinnvoll, diese Aussage zu hinterfragen: „Wen oder was fürchten Sie?" Bleibt diese Aussage nicht hinterfragt, kann sie sich auf viele Lebensbereiche ausdehnen und permanente Angst auslösen. Die Antwort könnte lauten:

- „Ich habe Furcht davor, meinen Arbeitsplatz zu verlieren."
- „Ich befürchte, in der Schule zu versagen."
- „Ich befürchte, keine Lehrstelle zu bekommen."
- „Ich habe Angst davor krank zu werden."
- etc.

Mit diesen, in einen bestimmten Kontext gesetzten Aussagen, hat die Furcht einen konkreten Rahmen und kann sich nicht ungünstig auf andere Lebensbereiche auswirken.

Generalisierungen sind Verallgemeinerungen. Es werden Eigenschaften oder Tatsachen, die sich auf einen bestimmten Kontext beziehen, verallgemeinert. Einschränkungen in bestimmten Situationen sind damit vorprogrammiert. Aussagen wie alle, jeder, keiner, immer usw. können typisch für Generalisierungen sein. Aussagen wie „keiner beachtet mich," können hinterfragt werden: „Es beachtet Sie also wirklich niemand und in keiner Situation?" Mit dieser Frage beugen Sie einer Generalisierung vor, in dem der Befragte sich Gedanken machen muss, ob diese Nichtbeachtung für jeden Kontext zutrifft.

Verzerrungen bilden eine andere Einschränkung. Viele Menschen übernehmen ungeprüft die Meinungen Anderer und kommen damit zu einer Verzerrung. Denn schließlich muss die Meinung Anderer nicht unbedingt immer auch die eigene sein. „Gedankenlesen" gehört auch zum Bereich der Verzerrungen: „Ich weiß genau, was Sie von mir denken!" Die auflösende Frage dazu: „Woher genau wissen Sie das?"

Falls Sie in Gesprächen Metamodellverletzungen feststellen, ist es hilfreich, die Aussagen zu hinterfragen. Sie bereichern damit die Möglichkeiten anderer Menschen, sinnvoll und ergebnisorientiert zu handeln und ihr Realitätsmodell zu erweitern. Die Begründer des NLP, *Richard Bandler* und *John Grinder*, gehen sogar so weit, dass das Hinterfragen von Modelleinschränkungen eine **entscheidende Voraussetzung für jede erfolgreiche Anwendung von NLP-Techniken darstellt**.

Das Metamodell bietet folgende Chancen:

1. Neue Informationen können gewonnen werden. Die **Informationen werden eindeutiger**.
2. Es bietet die Chance, Einschränkungen im Modell des Sprechers deutlich werden zu lassen. Durch das Aufheben der Einschränkung können **neue Wahlmöglichkeiten** gewonnen werden.
3. Semantische Fehlgeformtheiten werden erkannt und aufgelöst. Der Sprecher **erkennt die Einschränkungen**, die er sich selbst auferlegt hat.

6.1 Informationen gewinnen

Fehlen des Beziehungsindex

Fehlt in einer Aussage der Beziehungsindex, ist der Bezug zum Hier und Jetzt verloren gegangen. Einzelne Erfahrungen werden generalisiert und in einem bestimmten Kontext genutzt. Durch die Fragen „wie genau", „wer genau", „was genau" oder „wem genau" wird die Beziehung wieder hergestellt, und damit neue Verhaltensmöglichkeiten eröffnet. Beispiel: „Ich verabscheue unehrliche Menschen." Diese Aussage entstammt einem bestimmten Beziehungsrahmen. Durch eine Frage kann man den Rahmen wieder herstellen: „Bei welchen Menschen genau mögen Sie unehrliches Verhalten nicht?"

Aussage in der Oberflächenstruktur	Frage
Ich glaube niemandem.	Wem genau glauben sie nicht?
Die Menschen haben keine Werte mehr.	
Alle Schüler sind faul.	
Jeder sucht nur seinen Vorteil.	
Alle sind gemein zu mir.	
Niemand mag mich.	
Alle Verkäufer suchen nur ihren Vorteil.	
Alle haben Angst.	
Wir wollen uns nicht weiter aufregen.	
Jeder weiß das.	
Heutzutage betrügt jeder.	
Die Menschen sind schlecht.	

Tilgungen

Beim Erkennen von Tilgungen können Sie die fehlenden Informationen durch Fragen erkennbar machen. Das hilft den Kontext als Ganzes wieder herzustellen und evtl. neu zu bewerten.

Um die nötigen Informationen zu erhalten, sind folgende Frageworte hilfreich: Was, wann, wen, wovor oder wozu.

Aussage in der Oberflächenstruktur	Frage
Ich habe keine Lust.	Wozu genau haben sie keine Lust?
Mir ist alles zu blöd.	
Ich glaube nichts.	
Ich habe Angst.	
Ich habe jetzt genug.	
Ich weiß nicht.	
Ich bin nervös.	
Sie glaubt alles.	
Das ist alles gelogen.	
Ich bin zu dumm.	

Unvollständig spezifizierte Verben

Dabei werden eigene Erfahrungen pauschal und nicht spezifiziert wiedergegeben. Falls z.B. geäußert wird, dass man geärgert wurde, ist es sinnvoll nachzufragen, „wie genau" man geärgert wurde. Ärgern kann man sich über Beleidigungen, Unterstellungen, körperliche Gewalt oder Missachtung. Durch die Auflösung des unspezifischen Verbs werden ausgeblendete Informationen wieder zugänglich.

Aussage in der Oberflächenstruktur	Frage
Ich kenne sie.	Wie genau kennen sie sie?
Ich mag diese Frau.	
Dieser Mensch macht mich verrückt.	
Ich habe mich bewegt.	
Meine Kollegen sind arrogant.	
Ich habe mich entfernt.	
Ich werde vermerken.	
Ich freue mich.	
Ich habe mich verletzt.	
Ich zeige ihr meine Liebe.	

Nominalisierungen

Nominalisierungen entstehen aus Prozessen, die mit einem Substantiv bezeichnet werden. Es sind abstakte Substantive, deren Ursprung in Verben liegen.

Nominalisierungen sind keine Dinge, die man, wie es Leslie Cameron-Bandler beschrieben hat, auf eine Schubkarre packen kann. Hund, Telefon, Uhr, Hut oder Computer kann ich hineinpacken. Mit Tugend, Akzeptanz, Ehre, Aussagen, Verwirrung oder Hoffnung ist das schon schwieriger.

Den Erfolg durch exaktes Nachfragen und Umformen von Nominalisierungen haben Bandler und Grinder so beschrieben: „...das Umformen von Nominalisierungen hilft dem Klienten einzusehen, dass das, was er als abgeschlossenes und seiner Kontrolle entzogenes Ereignis betrachtet, ein andauernder Prozess ist, der geändert werden kann."

Beispiel: „Ich bedaure meine Entscheidung." Frage: „Was hindert Sie, sich anders zu entscheiden."

Oder: „Ich habe niemals Glück." Frage: „Was bedeutet es für Sie, glücklich zu sein?" Mit dieser Entnominalisierung hat man die Chance zu erfahren, was für die betreffende Person Glück in der Tiefenstruktur bedeutet.

Aussage in der Oberflächenstruktur	Frage
Ich brauche mehr Akzeptanz.	Wie würden sie gerne akzeptiert werden? (Von wem …)
Ich werde ihr mehr Zuneigung geben.	Wie wollen sie sich ihr vermehrt zuneigen?
Ich brauche mehr Liebe.	
Sie hat keinen Anstand.	
Ich habe keine Hoffnung mehr.	
Ich habe keine Freude in meinem Leben.	
Jedes Bemühen ist umsonst.	
Ich möchte von ihr eine Entschuldigung.	
Ich brauche von meinem Chef mehr Anerkennung.	
Ich empfinde nur noch Abneigung.	
Ich benötige dringend Hilfe.	

6.2 Einschränkungen im Modell des Sprechers

Modaloperatoren der Notwendigkeit

Dabei werden folgende Aussagen verwandt:

- Es ist notwendig
- Ich kann nicht – man kann nicht
- Ich muss – man muss
- Ich sollte – man sollte

Mit diesen Aussagen zeigen Menschen an, dass sie durch bestimmte Erfahrungen keine weiteren Wahlmöglichkeiten haben. Sie machen jedoch nicht deutlich, um welche Erfahrungen es sich handelt. Es stehen grundsätzlich zwei Fragen zur Verfügung, um die Einschränkung zu hinterfragen: Was würde passieren, wenn …" Oder: „Was hindert Sie …"

Beide Fragen lassen die gemachten Erfahrungen wieder bewusst werden. Der ursprüngliche Kontext wird wieder deutlich. Man hat dadurch die Möglichkeit, die Situation neu zu bewerten.

Aussage in der Oberflächenstruktur	Frage
Man muss lernen, nein zu sagen.	Was würde passieren, wenn sie Ja sagen? Was hindert sie Ja zu sagen?
Es ist notwendig, zu allen Menschen freundlich zu sein.	
Ich sollte das nicht tun.	

Aussage in der Oberflächenstruktur	Frage
Ich kann Ihnen nicht die Wahrheit sagen.	
Ich muss meiner Frau immer nachgeben.	
Ich muss es immer wieder machen.	
Man darf ihm nicht alles glauben.	
Man muss immer alles versuchen.	
Das muss unbedingt heute noch sein.	
Man sollte immer pünktlich sein.	
Es ist notwendig, dass alle mitmachen.	

Dass es auch im Alltag sehr sinnvoll sein kann, Verletzungen des Metamodells zu hinterfragen, musste ich kürzlich wieder einmal erfahren. Ich suchte die Einfahrt der Tiefgarage zu meinem Veranstaltungshotel und bekam folgende Auskunft: „Fahren Sie bitte an der nächsten Ampel rechts. Dann nicht an der ersten Straße rechts abbiegen, da dürfen Sie nicht abbiegen. Später an der 2. Straße rechts und wieder rechts. Nach 200 Metern sind Sie dann angekommen." Als die Dame mir diese Schilderung gab, hatte ich bei der Aussage zur ersten Straße rechts, ein Bild von einem runden, roten Schild mit einem weißen Balken vor meinem geistigen Auge. Man durfte schließlich dort nicht abbiegen!

Als ich dann an der ersten Ampel abgebogen war und zur ersten Straße rechts kam, war es jedoch eine Autostraße, die rechts abzweigte. Wo war das rote, beschriebene Schild? Ich bog also rechts ab und das stellte sich als sehr ungünstig heraus!

Nun ja, ich hätte bei der Wegschilderung besser nachfragen sollen: „Warum genau darf ich dort nicht rechts abbiegen?" Oder noch besser: „Was geschieht, wenn ich rechts abbiege?" Die Antwort wäre wahrscheinlich in etwa so gegeben worden: „Weil Sie dann völlig falsch fahren werden!" Mit den Worten „nicht dürfen", wollte die Auskunftgeberin diesen Sachverhalt darstellen.

Besonders die Worte dürfen und müssen führen uns häufig auf eine falsche Fährte!

Universalquantoren

oder Umfassungswörter sind Generalisierungen. Diese Verallgemeinerungen bestimmter Ereignisse werden häufig genutzt, um sie in anderen Situationen generalisiert einzusetzen. Für viele Menschen ist das ein einfaches Vorgehen, um nicht ständig neue Strategien entwickeln zu müssen. Dieses Verfahren bringt jedoch die Gefahr mit sich, undifferenziert in bestimmten Situationen zu reagieren. Durch gezieltes Nachfragen werden die Ausnahmen von der „Regel" wieder klarer.

Beispiel: „Alle Versicherungsvertreter handeln nur zum eigenen Vorteil." Was jedoch, wenn der Vertreter wirklich bemüht ist, objektiv zu beraten. Wenn er also wirklich bereit ist alle Vor- und Nachteile seiner Produkte transparent zu machen? Hilfreich wären Fragen wie: „Wirklich alle und jeder Versicherungsvertreter handelt ausschließlich zum eigenen Vorteil?" Oder: „Es gibt also wirklich keinen, der objektiv berät?"

Aussage in der Oberflächenstruktur	**Frage**
Alle Gesetzesbrecher gehören hinter Gitter.	Es gehört also wirklich jeder Gesetzesbrecher hinter Gitter?
Alle Menschen denken nur an ihren eigenen Vorteil.	
Ich habe immer Pech im Leben.	
Männer sind nun einmal so.	
Frauen können nicht einparken.	
Männer haben ein gutes Orientierungsvermögen.	
Porsche-Fahrer sind Raser auf der Autobahn.	
Der Sommer in Deutschland ist immer schlecht.	
Mein Mann schenkt mir nie Aufmerksamkeit.	
Das weiß doch jedes Kind.	
Alle Männer sind Schweine.	

6.3 Semantische Fehlgeformtheiten

Verzerrungen lassen semantische Fehlgeformtheiten entstehen. Richard Bandler und John Grinder sagen dazu: „Sätze zu erkennen, die semantisch fehlgeformt sind, haben den Zweck, den Klienten zu unterstützen, die Anteile seines Modells zu identifizieren, die in irgendeiner Weise verzerrt sind, sodass die ihm möglichen Erfahrungen eingeschränkt sind."

Gedankenlesen

Menschen tendieren häufig zum Gedankenlesen, falls ihnen Informationen fehlen. Sie sind dann geneigt zu interpretieren und voreilige Schlüsse zu ziehen, die u.U. die zwischenmenschlichen Beziehungen belasten können.

Durch die Frage: „Woher genau wissen Sie, dass ...?" wird der Sender gezwungen, die Aussage, die er bis dahin für selbstverständlich hielt, zu überdenken und ggf. anders zu bewerten.

Aussage in der Oberflächenstruktur	Frage
Sie arbeiten nicht gerne bei uns.	Woher genau wissen sie, das ich nicht gerne hier arbeite?
Mein Chef berücksichtigt nie, was ich denke.	
Ich weiß, was das Beste für meine Freundin ist.	
Wenn er könnte, wäre er jetzt hier.	
Wenn Du mich wirklich lieben würdest, würdest Du jetzt nicht gehen.	
Ich weiß, dass Ihnen das gleichgültig ist.	
Meine Kollegen verachten mich.	
Ich weiß, dass Ihnen Frauen im Team lieber sind.	
Alle denken, ich sei so stark.	
Sie machen nicht gerne diese Arbeit.	

Verallgemeinerungen

Bei dieser Form werden eigene Erfahrungen als allgemein gültige Regeln aufgestellt. Dem Sprecher ist nicht bewusst, dass diese „Regeln" nur für ihn gelten können. Er beurteilt alle anderen Menschen an diesen Maßstäben. Der Sinn des Hinterfragens besteht darin, dem Sprecher zu zeigen, dass seine Erfahrungen nicht Richtschnur für alle anderen Menschen sein können.

Aussage in der Oberflächenstruktur	Frage
Das ist der Ort, an dem man am besten Urlaub machen kann.	Für wen ist das der einzige Ort, an dem man am besten Urlaub machen kann?
Das ist das wichtigste neue Produkt des Jahres.	
Man muss sich so verhalten, um anerkannt zu werden.	
Alle Arzneimittel sind Gift.	
Es ist wichtig, ein schönes Auto zu fahren.	
Kreditkarten sind absolut notwendige Hilfsmittel.	
Computer sind in jedem Haushalt notwendige Geräte.	
Das ist wichtig, wenn man „in" sein will.	
Dr. Müller ist der beste Arzt am Ort.	

Aussage in der Oberflächenstruktur	Frage
Es ist unbedingt wichtig, gut gekleidet zu sein.	

Ursache und Wirkung

Häufig glauben Menschen, dass andere bestimmte Gefühle und Zustände in ihnen verursachen. Sie schränken sich damit ein und glauben, nur auf eine bestimmte Art und Weise und nicht anders reagieren zu können. Die Verantwortung für die Situation wird damit auf Andere übertragen. „Immer wenn du X machst, bin ich Y." Die entsprechende Frage soll nun klären, ob es ein Ursache-Wirkungs-Muster gibt, das evtl. dann nicht mehr funktioniert, wenn der Sprecher nicht mehr mitspielt.

Die Auflösung der Fehlgeformtheit ermöglicht eine andere Sicht und damit neue Wahlmöglichkeiten.

Aussage in der Oberflächenstruktur	Frage
Ich bin traurig, wenn er mich verlässt.	Wollen Sie damit sagen, dass Sie dazu gezwungen sind, traurig zu sein, wenn er Sie verlässt? Wie kommt es, dass Sie traurig sind, wenn er Sie verlässt?
Meine Frau macht mich mit ihrer Gründlichkeit total nervös.	
Ich würde gerne mitkommen, aber meine Freundin ist krank.	
Meine Mitarbeiter bringen mich auf die Palme.	
Immer wenn meine Eltern etwas verbieten, werde ich total bockig.	
Es würde mich glücklich machen, wenn Sie das täten.	
Wenn Sie mich verlässt, bringe ich mich um.	
Sie macht mich wirklich unglücklich.	
Immer wenn er wenig Zeit für mich hat, bin ich deprimiert.	
Immer wenn ich in ihrem Büro sitze, bin ich total nervös.	

Verletzungen des Metamodells können im Kapitel *Übungen* noch intensiver trainiert werden.

Achten Sie bitte in Ihren Gesprächen auf diese Verletzungen. Zunächst kann es Ihnen etwas schwierig erscheinen. Sie haben jedoch damit die Möglichkeit,

Hintergründe zu erfahren, die Ihnen sonst verborgen geblieben wären. Darüber hinaus eröffnen Sie mit gezielten Fragen neue Wege für Ihre Gesprächspartner. Es ist hilfreich, sich zunächst auf bestimmte Verletzungen im Metamodell zu konzentrieren. Z.B. kann man sich für eine Woche gezielt auf die Nominalisierungen beschränken. Nach kurzer Zeit werden Sie diese sehr schnell erkennen und entsprechend nachfragen können.

- **Die Sprache ist das Modell unseres Modells (Landkarte). Sie bildet unsere Karte der Welt ab. Tilgungen, Generalisierungen und Verzerrungen werden erkennbar.**
- **Durch gezieltes Nachfragen werden den Sprechern die Einschränkungen bewusst und neue Wahlmöglichkeiten können somit eröffnet werden.**

Der gute Kontakt

Erst der Kontakt zu anderen kann uns erfolgreich machen.

1. Stimmt die Chemie (Rapport)

Wir mögen Menschen, die uns ähnlich sind!

Jedes Gespräch das Sie führen, bringt ein Ergebnis, ein gutes oder ein weniger gutes. Um gute Ergebnisse zu erzielen, benötigen Sie einen tragfähigen Kontakt, den *Rapport*, zu Ihren Gesprächspartnern. Der Begriff stammt ursprünglich aus der Hypnose und man bezeichnet dabei Rapport als die besondere Verbindung zwischen Hypnotiseur und Klient, die es erst ermöglicht, dass eine Hypnose zustande kommt!

Den Begriff *Rapport* kennen Sie evtl. auch vom Tapezieren. In den Gebrauchsanleitungen der Tapeten ist davon die Rede, dass die Bahnen exakt nebeneinander angebracht werden sollten. Genau wie die Tapetenbahnen zeigt der zwischenmenschliche *Rapport*, dass die gleiche Richtung von Verständnis und Akzeptanz eingeschlagen werden muss, um kommunikativ zueinander zu gelangen.

Rapport ist auch ein Begriff beim Militär. Dort wird das Berichterstatten so bezeichnet. Durch den *Rapport* beim Militär haben alle Seiten den gleichen Informationsstand.

Rapport ist damit ein anderes Wort für eine erfolgreiche Kommunikationsbasis. Besteht bei der Kommunikation zwischen zwei Menschen *Rapport*, sind die äußeren Kennzeichen eine weitgehende Übereinstimmung in den Bewegungen. Im NLP wird diese Übereinstimmung häufig mit einem Tanz verglichen.

Im menschlichen Zusammenleben ist Rapport die wichtigste Voraussetzung für effektive Gespräche.

Wir erwarten von anderen Menschen, dass sie uns ähnlich sein sollen. Wir projizieren unbewusst unsere Persönlichkeit und unsere Modelle auf andere. Entspricht die Person unserer Projektion, ist sie uns unbewusst sofort sympathisch. Mit diesen Menschen haben wir häufig sogleich und ohne Vorbereitung einen tragfähigen *Rapport*.

Der größte Unsinn ist, dass sich Gegensätze anziehen. Sie machen evtl. zu Beginn neugierig, weil jemand anders ist als man selbst, jedoch auf Dauer ist eine Partnerschaft unter diesen Bedingungen fast unmöglich oder doch sehr unbefriedigend.

Einige Beispiele:

- Sie geht am Wochenende gerne in die Disco, er möchte lieber entspannen und früh zu Bett gehen.
- Sie macht leidenschaftlich gerne Urlaub in den Bergen, er lieber am Strand.
- Sie besucht gerne Rockkonzerte, er liebt die klassische Oper.

- Sie ist austrainierte Läuferin, er allabendlicher Kneipengänger oder „Couchpotato."

Glauben Sie, dass diese Partnerschaften auf Dauer erfolgreich und befriedigend für beide sein werden?

Wo treffen sich Menschen in ihrer Freizeit? Überall dort, wo sie Gleichgesinnte vorfinden. Das sind Vereine, Kneipen, Discotheken, Fitnessclubs, Freizeitcenter oder die Konzerthallen mit ihren verschiedenen Angeboten. Gemeinsamkeiten verbinden eben!

> *Es sind gemeinsame Wertvorstellungen, die eine Gemeinschaft begründen.*
>
> *Walther Scheel*

Der ehemalige Bundespräsident hat diese Aussage auf die gesamte Gesellschaft bezogen, jedoch hat sie im Mikrokosmos genauso ihre Bedeutung.

Skeptisch sind die meisten Menschen, wenn Zeitgenossen anders sind als sie selbst. Denken Sie einmal an Ihre Schulzeit. In jeder Klasse gab es einige, die nicht „dazugehörten." Sie sahen anders aus oder verhielten sich nicht so, wie die Gruppe, die „den Ton angab." Manche hatten alleine schon durch ihre Kleidung keine Chance in bestimmte Gruppen aufgenommen zu werden.

Auch bei Menschen verschiedener Religionen, Hautfarben oder Sprachen treten Konflikte auf, die völlig überflüssig sind.

Die Ablehnung läuft auf einer tiefer liegenden Wahrnehmungsebene ab. Das mag vor Jahrtausenden noch sinnvoll gewesen sein, als unsere Vorfahren noch in Stammesverbänden lebten und jeder Fremde erst einmal eine potenzielle Bedrohung bedeutete. Leider sind uns diese archaischen Verhaltensweisen noch bis heute erhalten geblieben.

Ohne *Rapport* mit unseren Gesprächspartnern ist in keiner Lebenssituation Veränderungsarbeit möglich. Stimmt die Chemie nicht, ist kein Gleichklang da oder hat man nicht eine von beiden Seiten akzeptierte Sicht der Dinge, wird man kaum etwas im Gespräch bewirken können. **Tragfähiger *Rapport* ist die Basis jedes effektiven Gespräches.** Es bedeutet, in die Erlebniswelt des Gesprächspartners einzusteigen, also letztlich sich seiner „Landkarte" oder Sicht der Dinge anzugleichen, nicht sie zu übernehmen! Es geht darum, in genau diesem Augenblick die innere Einstellung zueinander anzunähern. Achtung und Vertrauen zueinander sind gute Voraussetzungen für einen tragfähigen *Rapport* im Gespräch.

Ich kann mich noch sehr gut an viele Gespräche mit meinem Sohn erinnern. Veränderungen habe ich nie erreicht, wenn das Gesprächsklima schlecht war, d.h. es fehlten entscheidende Rahmenbedingungen. In dieser Situation hat man zwar einen Sender, jedoch keinen Empfänger für die Botschaft, die man senden will. Es ist keine Kooperationsbereitschaft vorhanden!

Ein exemplarisches Beispiel für die Wirkung von *Rapport* möchte ich Ihnen erzählen: Mein Sohn hatte sich im Alter von 16 Jahren zum Motorradführerschein angemeldet. Er hatte bereits 2 Theoriestunden absolviert und war dann zu dem Entschluss gekommen noch zwei Jahre bis zum Autoführerschein zu warten. Das Thema Motorrad war für ihn abgehakt. Leider vergaß er es, die Fahrschule entsprechend zu informieren. Es kam eine Rechnung über 140 € ins Haus und eine Mahnung dazu, ohne dass ich darüber informiert wurde. Nach ca. 2 Monaten endlich informierte mich mein Sohn über den Vorgang und rein rechtlich hätte ich, als Erziehungsberechtigter, der das Anmeldeformular unterschrieben hatte, wohl auch zahlen müssen.

So weit die Fakten. Ich machte mich also auf den Weg zur Fahrschule, um die Kosten so weit wie möglich in Grenzen zu halten. Ich betrat die Fahrschulräume und traf auf eine junge Frau, die sich gerade mit einem Fahrschüler unterhielt. Dieser fragte an, ob es einen Rabatt geben könne, wenn nicht nur er sich zur Ausbildung anmelden würde, sondern auch einige Schulfreunde. Die Auskunft war klar und deutlich dahingehend, dass so etwas grundsätzlich nicht möglich sei. Die junge Frau war sehr stringent in ihren Aussagen. Es war also schon abzusehen was mich erwarten würde!

Es war aus dem Gespräch zu entnehmen, dass es sich um die Ehefrau des Fahrschulinhabers handelte. Auf ihrem Schoß saß ein kleiner, ca. ein Jahr alter Junge, der ziemlich aktiv war und die Mutter ordentlich forderte!

Nach einigen Minuten des Zuhörens war ich nun an der Reihe. Als Erstes bemerkte ich, dass sie wohl ein ziemlich lebhaftes Kind habe. Das bestätigte sie mit dem Kommentar, dass die Schwiegermutter ausgefallen sei, die normalerweise den Jungen am Abend betreue und der junge Mann wohl ziemlich anstrengend sei. Ich kommentierte das mit der Aussage, dass sie ein wirklich nettes Kind habe und es darüber hinaus auch sehr positiv sein kann, wenn Kinder aktiv sind (Reframing). Schließlich war mein Sohn in dem Alter ähnlich aktiv gewesen! Dieses Kompliment nahm die junge Frau gerne zur Kenntnis. Wir hatten also gleich zu Beginn des Gespräches eine ähnliche Ansicht zu einem bestimmten Thema!

Danach schilderte ich den Vorgang der Führerscheinanmeldung meines Sohnes und seinen neuen Entschluss. Ich kommentierte dies mit der Aussage, dass ich selbst auch sehr froh sei, da Motorradfahrer doch deutlich gefährlicher leben als Autofahrer. „Meinen Eltern ist es damals auch so ergangen, als ich 16 Jahre alt war und jeden Tag 20 Kilometer auf dem Motorrad unterwegs war," merkte sie an. Das war nun schon die zweite Übereinstimmung oder zumindest Verständnis für den anderen.

Nun jedoch wurde es etwas schwieriger, da der Anmeldevorgang vor dem Jahreswechsel schon eingebucht und von der buchhalterischen Seite schon abgeschlossen war, wie sie mir erklärte. Zu Beginn war die junge Frau leicht skeptisch, ob sie es schaffen könne mir zu helfen. Nach einigen Überlegungen hatte sie es trotzdem erreicht, den Vorgang aus den Akten zu entfernen. Sie kommentierte das mit einem Augenzwinkern: „Jetzt dürfen Sie mich aber nicht verraten, dass ich das gemacht habe."

Dieser exemplarische Vorgang zeigt sehr deutlich, was funktionierender *Rapport* bewirken kann. Wäre ich mit meiner Bitte sofort an sie herangetreten, ohne eine effektive Kommunikation aufzubauen, hätte ich für mein Anliegen wohl kaum ein offenes Ohr gefunden.

> *Wenn Sie einen anderen Menschen für Ihre Sache gewinnen wollen, müssen Sie ihn zuerst davon überzeugen, dass Sie sein aufrichtiger Freund sind.*
> *Abraham Lincoln*

Liebespaare haben einen sehr starken, tragfähigen *Rapport* zueinander. Antoine de Saint-Exupéry hat das so beschrieben: **Liebe besteht nicht darin, dass man einander ansieht, sondern, dass man in die gleiche Richtung blickt.**

Menschen, die *Rapport* zueinander haben, sind leicht zu erkennen, denn *Rapport* ist ein natürlicher Vorgang. Wir alle haben ihn in unseren biologischen Programmen und nutzen ihn unbewusst ständig, wenn uns jemand sympathisch ist.

Wenn Sie Menschen treffen, die *Rapport* zueinander haben, sind sie an einer ähnlichen Körperhaltung zu erkennen. Es ist also **zuerst einmal die Physiologie, die *Rapport* ermöglicht und signalisiert.** Die Ausnahme ist in einer beiderseitig akzeptierten Situation, in der die Körperhaltung nicht angeglichen werden kann. Z.B. als Vortragender können Sie *Rapport* aufbauen, auch wenn Sie vor einer Gruppe stehen. Bei einer ärztlichen Visite ist die Angleichung der Körperhaltung ebenfalls nicht möglich, jedoch ist das kein Hindernis für einen tragfähigen *Rapport*, da es ebenfalls akzeptiert ist, dass in dieser Situation andere Voraussetzungen gelten. In diesen Fällen wird der *Rapport* verbal oder durch Gestik bzw. Mimik aufgebaut und gehalten.

Wollen Sie jedoch im Alltag *Rapport* für ein Gespräch aufbauen, wird das schwierig, wenn z.B. ein Gesprächspartner steht und der andere sitzt!

Testen Sie das bei der nächsten Gelegenheit. Falls Sie in dieser Situation sitzen und der oder die andere steht, werden Sie ein ungutes Gefühl haben und rasch das Bedürfnis entwickeln, sich zu erheben.

Gleichgültig, in welchem Bereich der Medizin Sie tätig sind oder tätig werden wollen, ***Rapport* aufzubauen ist ein entscheidender Faktor des Erfolges Ihrer Arbeit.** Fast alle Therapiegespräche die scheitern, hatten keinen *Rapport*. Für jede/n Mediziner/in ist es daher eine absolute Notwendigkeit, zuerst einmal *Rapport* herzustellen.

Auch in einer Leitungsfunktion mit Mitarbeiterinnen und Mitarbeitern ist das Herstellen von *Rapport* der Schlüssel zum Erfolg eines jeden Gespräches. Sie haben nur dann die Chance, wirklich etwas bei Menschen zu bewirken, wenn Sie mit ihnen *Rapport* haben, d.h. die Beziehung tragfähig ist.

Ob *Rapport* besteht, ist relativ leicht festzustellen. Wechseln Sie z.B. Ihre Mimik mit einem Lächeln und achten auf die Reaktion Ihres Gegenübers. Reagiert Ihr Gesprächspartner ähnlich wie Sie, können Sie davon ausgehen, dass *Rapport* besteht. Eine andere Möglichkeit für einen *Rapportcheck* ist das Ändern der Körperhaltung. Ändert Ihr Gegenüber diese kurz darauf ebenfalls, so können Sie von bestehenden *Rapport* ausgehen. Dabei ist es noch nicht einmal entscheidend, ob sich Ihr Gesprächspartner sofort Ihrer Haltung annähert oder erst einmal eine andere Position einnimmt, denn diese Annäherung kann auch schrittweise erfolgen!

Eine **symmetrische Körperhaltung** verrät übrigens Vertrauen Ihres Gegenübers. Je unsymmetrischer die Position ist, um so mehr fehlt der *Rapport*.

2. Übereinstimmung aufbauen

Falls *Rapport* (noch) fehlt, gilt es zu ***pace*n** (vom englischen Wort „pace" = Schritt halten), also *Rapport* aufzubauen. Ich öffne mich der Welt meines Gesprächspartners, indem ich mich u.a. dem Verhalten anpasse, welches ich wahrnehmen kann. Ich hole ihn ab, mit einer positiven Wirkung auf der unbewussten Ebene!

Hier wird NLP häufig vorgeworfen, es sei manipulativ. Dem kann ich nur zustimmen! Jedoch was ist daran verwerflich, ein positives und erfolgreiches Gesprächsklima aufzubauen? Und überhaupt manipulieren wir nicht alle, zu jeder Zeit unsere Mitmenschen. Erinnern wir uns noch einmal an *Paul Watzlawick*, der gesagt hat:

> *Wir kommunizieren immer,*
> *ob wir wollen oder nicht.*

Jede Kommunikation ist zwangsläufig auch Manipulation!

Wie verlaufen die Gespräche mit Ihren Patienten, Kindern, Mitarbeitern und Chefs? Wir sind immer bestrebt, andere Menschen von uns oder unseren Ideen zu überzeugen. Beeinflussen wir andere damit nicht? Wichtig ist lediglich, dass man Manipulation oder Kommunikation verantwortungsbewusst einsetzt.

Pacing oder spiegeln ist nicht nur zur Herstellung von *Rapport* wichtig, es ist auch entscheidend, um den *Rapport* zu halten bzw. zu verbessern.

Sie haben grundsätzlich zwei verschiedene Möglichkeiten zu spiegeln, nonverbal oder verbal. Beides wird unbewusst von jedem von uns tagtäglich eingesetzt, da es, wie schon gesagt, biologische Programme sind, die dazu dienen, Kontakt mit anderen aufzunehmen. Machen Sie sich diese unbewussten Vorgänge bewusst. Sie erarbeiten sich damit erfolgreiche Voraussetzungen effektiver Kommunikation!

Nonverbal haben Sie die Möglichkeit die Physiologie oder den Atemrhythmus zu *spiegeln*. Den Atemrhythmus zu *pacen* ist eine sehr anspruchsvolle Technik, die eine enorme Wirkung auf der unbewussten Ebene Ihrer Gesprächspartner entfaltet.

Pacing bedeutet jedoch nicht jede Veränderung beim Gesprächspartner unmittelbar nachzuäffen. Sinnvoll ist eine vorsichtige Annäherung, z.B. der Armhaltung oder der Beinposition, wenn man sitzt.

Sie können auch „über Kreuz“ *spiegeln*. Falls Ihr Gesprächspartner die Beine übereinander geschlagen hat, können Sie evtl. die Arme verschränken.

Weiter haben Sie die Möglichkeit, den Gesichtsausdruck, den Lidschlag oder bestimmte Gesten zu pacen. Falls Sie *Pacing* üben wollen, machen Sie das zu Beginn mit guten Bekannten und holen sich vorher deren Zustimmung ein. Dabei können Sie sich auch erste Pannen erlauben und Feedback erhalten.

Verbales Pacing ist überaus effektiv. Sogar banale Allgemeinplätze, denen Ihr Gesprächspartner zustimmen muss, da sie offensichtlich sind, können als Pacing genutzt werden:

- Das Wetter ist heute wirklich schön.
- Hier herrscht eine ziemliche Hektik.
- Bald beginnt wieder die Urlaubszeit.
- Das Wochenende steht vor der Tür.

Selbst diese allgemeinen Aussagen sind, falls offensichtlich, gute *Rapportförderer*!

Wir mögen Menschen, die die gleiche Sprache sprechen wie wir selbst. *Rapportchancen* erhalten Sie daher auch, falls Sie die Mundart Ihrer Gesprächspartner beherrschen. Jedoch Vorsicht: Als Zugereister, der den Dialekt eher schlecht als recht beherrscht, klingt das Ganze häufig eher komisch!

Hat Ihr Gesprächspartner eine eher ruhige und ausgeglichene Art zu sprechen, gleichen Sie Ihre Sprache der seinen an. Achten Sie bitte auf die Prädikate, die Ihr Gesprächspartner benutzt und flechten diese vorsichtig und geschickt in Ihre Sätze ein. Das Gleiche können Sie mit bestimmten Begriffen und Ausdrücken machen, die genutzt werden.

Vermeiden Sie Fachchinesisch. Besonders in Gesprächen mit Ihren Patienten. Sprechen Sie mit den Menschen in einer ihnen verständlichen Sprache. Zu viele

Fachausdrücke zu benutzen, kann sehr schnell zum Rapportbruch führen. Einige schalten dann einfach ab und die Kommunikation bleibt eine Einbahnstraße!

Weitere wichtige verbale *Pacings* sind der kontrollierte Dialog, das aktive Zuhören oder das *Matching*.

3. Der kontrollierte Dialog

Der kontrollierte Dialog beinhaltet eine verbale Rückmeldung an den Gesprächspartner, in sinngemäßer Form. Er zeigt,

1. **dass Sie zugehört haben.**
2. **dass das Gesagte wichtig war.**
3. **dass Sie Ihr Gegenüber wertschätzen.**

Eine gute Übung, um den kontrollierten Dialog besser anwenden zu können, finden Sie im entsprechenden Kapitel.

4. Aktives Zuhören

Aktives Zuhören wurde zuerst von *Carl Rogers* beschrieben. Er setzte es in der Gesprächspsychotherapie mit großem Erfolg ein. Rogers beschrieb, dass Lösungen und Ratschläge des Therapeuten dem Klienten deutlich weniger helfen. Besser ist ihm die Möglichkeit zu eröffnen, in einer angstfreien Atmosphäre eigene Lösungen selbst zu finden. Der Klient hat damit die Chance, langfristig gute Ergebnisse für sich zu erzielen.

Aktives Zuhören ist eine sehr nützliche Technik, denn Sprache teilt nicht nur sachlichen Informationsgehalt mit. Der Informationsgehalt liegt häufig nur bei ca. 10 bis 15 % des Gesagten. Aussagen beinhalten mehr. Sie liefern Informationen über Gefühlsregungen, Bedürfnisse, Appelle oder Werte.

Nach *Friedemann Schulz von Thun* hat jede Nachricht 4 Aspekte:

1. **Einen Sachinhalt.** Der ist selbstverständlich wichtig, in vielen Fällen ist er jedoch nicht die entscheidende Botschaft.
2. **Eine Aussage zum Beziehungsinhalt.** Diese besagt, was der Sprechende vom anderen hält und wie er zu ihm steht. Diese Aussage trifft mindestens für den aktuellen Gesprächsgegenstand zu.
3. **Eine Selbstoffenbarung.** Immer wenn eine Botschaft gesendet wird, wird auch ein Hinweis darauf gesendet, was im Sender aktuell vorgeht bzw. wie er sich fühlt.
4. **Einen Appell.** Mit dem Appell will der Sender der Botschaft erreichen, dass der andere etwas tut. Er will also Einfluss auf den anderen nehmen.

Beispiel: Sie stehen vor einer Ampel und warten auf Grün. Sagt Ihr Beifahrer: „Es ist grün." Selbst diese kurze Nachricht beinhaltet mehr als den Sachinhalt, dass die Ampel umgesprungen und die Fahrbahn nunmehr frei ist.

Die Aussage zum Beziehungsinhalt kann sein:

- Ich fahre besser Auto als du.
- Du bist zu blöd zum Autofahren.
- Jedes Mal übersiehst du das Signal, und ich muss dir das erst mitteilen.
- Du bist ein schlechter Autofahrer, ich fahre besser.
- Alles muss man dir sagen.
- etc.

Die Selbstoffenbarung, die dahinter steht, könnte lauten:

- Ich habe es eilig.
- Ich habe keine Lust, hier zu stehen.
- Ich werde von der Sonne geblendet.
- Ich bin genervt.
- etc.

Der Appell, der auch nicht wortwörtlich geäußert wurde, ist sehr wahrscheinlich: Nun fahr schon los!

Insbesondere Beziehungsinhalte, Selbstoffenbarung und Appell werden selten verbal artikuliert. Es wird die besondere Formulierung, die Betonung von Worten, der Tonfall, Gestik und Mimik eingesetzt, um diese zu senden. Die nicht wortwörtlich artikulierten Botschaften zu erkennen und die Bedeutung **mit eigenen Worten zurückzugeben**, nennt man aktives Zuhören. Durch diese Rückmeldung erkennen Ihre Gesprächspartner, dass ihre unterschwelligen Gefühle, Bedürfnisse oder Appelle erkannt werden. Sie spüren, dass sie **verstanden werden** und dass Sie **an Ihnen interessiert** sind und **Verständnis für sie aufbringen**. Es zeigt ihnen, dass Sie ihre Gedanken ernst nehmen und diese ihnen nicht ausreden wollen. Es zeigt, dass Sie die Menschen so akzeptieren wie sie sind und dass ihre Gedanken und Gefühle von Ihnen akzeptiert werden. Wenn ihre Gedanken akzeptiert werden, brauchen sie sich nicht zu rechtfertigen und können zu ihren Gefühlen und Werten stehen. Sie können über ihre eigenen Standpunkte nachdenken und diese möglicherweise korrigieren und sich neu orientieren. Denn, was akzeptiert wird, um dass man nicht mehr „kämpfen" muss, das kann man evtl. auch loslassen!

Durch das aktive Zuhören bekommen Sie **mehr Informationen**, als durch viele Fragetechniken. Wenn Menschen begreifen, dass sie verstanden und angenommen werden, sind sie eher bereit, Informationen preiszugeben, die sie sonst nie kundtun würden.

Mit Fragen kommt man häufig nicht weiter. Das aktive Zuhören jedoch ermutigt viele Menschen auf den Kern vieler Dinge zu kommen und **sich weiter zu öffnen**. Gerade bei problematischen Gesprächen kann es überaus hilfreich sein.

Beispiel für aktives Zuhören:
Äußert eine Kollegin: „Gestern war ich in der Stadt. Die Kaufhäuser hatten Schlussverkauf und es waren sehr viele Menschen unterwegs." Die Aussage kann bedeuten: Sie war erstaunt/überrascht, sie war empört/wütend oder es war eine resignierende Bemerkung.

Es gibt zwei Möglichkeiten für das aktive Zuhören. Falls Sie sich sicher sind, was gemeint ist, wiederholen Sie diese Vermutung mit Ihren eigenen Worten: „Da kommt man gar nicht zum Einkaufen (empört), ich wäre auch sauer gewesen." Trifft es zu, wird sie es bestätigen und sich gut verstanden fühlen. „Ja genau und ich brauche noch dringend etwas für den Urlaub." Trifft es nicht zu, werden Sie weitere Informationen erhalten: „Nein, ich wollte gar nichts kaufen, ich wollte mich nur etwas umsehen, aber mit so vielen Menschen habe ich nicht gerechnet (überrascht)."

Auf der anderen Seite kann es sein, dass Sie die Gefühle nicht exakt einordnen können. Dann wiederholen Sie die Äußerung mit Ihren Worten: „Sie meinen also, dass sehr viel los war in der Stadt?" „Ja genau, ich war noch nicht mal in der Lage, mir etwas für den Urlaub zu besorgen."

Beide Möglichkeiten des aktiven Zuhörens führen also weiter!

Gerade für Eltern, Lehrer, Ärzte oder Therapeuten ist das aktive Zuhören eine der wichtigsten Fähigkeiten, um erfolgreich zu sein. Besonders im familiären Kontext, denn hier werden sehr häufig schwierige Gespräche geführt, die weitreichende Folgen haben können. *Thomas Gordon* beschreibt in seinen Büchern *Familienkonferenz* und *Patientenkonferenz, Heyne Verlag München 1997*, einige Dialoge mit dieser Technik. Zwei anschauliche Beispiele aus dem Buch *Patientenkonferenz*:

Im ersten Beispiel wird ein Patient beschrieben, der ein Problem mit einer bevorstehenden Rückenmarksbetäubung hat:

Patient: Ich habe gehört, dass Sie statt einer Vollnarkose eine Lumbalanästhesie für meine Operation vorschlagen, aber das möchte ich trotzdem nicht.
Anästhesist: Vor irgendetwas bei der Lumbalanästhesie haben Sie Angst.
Patient: Ich habe Angst vor der langen Nadel. Was, wenn sie ein Blutgefäß verletzt und eine Blutung verursacht?
Anästhesist: Sie haben Angst, dass die Nadel ein Blutgefäß verletzt?
Patient: Je mehr ich darüber nachdenke, der Gedanke, während der Operation bei Bewusstsein zu sein, gefällt mir immer weniger.
Anästhesist: Sie würden lieber schlafen und nicht mitbekommen, was passiert.
Patient: Lässt sich das einrichten?
Anästhesist: Ja, wir können mit einem sehr milden Beruhigungsmittel dafür sorgen, dass Sie während des Eingriffes nicht aufwachen.
Patient: Gut, meinetwegen kann es eine Lumbalanästhesie sein, aber ich will nichts mitkriegen.

In diesem Beispiel wird deutlich, wie einfühlsames aktives Zuhören es dem Patienten ermöglichte, sein eigentliches Problem zu erkennen und gemeinsam mit dem Arzt eine Lösung zu finden. Dieses Vorgehen ist allemal sinnvoller, als anderen Menschen Ratschläge zu geben. Übrigens **Ratschläge sind auch Schläge**!

Im ärztlichen Alltag ist es häufig genauso wie in anderen kommunikativen Kontexten: Häufig wird nicht das Kernproblem direkt angesprochen. Gerade in diesen Fällen ist aktives Zuhören lohnenswert!

Am zweiten Beispiel ist ebenfalls zu erkennen, wie diese Gesprächstechnik zur Informationsgewinnung eingesetzt werden kann und damit wieder das eigentliche Problem zutage tritt:

Patient: Wie sicher sind Sie sich Ihrer Diagnose?
Arzt: Sie haben Angst, ich könnte mich irren?
Patient: Nein, ich hatte gehofft, Sie würden sich irren.
Arzt: Es bedrückt Sie, dass meine Diagnose auf Magengeschwür lautet.
Patient: Ja. Es bedeutet öde Schonkost ohne einen Tropfen Alkohol.
Arzt: Sie haben Angst, es fällt Ihnen schwer, auf Alkohol zu verzichten?
Patient: Und wie!

Wie man erkennt, bietet das aktive Zuhören eine gute Möglichkeit, in die Gedankenwelt der Menschen einzudringen. Sie können sich der Landkarte Anderer annähern und das wird sehr dankbar angenommen. Häufig erhalten Sie, wie auch in diesen Beispielen, sehr viele wichtige Informationen, die Ihnen sonst verwehrt blieben.

Die Technik ist immer die gleiche:

Zuhören
↓
eigene Urteile aufschieben
↓
das Gehörte umschreiben

Dieses Vorgehen erfordert etwas Empathie und einen geringen Zeitaufwand. Der Mehraufwand wird jedoch kompensiert, wenn sich Ihre Gesprächspartner **verstanden und geachtet** fühlen. Besonders die Beziehung zu Kindern verbessert sich deutlich durch den Einsatz des aktiven Zuhörens.

Darüber hinaus verhindert aktives Zuhören Missverständnisse in der Kommunikation. Gerade die falsche Auslegung von Gesagtem ist dafür verantwortlich, dass Gespräche häufig länger dauern als erforderlich oder völlig scheitern.

Wichtig: Setzen Sie bitte diese Technik besonders dann ein, wenn Sie Emotionen bei Ihren Gesprächspartnern spüren!

Eine dazugehörige Übung ist im Anhang zu finden.

5. Deine Sprache – meine Sprache

Eine weitere Möglichkeit zu pacen ist das Matching. Es bedeutet das **Repräsentationssystem zu erkennen**, das die Gesprächspartner nutzen und **für eine**

Antwort sich des gleichen Systems zu bedienen. Das ist eine effektive Möglichkeit zu *spiegeln*, denn Ihre Gesprächspartner werden gleich spüren, dass sie verstanden wurden!

Beispiel 1:
Patientin: „Frau Doktor, meine Tochter hat schon wieder einen neuen Freund, ich blicke bald nicht mehr durch."
Antwort: „Frau Sowieso, die jungen Leute müssen auch ihre Erfahrungen machen, um im Leben klar zu sehen."

Beispiel 2:
Patient: „Ich begreife nicht, wie mir diese Tabletten helfen sollen."
Antwort: „Die Tabletten drängen die Entzündung zurück. Nach meinen Erfahrungen werden Sie sehr schnell spüren, dass sich Ihr Zustand verbessert."

Beispiel 3:
Patient: „In unserer Familie ist seit einiger Zeit kein Gleichklang mehr. Ich verstehe das gar nicht."
Antwort: „Ich kann Ihr Harmoniebedürfnis sehr gut verstehen. Sie sollten sich mit Ihrem Sohn einmal richtig aussprechen und die Missklänge dabei unbedingt ansprechen."

Eine Übung zum Matching im Kap. *Übungen*.

Matching ist ebenfalls sinnvoll, wenn Sie an den Augenbewegungsmustern Ihrer Gesprächspartner die Bevorzugung eines bestimmten Repräsentationssystems erkennen. Falls Ihr Gegenüber nach oben schaut, macht es sehr wenig Sinn, kinästhetische oder auditive Prädikate zu nutzen.

Alle Möglichkeiten des Pacings sind nicht nur pure Technik. Sollten Sie *Pacing* rein technisch einsetzen, wird es seine Wirkung glatt verfehlen, da Ihre Gesprächspartner das auf einer tiefer liegenden Wahrnehmungsebene erkennen werden. Die Voraussetzung für gelungenes Pacing ist ein **aufrichtiges und ehrliches Interesse an den Menschen**!

Nach Möglichkeit sollten Sie mehrere Varianten des *Pacings* nutzen, um *Rapport* herzustellen. Unsere Kommunikation besteht zu 10 % aus Sachinhalt, 25 bis 35 % aus dem Tonfall, jedoch ca. 70 % aus der Physiologie und Körpersprache. Ich kann mich noch sehr gut an meinen Englischlehrer erinnern. Wenn er meinen Namen in einem bestimmten Tonfall aussprach, wusste ich gleich, wie die Note in der Englischarbeit ausgefallen war. Worte haben eben nicht nur Sachinhalt, sondern bedeuten häufig mehr.

Die Physiologie Ihrer Gesprächspartner zu *spiegeln*, ist eine der effektivsten Methoden um *Rapport* zu bekommen:

1. Wenn die Physiologie den Zustand der Menschen bestimmt, bedeutet es, dass Sie damit in einen ähnlichen Zustand wie Ihr gegenüber kommen können. Sie fühlen ähnlich und haben daher einen **Zugang zur Erlebniswelt Ihrer Gesprächspartner**.

2. Sie haben jedoch nicht nur Zugang zu seiner „Landkarte“, sondern dringen darüber hinaus auch zu seinem Unterbewusstsein vor, denn die Physiologie wird primär von den unbewussten Teilen wahrgenommen. **Unbewusst wird Ihr Gesprächspartner Sie als ihm ähnlich einstufen und Vertrauen fassen.**

Nutzen Sie *Pacing* und Sie werden eine funktionierende Kommunikation, also effektive Gespräche erleben!

Pacing sollten Sie dagegen vermeiden, wenn es Ihnen dadurch schlecht ergeht. Es ist wenig hilfreich für Sie, z.B. einen psychisch instabilen Menschen zu pacen und sich dadurch seinem Bild der Welt anzupassen.

6. Leading

Ziel von *Rapport* bzw. *Pacing* ist es, gerade für Ihre therapeutische Tätigkeit ins *Leading* zu gelangen. *Leading* bedeutet, dass Sie Ihren Patienten nunmehr **Angebote machen können**, über die sie nachdenken und auch zustimmen können. Falls Sie *leaden* (führen), sind Sie zur Erlebniswelt Ihrer Gesprächspartner vorgedrungen. Es ist nicht als Manipulation zu verstehen, sondern als Technik, Ihre Gesprächspartner offen und bereit für neue Dinge zu machen.

Ob der *Rapport* tragfähig für *Leading* ist, erkennen Sie daran, ob Ihr Gesprächspartner Ihnen Vertrauen schenkt und Sie unbewusst spiegelt. Verändern Sie Ihre Körperhaltung, z.B. indem Sie die Beine übereinander schlagen oder sich zurücksetzen. Der einfachste *Rapportcheck* ist jedoch, wie schon beschrieben, das Lächeln. Reagiert Ihr Gegenüber nach kurzer Zeit ähnlich, ist das die ideale Voraussetzung für eine effektive Kommunikation.

Falls Sie einen betrübten Patienten vor sich haben, können Sie ihn über *Leading* in einen anderen Zustand führen. Falls *Rapport* besteht, können Sie Ihren Körper aufrichten, die Schultern zurücknehmen und Ihre Stimme optimistischer werden lassen. Ihr Patient hat damit die Möglichkeit, in einen günstigeren Zustand zu gelangen.

Rapport zu halten erfordert einige Übung. Sie sollten Ihre Gesprächspartner genau beobachten und ggf. flexibel reagieren.

Falls Sie Ihre Patienten mit einem Handschlag begrüßen, was selbstverständlich nützlich und sinnvoll ist, nutzen Sie diesen bitte ausschließlich für das Begrüßungsritual. Leider habe ich es häufiger erlebt, dass die Hand gleich in eine bestimmte Richtung, etwa einem Stuhl oder einer Türe geschoben wurde. Die schöne, zwischenmenschliche Geste wird in diesem Fall missbraucht, um Zeit zu gewinnen. Jeder, der so begrüßt wird, wird dieses Vorgehen zumindest unbewusst als unangenehm empfinden. Die Ursache dafür ist der noch fehlende *Rapport* in dieser Situation. *Leading* ist dann noch nicht möglich, zumal nicht in dieser starken Ausprägung.

■ Wir mögen Menschen, die uns ähnlich sind. Rapport herzustellen ist daher für eine funktionierende Kommunikation unerlässlich.

■ Eine symmetrische Körperhaltung verrät Vertrauen Ihres Gegenüber.

■ Ob Rapport besteht, klärt ein Rapportcheck. Ändert Ihr Gesprächspartner ebenfalls die Haltung, besteht Rapport.

■ Rapport kann durch Pacing hergestellt werden. Dafür gibt es folgende Möglichkeiten:

- Nonverbales Spiegeln der Physiologie: Atemrhythmus, Gesten, Mimik und Körperhaltung.
- Verbales Spiegeln durch den kontrollierten Dialog, aktives Zuhören oder *Matching*.

■ Pacing bringt folgende Vorteile:

- Es ermöglicht einen Zugang zur Erlebniswelt Ihrer Patienten.
- Ihre Patienten werden Vertrauen fassen, weil Sie sich ähnlich verhalten.

■ Pacen Sie nie, wenn Sie sich selbst damit schaden.

■ Ziel jedes Pacings ist es, ins Leading zu gelangen.

Ich mag Dich – Du magst mich

Kinder, die man nicht liebt, werden Erwachsene, die nicht lieben.

PEARL S. BUCK

Zuwendung zu geben, z.B. Achtung und Wertschätzung, ist einer der größten Nutzen, den Sie vielen Menschen geben können und darüber hinaus eine optimale Möglichkeit, einen guten tragfähigen Rapport aufzubauen. **Zuwendung ist eines der wesentlichen Bedürfnisse** eines jeden Menschen:

1. Der Mensch stirbt innerhalb von Minuten, falls er keinen Sauerstoff bekommt. **Atemluft** ist also das wichtigste und elementarste Grundbedürfnis jedes Menschen. Wer einmal einen Asthmaanfall beobachten konnte, dem wird diese Szene immer in Erinnerung bleiben.
2. Ohne **Wasser** oder **Schlaf** stirbt ein Mensch innerhalb einiger Tage.
3. Auf **Nahrung** kann er einige Wochen verzichten.
4. **Schutz** und **Geborgenheit** ist ein weiteres wichtiges Bedürfnis der Menschen. Dazu gehört ein Dach über dem Kopf, Wärme im Winter und Schatten bei hohen Temperaturen.
5. Familie und Freunde, also **soziale Kontakte**, sind ein weiteres Bedürfnis.
6. **Wertschätzung** ist nach *A.H. Maslow* ein wesentliches Bedürfnis eines Menschen. Ganze Industrien leben davon. Jeder möchte von anderen Menschen anerkannt werden. Viele holen sich die Wertschätzung über Statussymbole („mein Auto, mein Haus, mein Boot"), mit denen sie zeigen können, wie erfolgreich, wichtig und anerkennenswert sie sind!

Nach *Maslow* gibt es eine Bedürfnispyramide:

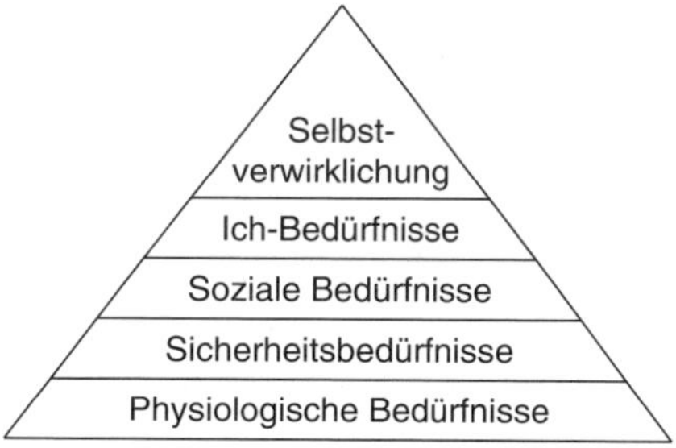

Maslow führt aus, dass diese Pyramide hierarchisch angeordnet ist. Sie muss von unten nach oben befriedigt werden. Nur wenn die physiologischen Bedürfnisse eines Menschen befriedigt sind, entstehen z.B. Sicherheitsbedürfnisse. Und nur wenn diesen Genüge getan ist, entstehen soziale Bedürfnisse.

Wertschätzung ist nach *Maslow* auf der Ebene der „Ich-Bedürfnisse" einzuordnen. Da in unserer Gesellschaft die hierarchisch niedrigeren Bedürfnisse von sehr vielen Menschen befriedigt werden können, entsteht bei einer großen Anzahl das Bedürfnis nach Anerkennung und Wertschätzung.

Dieses Bedürfnis ist im Erwachsenenalter um so höher, je weniger Bestätigung und Anerkennung ein Mensch in seiner Kindheit erfahren hat.

Wertschätzung zu bekommen ist daher für viele Menschen eine große Triebfeder. Viele machen Karriere nicht aus pekuniären Gründen. Sie wollen von der Gesellschaft für ihre Leistung anerkannt werden, also Wertschätzung erhalten.

Wertschätzung oder Zuwendung ist eine Art von Liebe. Wir alle lechzen danach und freuen uns über jede Zuwendung, die wir bekommen. Zu viel Zuwendung zu erhalten ist praktisch unmöglich. Babys verkümmern ohne Zuwendung und eine Jugend ohne sie lässt viele junge Menschen entgleisen. Einige werden evtl. sogar kriminell, um Wertschätzung aus einer bestimmten Gruppe zu erhalten.

Ist das Elternhaus dagegen in der Lage, intensive Zuwendung in der Jugend zu geben, werden die Menschen mit großer Wahrscheinlichkeit zu selbstbewussten und zufriedenen Individuen heranwachsen.

Gerade alte Menschen erhalten dagegen wenig Wertschätzung. Beziehungen erkalten oder die Partner sterben. Ältere Patienten sehnen sich häufig nach Nähe und Berührung. Gerade taktile Zuwendung ist dann besonders angebracht.

Beim Abhören von Lunge/Herz sollte bei allen Patienten **die freie Hand auf der Schulter ruhen**. Die sonografische Untersuchung ist ebenfalls taktile Zuwendung. Taktile Zuwendung kann gerade im diagnostischen Kontext immer wieder eingebracht werden. Berühren Sie Ihre Patienten und wenn es „Ihr Ding" ist, nehmen Sie Ihre Patienten auch einmal in den Arm, z.B. beim Hinausgehen aus dem Sprechzimmer. **Zeit ist immer ein relativer Faktor**. Daher ist Zuwendung keine Frage von Zeit. Die Zeit, die mit Zuwendung verbracht wird, wird überproportional intensiv wahrgenommen und lohnt daher allemal. Ich kenne Ärzte, die wahre Meister der Zuwendung sind. Ihre Konsultationen sind denkbar knapp bemessen. Da ich mir nicht über die Zufriedenheit der Patienten im Klaren war, habe ich Befragungen im Anschluss an die Konsultationen durchgeführt. Die Ergebnisse waren mehr als eindeutig: Alle Patienten waren überaus zufrieden mit diesen Ärzten und hatten keineswegs das Gefühl, „Fünfminutenmedizin" erlebt zu haben!

Das Erstaunliche ist: **Erhalten wir in zwischenmenschlichen Beziehungen keine Zuwendung, gehen wir unbewusst sogar von Ablehnung aus** und fühlen uns dabei schlecht. Betritt man z.B. einen Raum, in dem schon einige Menschen sind und niemand hebt den Kopf zur Begrüßung oder lächelt, hat man prompt dieses Gefühl der Ablehnung durch alle Anwesenden.

Für den Erfolg eines jeden Gespräches, das Sie führen, ist der erste Augenblick der Begegnung entscheidend. Treten Sie Ihren Patienten freundlich gegenüber, etwa mit einem Lächeln, ist der Grundstein für ein erfolgreiches Gespräch gelegt. Halten Sie daher insbesondere **während der Begrüßung intensiven Blickkontakt**. Falls Sie Ihre Patienten, wie ich es auch schon erlebt habe, nicht einmal dabei anschauen, werden Ihre Gesprächspartner das Gefühl entwickeln, unwichtig zu sein oder abgelehnt zu werden.

Eine Zahl, die Sie nachdenklich machen sollte: **96 % der Patienten suchen sich ihren Arzt aufgrund der Zuwendung aus, die sie erhalten.** Diese Facette der ärztlichen Tätigkeit kann man nicht hoch genug einschätzen, einerseits für eine gute Medizin, andererseits für eine erfolgreiche Praxisführung. Denn trotz aller Skandale in den letzten Jahren, wie z.B. Abrechnungsbetrug oder Herzklappenskandal, stehen die Mediziner im Sozialprestige immer noch ganz oben und das mit weitem Abstand vor anderen Berufsgruppen. Ihre Zuwendung wird also immer auf dankbare Menschen treffen. Die Patienten werden sich während der Gespräche mit Ihnen wohl fühlen. Diese kleinen Streicheleinheiten werden unterbewusst sehr dankbar angenommen und Ihre Patienten werden in Zukunft immer wieder dieses Erlebnis suchen.

Zuwendung ist die Basis jeder stabilen Arzt-Patienten-Beziehung.

Das Geheimnis einer funktionierenden, partnerschaftlichen Arzt-Patienten-Beziehung liegt daher in erster Linie in der Menge und Intensität der Zuwendung, die Sie Ihren Patientinnen und Patienten geben. Eine chromblitzende, optische durchgestylte Klinik oder Praxis mit einem hochgerüsteten Gerätepark verblasst sehr schnell, wenn die Patienten durch das Personal und die Mediziner keine Zuwendung erhalten. Durch Zuwendung können ebenfalls beachtliche Heilungserfolge erzielt werden, wie die im Vorwort dieses Buches zitierten Studien von *Zelda Di Blasio* und *Hall* et al. zeigten.

Bezeugen Sie Ihr Interesse an Ihren Patienten und sie werden es Ihnen danken und Ihre Stammpatienten werden oder bleiben. Für den Erfolg jeder Tätigkeit als Mediziner ist – so leid mir das tut sagen zu müssen – die medizinische Seite erst in zweiter Linie wichtig. Diese Fähigkeiten können nicht von Ihren Patienten beurteilt werden. Ihre Kriterien für die Auswahl eines Arztes sind andere. In erster Linie wollen sie verstanden, akzeptiert und ernst genommen werden. Meist registrieren Ihre Patienten das gar nicht auf der bewussten Ebene. Unbewusst wird das jedoch sehr wohl verstanden, aufgenommen und auf dem Beziehungskonto gutgeschrieben. Es sind die kommunikativen Kriterien, die alle Menschen anwenden, um die Qualität einer Beziehung zu bewerten!

Geben Sie Ihren Patienten **Wertschätzung** und bezeugen Ihr **Interesse** an ihnen und Sie werden zufriedene und dankbare Patienten haben.

Geben Sie Ihnen **Anerkennung.** Loben Sie besonders die sonst Unzuverlässigen. Falls sich der chronisch kranke Patient erst nach einem halben Jahr in Ihrer Sprechstunde zeigt, loben Sie ihn, dass er nun gekommen ist. Ein befreundeter Hausarzt hat das einmal so formuliert: „Lob ist meine stärkste Waffe im Umgang mit meinen asymptomatisch chronisch kranken Patienten. Durch Lob/Anerkennung werden selbst die resistenten Patienten früher oder später compliant."

Geben Sie den Menschen **Aufmerksamkeit**, d.h. ein Stück Ihrer Lebenszeit, in der Sie für sie in dieser Zeit da sind. Geben Sie also **Beachtung**. Beachtung kommt übrigens von Achtung. Zeigen Sie, dass Sie Ihre Patienten **als Person achten**.

Sagen Sie keinem Patienten, dass Sie keine Zeit hätten. Übrigens:

> *Keine Zeit zu haben*
> *bedeutet tot zu sein!*

Zeigen Sie auch mit Ihrer **Körpersprache** Zuwendung. Seien Sie Ihren Patienten zugewandt und demonstrieren das dann auch. Auch wenn das Gespräch für Sie langweilig sein sollte, zeigen Sie das bitte nicht, indem Sie z.B. Ihre Augen defokussieren und durch die Menschen buchstäblich hindurchblicken („die toten Augen von London"). Ihre Gesprächspartner werden das mit ziemlicher Sicherheit, wenn auch nicht immer bewusst, bemerken. Unbewusst wird der Rapport damit zerstört. Erinnern Sie sich bitte an die entscheidende Bedeutung der Physiologie in der Kommunikation. Für Ihre Gesprächspartner ist das, was sie Ihnen mitzuteilen haben, von entscheidender Bedeutung und ihre Gedanken kreisen nur um dieses Thema.

Lassen Sie **keine Störungen** zu, denn das ist ein Affront für jede effektive Kommunikation. Die Menschen kommen zu Ihnen, weil sie sich in einer geschützten Atmosphäre Ihnen mitteilen wollen. Störungen sind eine Unterbrechung des Rapports im Gespräch. Sie werden nach der Störung einige Zeit benötigen, um ihn wieder herzustellen! Haben Sie bitte alle Sinne und die volle Konzentration in dieser kurzen Zeit nur für Ihre Patienten (siehe Kap. *Die Organisation der Konsultation*).

Werden Sie ein Meister des Zuhörens. Das klingt leichter als gesagt, bringt jedoch bei jedem Gesprächspartner viel Erfolg. Fallen Sie Ihren Patienten nicht ins Wort, nur weil Sie zu wissen glauben, was sie sagen wollen. Lassen Sie sie die Sätze und Gedanken zu Ende bringen und behandeln Ihre Mitmenschen nicht wie Kleinkinder, für die man die Sätze zu Ende sprechen muss.

Außer bei den bekannten Vielrednern ist das effektiv zu machen und bedarf keines erhöhten Zeitaufwandes. Nach meinen Erfahrungen können Sie 95 %

der Patienten ausreden lassen. Dagegen erfordern die Vielredner eine andere Behandlung, die im Kapitel *Umgang mit schwierigen Patienten* beschrieben wird.

Die meisten Patienten dagegen sind durchaus in der Lage, kurz und präzise z.B. ihre Beschwerden zu schildern, wie die Arbeit von *Wilkinson* zeigt (*Wilkinson C.* (1989): Uninterrupted speaking of patient in general practice and consultant clinic. British medical journal, 298, 389). Untersucht wurden jeweils 100 Patienten, in der Hausarztpraxis sowie der Krankenhausambulanz und der Zeitaufwand, den die Patienten benötigten, um ihre Beschwerden zu schildern:

	< 60 Sek.	**60 – 120 Sek.**	**2 – 3 Min.**	**> 4 Min.**
Allgemeinpraxis	75	23	1	1
Krankenhausambulanz	42	28	11	19

Der Durchschnitt lag in der Praxis bei 43 Sekunden und in der Ambulanz bei 1 Minute und 40 Sekunden!

Üben Sie die „hohe Schule" des Zuhörens, **das aktive Zuhören.** Es ist wirklich eine überaus erfolgreiche Möglichkeit, Wertschätzung zu geben. Das aktive Zuhören ist ja zuvor ausgiebig beschrieben worden, und Sie konnten es schon trainieren!

Verstärken Sie das Gesagte Ihrer Patienten:

- „Was bedeutet das für Sie?"
- „Wie sieht das im Alltag aus?"
- „Können Sie ein Beispiel geben?"

Mit diesen Aussagen zeigen Sie Ihr Interesse, die Wichtigkeit des Gesagten und Wertschätzung des Menschen, mit dem Sie sich unterhalten.

Zeigen Sie Anteilnahme:

- „Ich kann Sie verstehen."
- „Ich sehe das genauso."
- „Ich fühle mit Ihnen."

Diese Aussagen demonstrieren, dass Sie mit ihnen auf einer „Wellenlänge" sind und dass Sie sie genau verstehen (Rapport).

Anteilnahme können Sie auch durch nonverbale Signale zeigen. Ein Kopfnicken an der richtigen Stelle oder ein Zuwenden im richtigen Moment wird von Ihren Gesprächspartnern dankbar aufgenommen.

Bei **Missverständnissen im Gespräch** ist der Satz: „Da haben Sie mich falsch verstanden" mehr als unzweckmäßig. Denn das ist eine klare Schuldzuweisung an Ihren Gesprächspartner und bedeutet nichts anderes als: „Du bist nicht fähig, mich richtig zu verstehen." Ein professioneller Kommunikator nimmt die Schuld immer auf sich, denn er hat sich den mentalen Fähigkeiten, dem Wissen oder der momentanen Aufnahmefähigkeit seines Gegenübers nicht angepasst!

Generell ist es relativ gleichgültig, wer das Missverständnis ins Gespräch gebracht hat. Wichtig ist lediglich das Ergebnis und das wird gleich besser, wenn Sie bemerken: „Da habe ich mich wohl unklar ausgedrückt.“ Mit dieser Aussage ist der Ball wieder im Spiel, und das gewünschte Ergebnis kann erreicht werden!

Ein professioneller Kommunikator fühlt sich immer für das Ergebnis seiner Kommunikation verantwortlich!

Denn es ist für den Erfolg des Gespräches nicht entscheidend, was wir senden, sondern **entscheidend ist das, was ankommt**.

Jeder Mensch ist einmalig und genauso sehen sich die Menschen. Sie sind in ihrer Welt der Mittelpunkt und alles dreht sich nur um sie. Bestätigen Sie diesen Standpunkt und geben Ihnen genau dieses Gefühl, nämlich, dass sie im Mittelpunkt des Gespräches stehen und kein Telefon, keine Schwester oder Helferin.

Niemand will wie alle anderen behandelt werden. Jeder möchte etwas Besonderes sein. Beachten Sie daher die Individualität Ihrer Patienten und sie werden es Ihnen danken. Das hat nichts mit ausufernder Gesprächsführung zu tun. Es geht nur um kleine Gesten, die zeigen, dass Sie die Menschen respektieren und achten, denn das ist genau das, was jeder sucht.

Stecken Sie sie daher nie **in eine Schublade**. Dass würde den Wünschen nach individueller Behandlung zuwider laufen.

Haben Sie beim nächsten Gespräch einen „ungeliebten“ Patienten, so stellen Sie sich darauf ein und programmieren Ihr Gehirn auf den Erfolg des Gespräches. Es ist wenig effektiv, wenn Sie schon mit „einem dicken Hals“ den Raum betreten, denn dann ist der Erfolg des Gespräches für beide mehr als in Frage gestellt. Auch damit es Ihnen selbst besser geht, sollten Sie sich auf diesen Patienten positiv einstellen, so weit das möglich ist! Auf dem Weg zum Gespräch geben Sie sich die Aufgabe drei Dinge zu finden, die Sie an ihm oder ihr positiv finden. Sie werden damit Ihrem Unterbewusstsein, das bis dahin sehr negativ zu diesem Menschen eingestellt war, auch positive Aspekte signalisieren.

Ich bin ganz sicher, dass es diese drei Dinge bei jedem Menschen gibt. Die Frage ist nur, ob Sie in dieser Situation genügend Zeit haben. Aber auch wenn Sie nur eine Sache gefunden haben, kann das sehr viel an Ihrer Einstellung zu diesem Patienten ändern. Sie haben damit eine gute Chance für ein erfolgreiches Gespräch und vor allen Dingen geht es Ihnen mit dieser Einstellung deutlich besser! Im Übrigen sieht man auch an diesem Fall wie wichtig es ist, vor dem Gespräch zu wissen, wer im Sprechzimmer wartet. In vielen Kliniken oder Praxen erfahren die Mediziner leider erst nach dem Betreten des Raumes wer anwesend ist!

Die Technik, positive Aspekte bei Menschen zu sehen und in den Vordergrund zu stellen, ist auch im Alltag für den persönlichen Erfolg und die Zufriedenheit sehr hilfreich. Gehen Sie niemals in ein Gespräch mit Menschen, denen Sie nicht wohl gesonnen sind, ohne Ihrem Unterbewusstsein Positives zu signalisieren. Sie verbauen sich sonst ein gutes Gesprächsergebnis.

Zuwendung zu geben bedeutet auch, die Menschen wichtig zu machen. Alle Menschen streben danach wichtig zu sein. Bringen Sie Ihre Patienten in diesen Zustand und sie werden glücklich und zufrieden sein!

Warum sonst erzählen viele Patienten im Wartezimmer dramatisch über ihre Erkrankungen? Andere berichten danach über ihre Erkrankungen, die natürlich weitaus schlimmer sind.

Es gibt ihnen das gute Gefühl wichtig zu sein und im Mittelpunkt zu stehen. Genauso wie die Berichte über Verkehrsstaus, Unfälle oder Katastrophen, die viele Menschen gerne erzählen. Mit solchen Geschichten steht man schließlich im Mittelpunkt und das ist ein Zustand, den jeder liebt! Oder schauen Sie sich einmal beim Einkaufen im Supermarkt um. Warum hat auch der Sozialhilfeempfänger ein Telefon am Gürtel? Aus dem einfachen Grund, er unterstreicht damit seine Wichtigkeit!

Geben Sie also Ihren Patienten genügend Gesprächsanteil und lassen Sie sie ausreden. **Falls ein Patient meint, er müsse sich behaupten, dauert es länger!** Machen Sie die Patienten mit folgenden Dingen wichtig:

- Nennen Sie so oft es geht den **Namen der Patienten**. Jeder Mensch hört seinen Namen gern und fühlt sich somit auch gleich wichtig!
- Stellen Sie Ihren Patienten **viele Fragen.** Das bezeugt Ihr Interesse an ihnen. Wer häufig gefragt wird ist schließlich ein wichtiger Mensch!
- Machen Sie sich **Notizen**. Damit erhält das von Ihren Gesprächspartnern Gesagte eine größere Bedeutung. Da Sie sowieso häufig dokumentieren müssen, bietet es sich an, diverse Punkte des Gespräches im PC oder in der Karte zu dokumentieren!
- **Antworten Sie nie wie „aus der Pistole geschossen".** Auch wenn Sie die Antwort schon kennen, schlucken Sie einmal, bevor Sie antworten. Das macht den Anschein, als ob Sie sich mit dem Gesagten ausgiebig beschäftigen. Evtl. nutzen Sie die Gelegenheit dazu, kurz zu reflektieren, welches Repräsentationssystem bei der Frage im Vordergrund stand, um die Antwort zu *matchen*.
- **Geben Sie allen Patienten im Gespräch das Gefühl, dass sie nun die absolute Nr. 1** sind und das Sie während des Gesprächs nur für sie da sind. Das ist

nicht immer einfach, jedoch für den Erfolg des Gespräches unerlässlich.

■ Für Ihre Patienten sind Sie der wichtigste Gesprächspartner des Tages. Sie haben sich besonders auf dieses Gespräch vorbereitet. **Geben auch Sie ihnen das Gefühl, dass sie Ihre wichtigsten Gesprächspartner sind**, auch wenn es sich um eine banale Erkrankung handelt!

■ **Nehmen Sie die Sorgen, Nöte und Probleme ernst**, auch wenn sie Ihnen klein und unbedeutend vorkommen. In der Welt Ihres Patienten nehmen diese Dinge einen übergroßen Raum ein, der ihnen zu schaffen macht. Respektieren Sie bitte diese Tatsache und Sie werden einen bleibenden Eindruck hinterlassen!

■ **Nehmen Sie Ihre Patienten als Person ernst.** Lassen Sie sie nicht spüren, dass sie nur ein „Wirtschaftsfaktor" sind. Sie würden die Menschen damit verletzen und sie damit wahrscheinlich auch verlieren. Zeigen Sie auch Privatpatienten, dass Sie ein persönliches Interesse an ihnen haben.

„Selbstverständlich kümmern wir uns um Sie, Sie sind schließlich Privatpatient." Oder: „Sie bekommen das Rezept, Sie sind ja privat versichert." Diese Aussagen sind wenig förderlich. Die Menschen wollen Zuwendung oder Medikamente um ihrer selbst willen, und nicht weil sie mehr Gewinn versprechen oder eine bevorzugte Krankenversicherung abgeschlossen haben!

■ **Hüten Sie sich davor die Patienten unwichtig zu machen.** Wie z.B. mit Aussagen: „Sie sind ja nur Kassenpatient," „wir müssen uns beeilen, ich habe heute noch viele andere Patienten," oder „ich habe noch viele andere schwierige Fälle." Diese Patienten werden kaum noch zu Stammpatienten werden. Sie werden über kurz oder lang die Praxis wechseln, wenn sie jemanden finden, der kommunikativ geschickter mit ihnen umgeht!

■ **Bezeugen Sie Ihrem Gesprächspartner Sympathie.** Jeder Mensch sucht Wohlwollen, Zuneigung und Sympathie. Falls Sie um Sympathie zu demonstrieren Komplimente machen, kann das jedoch auch daneben gehen. Viele Menschen sind es nicht gewohnt, Komplimente zu bekommen. Sie unterstellen dann häufig eine egoistische Haltung. Es reicht also nicht zu sagen: „Sie sind ein toller Patient." Besser ist es, konkret bestimmte Dinge anzusprechen, die Ihr Gegenüber nachvollziehen kann, z.B.:

- „Ich finde es toll, wie konsequent Sie Ihre Diät durchführen."
- „Ich bewundere Sie für Ihre sportlichen Leistungen."
- „Sie haben immer noch eine tolle Figur, machen Sie bitte weiter so."
- „Schön, dass Sie so konsequent zur Koronarsportgruppe gehen."
- „Ich finde gut, wie konsequent Sie Ihre Therapie durchführen."

Loben Sie immer konkret, sonst besteht die Gefahr der Ablehnung des Lobes.

Wir alle sind es nicht gewohnt viel Lob zu erhalten und sind daher zuerst einmal misstrauisch, wenn wir auf Anhieb nichts damit anfangen können.

Freundlichkeit schafft eine positive Basis für die gesamte Kommunikation. Unser Unterbewusstsein wird durch Freundlichkeit positiv motiviert und es erhält die Streicheleinheiten (positiven Kicks), die es sucht. Es ist leider nicht selbstverständlich, dass Menschen freundlich miteinander umgehen. Kommunikative Hürden verschwinden jedoch wie von selbst, wenn das Klima im Gespräch stimmt und Sie haben die Möglichkeit, mit Freundlichkeit die Basis dazu zu schaffen. Voreingenommenheit und negative Einstellungen zu bestimmten Dingen werden abgebaut. Das wichtigste Instrument für Freundlichkeit ist das **Lächeln**. Wenn Sie ein freundliches Gesicht machen, kommt das im Unterbewusstsein Ihres Gegenübers überwältigend an. Es signalisiert:

- Ich bin dein Freund.
- Du kannst ganz beruhigt und entspannt sein.
- Du kannst dich auf mich verlassen.
- Schön, dass du da bist.
- Ich finde dich gut.
- Ich mag dich.

Lächeln zeigt Ihren Gesprächspartnern Ihre innere Einstellung und **Lächeln bedeutet Zuwendung**.

Wichtig ist bei allem, wie Sie den Patienten *pacen* oder wertschätzen, was ja fast auf das Gleiche hinausläuft: Seien Sie unbedingt Sie selbst und setzen Sie bitte keine Maske auf. Die Menschen sind nicht dumm. Auch wenn sie die Täuschung bewusst nicht entlarven, unbewusst nehmen sie das mit Sicherheit wahr und Sie haben damit den absoluten Rapportkiller im Gespräch. Die Stärke und die Kraft der unbewussten Strukturen sind ja schon ausgiebig besprochen worden. Daher:

Authentizität ist das erste Gebot in der Arzt-Patienten-Kommunikation.

Wertschätzung ist auch eine Frage der richtigen Wortwahl:

Unterbleiben sollte:	Die Alternative:
Das weiß ich nicht, da müssen Sie meine Mitarbeiterin fragen.	Ich werde mich für Sie informieren.
Am Mittwoch haben wir keine Sprechstunde.	Sie können am Donnerstag oder Freitag kommen.
Ich habe im Moment keine Zeit.	Ich bin gleich für Sie da.
Ich kann nichts dafür, dass Sie warten müssen.	Ich überlege, wie ich Ihnen helfen kann.
Ich weiß nicht, ich habe keine Ahnung.	Ich werde mich für Sie informieren.
Rufen Sie doch später noch einmal an.	Ich rufe gleich zurück, wann passt es Ihnen?
Gehen Sie nach hinten durch.	Nehmen Sie bitte vor Raum 5 Platz.

Unterbleiben sollte:	Die Alternative:
Wir können nicht zaubern.	Sie sehen ja, im Moment ist bei uns viel los. Frau Meier kümmert sich gleich um Sie.
Das hat mich noch kein Patient gefragt.	Eine interessante Frage, ich muss darüber nachdenken.
Das hat uns noch kein Patient gesagt.	Das ist interessant. Ich werde sehen, was ich für Sie tun kann.

Die Qualität einer Beziehung zwischen zwei Menschen kann man relativ einfach mit einem Konto vergleichen, einem **Beziehungskonto**.

Betrachten wir einmal eine Liebesbeziehung. Ein Paar lernt sich kennen und jeder bemüht sich überaus stark um den Partner. Liebesbezeugungen sind an der Tagesordnung. Beide zeigen ihre Liebe zueinander und man ist sehr aufmerksam. Sie beschenken sich und zahlen damit auf ihr Beziehungskonto beim anderen ein. Je höher der Kontostand, um so größer und besser ist das Gefühl, das dabei entsteht. Lässt ein Partner im Laufe der Zeit nach und vergisst auf das Konto einzuzahlen, so werden die Gefühle beim anderen geringer. Lassen beide den Kontostand zu sehr abfallen, flacht die Beziehung ab und es entsteht ein Gefühl der Langeweile und der Leere. Falls in diese Beziehung eine dritte Person eintritt, die auf ein Beziehungskonto bei einem der Partner einzahlt, so ist die ursprünglich intakte Liebesbeziehung sehr stark gefährdet.

Es ist sogar möglich, dass eine intakte Beziehung durch einen Dritten gefährdet wird, der über einen längeren Zeitraum die Möglichkeit hat, auf das Konto eines Partners einzuzahlen. Die Frage ist dabei nur, ob man es zulässt, dass die Beziehung gefährdet wird oder nicht.

So einfach kann man die Qualität einer jeden Beziehung mit einem Konto vergleichen. Denken Sie einmal darüber nach. Das macht Spaß und bringt Ihre Beziehung vielleicht noch besser in Schwung. Sagen Sie Ihrer/Ihrem Partner/in doch einfach wieder, dass Sie sie/ihn lieben. Besorgen Sie Kino- oder Theaterkarten und überraschen den Partner. Das sind Dinge, die den Kontostand deutlich erhöhen! Wie auch die kleinen Dinge des Alltags, wie z.B. kleine Aufmerksamkeiten, nette Worte für den Partner. Schaffen Sie sich Rituale, die den Kontostand verbessern. Das ist für jede Beziehung von entscheidender Bedeutung. Rituale sind positive Anker, die besonders gefühlsintensiv erlebt werden, da sie ein vergangenes Gefühl immer wieder neu aufleben lassen. Diese starken Gefühle werden nicht vom Bewusstsein, sondern vom Unbewussten erlebt und angenehm wahrgenommen.

Vermeiden Sie negative Emotionen, die den Kontostand nach unten drücken. Ich erinnere nur an die offene Zahnpastatube, die Haare im Waschbecken oder die Zeitung am Frühstückstisch.

Beziehungskonten werden von uns zu allen Menschen unbewusst gepflegt. Das fängt bei der Eltern-Kind-Beziehung, zu unseren Geschwistern, zu den Freunden, Lehrern, Kollegen, Chefs und Mitarbeitern an. Denken Sie an Ihre Schulzeit. Waren es nicht die Lehrer, die wir mochten, die uns sympathisch waren, die durch ihre nette verbindliche Art auf das Konto bei uns eingezahlt haben? Das Ergebnis war, dass wir spontan bereit waren, auf deren Konto Einzahlungen zu tätigen. Kleine Nettigkeiten erhalten eben die Freundschaft!

Der gesamte Erfolg in unserem Leben ist weitgehend von den jeweiligen Kontoständen zu unseren Mitmenschen abhängig. Es nutzt Ihnen fast gar nichts, eine phantastische Ausbildung zu haben und eine wunderschöne Praxis einzurichten, wenn Sie es nicht schaffen, ein funktionierendes Team um Sie herum zu installieren. Das schaffen Sie jedoch nur mit einem guten Kontostand bei Ihren Mitarbeiterinnen.

Als ich begann, mit Gruppen zu arbeiten, schaute ich mir andere Moderatoren und Referenten bei Ihrer Arbeit an. Einige von Ihnen waren besonders erfolgreich und hatten eine sehr hohe Akzeptanz bei ihrem Publikum. Bei genauerem Hinhören und Hinsehen hatten alle die gleiche Technik, um Rapport und damit Anerkennung in ihrer Gruppe zu bekommen. Sie machten die Menschen und ihre Fragen wichtig, gaben Ihnen damit eine hohe Wertschätzung, und zahlten dadurch auf ihr Konto ein. Im Zuhörerkreis entstand sehr schnell ein Solidarisierungseffekt. Die Menschen spürten, dass die Wertschätzung, die ein Teilnehmer erhielt, jeder bekommen konnte. Die Gruppenleiter hatten mit dieser Methode sehr schnell Zugang zu einer aktiven Gruppe!

Mit Formulierungen wie:

- „Eine wirklich sehr interessante Frage Herr Kollege."
- „Ein hochinteressanter Aspekt, den Sie in die Diskussion bringen."
- „So habe ich das noch gar nicht gesehen, wirklich interessant."
- „Hochinteressant, so habe ich das noch nicht gesehen."
- usw.

erreicht man eine hohe Akzeptanz. Entscheidend ist natürlich dabei wieder einmal die Authentizität, mit der man sich darstellt.

Nichts anderes ist es mit der Beziehungsqualität zu Ihren Patienten. Die Beziehung eines Arztes zu seinen Patienten ist immer nur so gut wie der Kontostand, den beide pflegen.

Sie sollten immer zuerst auf das Konto einzahlen, denn als professioneller Kommunikator, der Sie als Arzt oder Ärztin nun einmal sind, sollten Sie die ersten Schritte machen. Ansonsten kann es sein, dass Sie eine wenig tragfähige Beziehung zu Ihren Patienten aufbauen. Das ist nicht nur medizinisch fragwürdig, da die notwendige Vertrauensbasis für ein funktionierendes Arzt-Patienten-Verhältnis fehlt, sondern auch wirtschaftlich wenig zweckmäßig.

Die Patienten suchen Ärzte, bei denen sie einen hohen Kontostand führen können. Das bedeutet, Sie werden viele Ihrer Patienten über kurz oder lang verlieren, falls ihnen anderswo mehr geboten wird.

Es ist immer wieder zu sehen, erfolgreiche Mediziner zahlen intensiv auf die Konten ihrer Patienten ein. Das sind nicht unbedingt die großen und zeitintensiven Einzahlungen. In der Regel sind es die kleinen Dinge des Alltags, die die Beziehungen verbessern, wie in den Beispielen zuvor beschrieben wurde. Es sind auch nicht die von den Patienten bewusst erlebten Einzahlungen, vielmehr sind es die kleinen kommunikativen Aspekte, die unbewusst erlebt werden, wie *pacing* oder *matching*.

- **Wertschätzung zu erhalten ist eines der wichtigsten Bedürfnisse eines jeden Menschen.**
- **Seien Sie daher im Umgang mit Ihren Patienten großzügig mit dem Verteilen von Wertschätzung oder Zuwendung.**
- **Zeit ist ein relativer Faktor und die Zeit, in der Sie Zuwendung geben, wird überproportional wahrgenommen.**
- **Verhält man sich zu uns neutral, gibt also keine Wertschätzung, gehen wir automatisch von Ablehnung aus.**
- **Daher ist der Gesprächseinstieg besonders wichtig. Halten Sie bitte besonders während der Begrüßung intensiven Blickkontakt.**
- **Patienten suchen Ihre Ärzte insbesondere nach dem Grad der Zuwendung aus, die sie erhalten.**
- **Zuwendung ist die Basis jeder stabilen Arzt-Patienten-Beziehung.**
- **Lächeln ist intensive Zuwendung.**
- **Geben Sie Ihren Patienten Wertschätzung und bezeugen Ihr Interesse an ihnen und Sie werden zufriedene und dankbare Patienten haben.**
- **Keine Zeit zu haben, bedeutet tot zu sein.**
- **Störungen sind ein Affront für eine jede Kommunikation. Für die Konsultation ist eine geschützte Atmosphäre besonders wünschenswert.**
- **Verstärken Sie das Gesagte Ihrer Patienten und zeigen Sie Anteilnahme. Beides ist Wertschätzung, wird dankbar angenommen und verstärkt den Rapport!**

- Ein professioneller Kommunikator fühlt sich immer für das Ergebnis seiner Kommunikation verantwortlich! Sagen Sie also bitte nie: „Da haben Sie mich falsch verstanden," oder Ähnliches. Nehmen Sie Missverständnisse immer auf Ihre Kappe. Entweder haben Sie sich nicht klar genug ausgedrückt oder sich nicht den Fähigkeiten Ihrer Gesprächspartner angepasst!
- Jeder Mensch ist einmalig. Stecken Sie Ihre Patienten daher in keine Schublade.
- Haben Sie im nächsten Gespräch einen „ungeliebten" Patienten, bereiten Sie sich bitte positiv auf ihn vor.
- Nehmen Sie die Menschen als Person ernst und nicht als Wirtschaftsfaktor.
- Falls ein Patient im Gespräch meint, er müsse sich behaupten, dauert es länger!
- Loben Sie häufig, wenn es angebracht ist. Jedoch loben Sie bitte immer konkret, da sonst die Gefahr der Ablehnung des Lobes besteht.
- Lob ist Ihre schärfste Waffe in der Führung Ihrer asymptomatisch chronisch kranken Patienten.

Die Bedeutung der Dinge

Nicht was wir erleben, sondern wie wir empfinden, was wir erleben, macht unser Schicksal aus.

MARIE VON EBNER-ESCHENBACH
österreichische Erzählerin

Herbert von Karajan bei einem seiner großen Konzerte. Der Meister dirigiert schon über eine Stunde hochkonzentriert. Das Publikum lauscht verzückt und ist völlig begeistert von der Leistung des Dirigenten und des Orchesters.

An einer ruhigen Stelle des Stückes erhebt sich in der letzten Reihe ein Mann und ruft plötzlich laut und deutlich, sodass es jeder hören kann: „Ist ein Arzt im Saal?"

Karajan leicht irritiert, fährt trotzdem fort und konzentriert sich auf die Partitur. Nach 10 Minuten der gleiche Rufer aus der letzten Reihe, mit der gleichen Frage. Das Orchester stockt, Karajan blickt irritiert auf. Trotzdem, niemand meldet sich. Karajan setzt leicht verärgert das Konzert fort. Nach 20 Minuten der gleiche Ruf: „Ist ein Arzt im Saal?" Nun ist es zu viel, Karajan lässt den Taktstock sinken, das Publikum murmelt. In der dritten Reihe steht jemand auf, dreht sich um und ruft zurück: „Ja, hier!"

Darauf der Rufer aus der letzten Reihe: „Ist es nicht ein wunderschönes Konzert, Herr Kollege!"

Jeder der diesen Witz liest, glaubt, dass es sich bei dem Ruf aus der letzten Reihe um einen Notfall handeln muss, denn die Frage, „ist ein Arzt im Saal," ist aus der eigenen Erfahrung heraus bekannt. Leider hat der Rufer einen anderen Bezugsrahmen (Frame) für seine Frage.

Witze beruhen auf dem Prinzip des Reframings, einer Situation, die unterschiedlich deutbar ist. Das Wort Frame kommt aus dem Englischen und bedeutet Rahmen. Reframen bedeutet also einen neuen, anderen Rahmen um etwas legen.

Häufig haben Sie es mit Menschen zu tun, die mit sich und ihren Fähigkeiten unzufrieden sind. Das eigene Verhalten wird häufig kritisiert und man hält sich für unfähig, in bestimmten Situationen befriedigend zu reagieren. Mit einem Reframing haben Sie nun die Möglichkeit, **das Verhalten Ihres Gesprächspartners anders darzustellen**. Das ist eine effektive Chance, altes Verhalten neu wahrzunehmen und dann vielleicht würdigen zu können. Vereinfacht gesagt wird die ungünstige Erfahrung in eine günstige umgewandelt. Das Problem wird damit evtl. sogar zur Fähigkeit.

Wenn man glaubt, einen Fehler begangen zu haben, kann es sehr sinnvoll sein, den Fehler als Lernfaktor (neuer Rahmen) zu begreifen und damit positiv zu nutzen. *Paul Watzlawick* hat dazu gesagt:

„Es reicht aus, die Bewertung des Problems zu verändern, anstatt das Problem zu verändern."

Oder wie es der Volksmund treffend sagt: „Watt dem ein sin Uhl, is dem anneren sin Nachtigall."

Alle Märchen beruhen auf dem Prinzip des Reframings und auch in der Werbung wird es häufig genutzt. Da wird schädliches Nikotin umgedeutet in das Erleben von Freiheit und Abenteuer oder das Trinken von Limonade als Empfinden der „Pepsi-Generation". Ganze Werbeschlachten werden mittels Reframing geführt:

Z.B. war Daimler-Chrysler jahrelang die Nobelmarke in der deutschen Autolandschaft. Das blieb auch Mitte der 60er und Anfang der 70er Jahre so. Die Firma war bekannt für noble und solide schwäbische Qualität. BMW wollte zu dieser Zeit an die Erfolge von Daimler-Benz anknüpfen. Nun macht es wenig Sinn, mit den gleichen Argumenten in den Markt zu gehen, etwa: „Wir bauen noch solidere und zuverlässigere Autos." BMW gab dagegen dem Autofahren an sich einen völlig neuen Bezugsrahmen, der genau in die Zeit einer aufstrebenden Gesellschaft passte. Man kreierte den Slogan „Freude am Fahren" und gab dem Vorgang „Autofahren" damit eine andere Bedeutung. Man positionierte die Marke als sportlich, jung und modern. Der BMW-Fahrer sollte das Auto nicht mehr als bloßes Fortbewegungsmittel empfinden, sondern Spaß dabei haben und ein neues Lebensgefühl genießen. Der Marke stand damit ein neu geschaffener Käuferkreis zu Verfügung.

Ähnliches gilt für die Nobelbekleidungsmarken. Für viele Menschen hat es eine große Bedeutung, ein Krokodil auf dem Poloshirt zu tragen, anderen ist das völlig gleichgültig. Auch bei vielen Kindern und Jugendlichen haben die Marken eine große Bedeutung und Anziehungskraft. Bei ihnen sollen sie jedoch meist cool wirken, um zu einer Gruppe dazu zu gehören. Den Kids wird damit ein Image (Frame) verkauft.

Die Politiker sind wahre Meister des Reframings. Behauptet die Opposition, die Staatsverschuldung sei zu hoch, antwortet der Finanzminister, man investiere schließlich in die Bildung (Sicherheit, Straßenverkehr etc.) und damit in die Zukunft. Wenn es Ihnen gelingt, dem Verhalten anderer Menschen einen anderen Rahmen zu geben, haben diese die **Möglichkeit, das eigene Verhalten in einem anderen Kontext wahrzunehmen**.

Durch erfolgreiches Reframing wird nicht nur eine andere Sicht einer Sache möglich. Es ändert sich häufig die emotionale Haltung dazu ins Positive!

Das Ziel ist demnach, eine Versöhnung mit dem eigenen Verhalten zu erreichen, also das akzeptieren zu können, was zuvor abgelehnt und verurteilt wurde. Reframing ist damit **die konse-**

quente und logische Fortsetzung des positiven Denkens. Mit dieser Möglichkeit können Sie z.B. viele Erfahrungen positiv in Ihrem eigenen Unterbewusstsein abspeichern. Sie alle kennen das Beispiel des halb vollen oder halb leeren Glases. Oder:

- Falls Sie sich z.B. über einen verregneten Tag ärgern, ist eine andere Sicht der Dinge, sich zu sagen, dass der Regen für den Garten absolut Gewinn bringend ist.
- Ein adipöser Teilnehmer in einem Training hat einmal behauptet, sein starkes Übergewicht sei sinnvoll. Schließlich könne ihn so nichts umwerfen, nichts aus dem Gleichgewicht bringen und er sei damit schließlich eine gewichtige Persönlichkeit.
- Falls Sie im Stau stehen, könnte Reframing bedeuten, den Stau für etwas Sinnvolles zu nutzen.
- Anstatt sich über den Autofahrer zu ärgern, der auf der Autobahn hinter Ihnen drängelt, können Sie sich auch sagen, dass er vielleicht dringend in die Klinik fahren muss oder einen sonstigen Notfall hat.
- Einer Kollegin, die klagt, sie sei immer so aufbrausend, kann man sagen, dass es in vielen Situationen sinnvoll sein kann, sich energisch durchzusetzen. Das Verhalten also nicht grundsätzlich schlecht sei. Nun muss sie nicht mehr das Verhalten an sich ablehnen, sondern kann es würdigen und damit sogar als positiv empfinden.
- Wenn sich ein Kollege beklagt, sein Sohn sei immer so aufsässig und höre überhaupt nicht mehr auf die Eltern, können Sie ihm anbieten, dass es zur Entwicklung der Jugendlichen dazu gehört, in der Pubertät sich langsam von den Eltern zu lösen und dazu gehört selbstverständlich auch eine eigene Meinung.
- Einer Mitarbeiterin, die im Gespräch erklärt, sie sei immer zu schüchtern im Umgang mit ihren Kollegen, kann man sagen, dass es auch ein Ausdruck von Teamfähigkeit sein kann, nicht bei jeder Gelegenheit auf die Barrikaden zu steigen.
- Einem Kollegen der klagt, er nehme sich zu wenig Zeit für die Familie und zu viel für den Sport, könnten Sie anbieten, dass es schließlich wichtig sei, gesund zu bleiben, um lange für die Familie da zu sein.

Unser Leben ist das, was unsere Gedanken aus ihm machen.
Marc Aurel

Oder wie es *William Shakespeare* treffend ausgedrückt hat: Es gibt nichts Gutes oder Böses, erst unsere Gedanken machen es dazu.

Sie erkennen an den angeführten Beispielen, dass es nicht um richtig oder falsch geht, sondern nur um zweckmäßig, nützlich oder weniger nützlich bzw. unzweckmäßig.

Wichtig ist, dass Sie in allen Fällen ein Set aufbauen und anbieten, das zu den Menschen passt, um sie zum Nachdenken zu bringen. Es macht keinen Sinn, den Menschen Ihre Meinung aufzudrängen. Etwa indem Sie sagen: „Nein, nein, das sehen Sie völlig falsch ..." Damit erzeugen Sie lediglich Abwehr und verhindern die Bereitschaft nachzudenken, um evtl. neu zu bewerten.

Petra Schäfer, eine geschätzte Kollegin, hat es auf den Punkt gebracht. Sie ist der Meinung: „Man kann die unangenehmen Dinge im Leben so lange *reframen*, bis sie komisch wirken und dann kommt man gut damit zurecht." Genau das ist die Lösung für viele Alltagsprobleme. Emotional einen anderen Bezug dazu zu bekommen ist der Ausweg. Sie können mit dieser Methode jede Erfahrung in einen nützlichen Rahmen für sich selbst oder Ihre Mitmenschen stellen und damit Konflikte auflösen.

> *Wer über etwas lachen kann,*
> *befreit sich davon.*
> *C. N. Parkinson*

Ein japanisches Sprichwort geht sogar noch weiter: **Wer lächelt, statt zu toben, ist immer der Stärkere.**

Falls Menschen ihre Erfahrungen in einen Wahrnehmungsrahmen gestellt haben der blockiert, helfen Sie ihnen, den Rahmen zu ändern. Sie können dann die unangenehmen Gefühle, die sie dazu haben, auflösen.

Eine gute Möglichkeit, Menschen zum Nachdenken zu bringen sind Fragen oder Aussagen, die ihn **selbst den Kontext umdeuten lassen**:

- Stellen Sie sich vor, Sie könnten XY überhaupt nicht mehr, wie wäre dann Ihr Leben?
- Können Sie auch Vorteile in XY sehen?
- Viele geben sehr viel Geld für diverse Therapien aus, um das zu beherrschen, was Sie beklagen!
- etc.

Den Erfolg eines Reframings erkennen Sie immer am Physiologiewechsel:

- Versöhnungsphysiologie
- Symmetrische Physiologie
- Amnesie für die vorher geäußerte Klage
- Trance
- Momentane Verwirrtheit

Sollten Sie eines der Phänomene beobachten, können Sie davon ausgehen, dass Ihr Reframing erfolgreich war.

Grundsätzlich gibt es zwei verschiedene Varianten des Reframings.

1. Das Kontextreframing

Das klassische Kontextreframing können Sie anwenden, wenn Sie hören: Ich bin zu XY (dick, faul, vorlaut, ruhig, schwach, jähzornig etc.). Es fehlt immer der Bezug, wozu man XY ist. Dieser ist getilgt worden und wird nicht mehr gesehen, gehört oder gefühlt. Es wird daher generalisiert: Ich bin immer zu XY!

Dass dieses nicht in jedem Kontext so sein muss, liegt auf der Hand. Nun ist es Ihre Aufgabe, den passenden Kontext zu finden und anzubieten. Haben Sie ihn gefunden, kann XY gewürdigt werden, weil es nun nützlich erscheinen kann.

Beispiel: „Ich bin zu gut für diese Welt."
Anderer Frame: „Manchmal kann das sehr hilfreich sein, besonders in einer Partnerschaft."

Eine Übung dazu finden Sie im entsprechenden Kapitel!

2. Das Bedeutungsreframing

Die Chance, ein Bedeutungsreframing anzubieten, haben Sie, wenn Ursache und Wirkung miteinander verknüpft werden.

- Wenn mein Mann am Tisch sitzt, liest er immer Zeitung.
- Wenn meine Frau einkaufen geht, gibt sie immer viel Geld aus.
- Wenn mein Kind kleckert, werde ich immer wütend.
- Wenn mein Mann am Wochenende zu Hause ist, muss er immer arbeiten.
- Wenn Frau Müller in die Firma kommt, hält sie uns immer von der Arbeit ab.
- Wenn Herr Meier zu spät zum Termin kommt, ärgere ich mich immer.
- Immer wenn mein Sohn nach Hause kommt, macht er die Wohnung schmutzig.

Die Struktur dabei ist, auf den Vorgang X immer wieder mit Y zu reagieren. Die Aufgabe ist es nun, einen anderen Rahmen für den Vorgang X zu bekommen, um nicht zwanghaft immer wieder die gleiche Reaktion zu produzieren.

Beispiel: „Immer wenn mein Chef in den Raum kommt, schaut er genau auf meine Arbeit."
Angebot: „Das ist doch toll, dass sich dein Chef so für deine Arbeit interessiert."

Beispiel: „Wenn es regnet, kommen meine Kinder immer mit nassen Schuhen ins Haus und machen alles schmutzig."
Angebot: „Ist das nicht schön zu sehen, dass es deinen Kindern im Trockenen nun gut geht?"

Thies Stahl hat ein schönes Beispiel für ein Bedeutungsreframing erzählt: Eine Klientin, die in einer Wohngemeinschaft lebte, klagte, dass sie sich immer fürchterlich ärgerte, wenn sie hörte, dass ein bestimmtes Mitglied der WG im Stehen pinkelte. Er bot an: „Wie schön wäre das, wenn ihr beide noch andere Wege hättet, euch wissen zu lassen, dass ihr Mann und Frau seid?"

Auch um das Bedeutungsreframing zu trainieren, ist die zuvor durchgeführte Übung sinnvoll. Der Ablauf ist der gleiche wie zuvor. Die Aufgabe ist es, einen anderen Bezugsrahmen für den Vorgang anzubieten.

- Durch ein Reframing haben Sie die Möglichkeit, das Verhalten Ihres Gesprächspartners positiv darzustellen, denn häufig reicht es aus, die Bewertung des Problems zu verändern, anstatt das Problem selbst zu verändern.
- Durch diese Technik entsteht eine andere emotionale Haltung zu Herausforderungen (Problemen).
- Wichtig ist, dass Sie in allen Fällen ein Set aufbauen und anbieten, das zu den Menschen passt, um sie zum Nachdenken zu bringen. Es macht keinen Sinn, den Menschen Ihre Meinung aufzudrängen. („Das sehen Sie falsch, dass müssen Sie so sehen ...")
- Den Erfolg eines Reframings erkennt man am Physiologiewechsel.
- Beim Kontextreframing ist der ursprüngliche Bezug verloren gegangen: Man generalisiert das eigene Verhalten in jeden Kontext. Hilfreich ist es, einen Kontext anzubieten, in dem das Verhalten nützlich sein kann. Damit können sich Ihre Gesprächspartner mit dem Verhalten grundsätzlich versöhnen.
- Beim Bedeutungsreframing wird Ursache und Wirkung generalisiert. Sinnvoll ist es, für die Ursache einen anderen Rahmen zu finden.

Angenehme Erinnerungen

Die Erinnerung ist das einzige Paradies, aus welchem wir nicht getrieben werden können.

JEAN PAUL
deutscher Schriftsteller

Eine wunderschöne Möglichkeit, sich in einen ressourcereichen Zustand zu versetzen, ist der *Moment of Excellence*. Sie verfügen damit über eine ideale Möglichkeit, um in schwierigen Situationen oder bei schlechter Stimmung Ihren Zustand deutlich zu verbessern. So sind die besten Voraussetzungen geschaffen, gute, wünschenswerte Ergebnisse zu erzielen. Darüber hinaus trainieren Sie die Ankertechnik, die im täglichen Leben sehr hilfreich sein kann. Einfache Ankertechniken können im Alltag ebenfalls eine gute Hilfe sein, um den eigenen Zustand zu optimieren.

Ankern ist ein physiologischer Vorgang, den Sie bewusst gesteuert, erfolgreich einsetzen können. Ankern ist in gewisser Weise ein Konditionieren. Beim Ankern wird neurologisch **ein Reiz und eine bestimmte Reaktion miteinander verbunden**. *Pawlow* hat diese Vorgehensweise mit seinen Hunden gezeigt: Auf einen trainierten Reiz erfolgt später immer die gleiche Reaktion. Er legte seinen Hunden Futter aus, das sie anfangs nicht erreichen konnten. Dann betätigte er eine Glocke und daraufhin bekamen die Tiere das Futter. Nach einiger Zeit war nur noch die Glocke erforderlich, um bei den Tieren den Speichelfluss auszulösen.

Vielleicht kennen Sie das auch, irgendwann hatten Sie bei einer bestimmten Melodie ein besonders schönes Erlebnis. Der Vorgang war so intensiv prägend, dass wenn Sie heute das gleiche Lied hören, das Erlebnis in gewisser Weise zurückgeholt wird. Sie verspüren immer wieder das gleiche, angenehme Gefühl, das Sie damals hatten. Evtl. haben Sie Ihre/Ihren Partner/in bei einem bestimmten Lied kennen gelernt. Wenn Sie es heute hören, kann es das Gefühl von damals zurückbringen.

Ankern ist ein natürlicher Vorgang, der wie selbstverständlich im Alltag unbewusst eingesetzt wird. Falls z.B. während des Autofahrens Licht am Straßenrand aufblitzt, gehen viele als sofortige Reaktion vom Gaspedal. Die Konditionierung entstand wahrscheinlich bei einer Radarmessung. Heute muss nur eine Baustellenwarnlampe überraschend aufblitzen und die Reaktion ist die gleiche.

Ampeln oder Verkehrsschilder sind ebenfalls Anker. Falls Sie eine rote Ampel sehen, halten Sie an, ohne groß darüber nachzudenken. Durch Anker sind wir in der Lage zu reagieren, ohne bewusst zu denken, denn durch Anker geben wir bestimmten Dingen eine Bedeutung!

Bestimmte Lieder können auch Trauer auslösen, wenn man mit ihnen Trauersituationen in der Vergangenheit verbindet. Das Interessante daran ist, dass die Reaktionen auf diese Reize in Bruchteilen von Sekunden entstehen, diese Schleifen also unbewusst vorhanden sind! Die meisten dieser Schleifen, günstige wie auch die ungünstigen, sind nicht bewusst entstanden. Sie können jedoch darauf Einfluss nehmen, die ungünstigen zu Ihrem Vorteil verändern oder die angenehmen, günstigen verstärken.

> *Wir geben Ankern die Macht,*
> *bestimmte Zustände hervorzurufen.*
> *Ian McDermott*
> *Josef Conner*

Die Beiden führen in ihrem Buch „NLP und Gesundheit" weiter aus: **„Nehmen Sie sich vor den Ankern in acht, die Sie in einen negativen Zustand versetzen und fördern Sie jene, die Sie in einen positiven Zustand versetzen."**

Anker funktioniert in allen Sinnessystemen. Es gibt Gerüche oder einen Geschmack, der an eine frühere Situation, evtl. in der Kindheit erinnert. Denken Sie nur an die Weihnachtszeit und den Duft von Kardamom und Zimt. Ein anderer bestimmter Geruch löst bei mir z.B. immer die Erinnerung an ein Eiscafé in meiner Kindheit aus.

Viele Sportler setzen **Anker als Rituale** ein:

- Tennisspieler klopfen häufig vor dem Aufschlag mehrfach den Schläger gegen den Schuh oder bewegen den Oberkörper rhythmisch nach rechts und links.
- Sie werfen den Ball mehrfach auf den Boden, bevor sie aufschlagen.
- Hoch- oder Weitspringer reiben beide Daumen über die anderen Finger, bevor sie loslaufen. Oder sie feuern das Publikum an, rhythmisch zu klatschen, denn auch der Applaus ist ein Anker.
- Viele Sprinter durchlaufen einige Rituale, bevor sie sich im Startblock niederlassen.
- Schwimmer nutzen standardisierte Bewegungsabläufe auf dem Startblock.

Bestimmte Berührungen können ebenfalls Anker sein, wie im Moment of Excellence zu sehen sein wird.

Die Werbung nutzt Anker, um bestimmte Reaktionen zu erzeugen. Alle Markennamen und Symbole sind Anker für Gefühle oder sie versuchen es zumindest zu sein. Die Burgerketten z.B. konditionieren schon unsere Kleinsten mit ihren Symbolen. **Ein Firmenlogo ist ebenfalls ein Anker**, um ein gutes Gefühl bei den Kunden zu erzeugen!

Sitzpositionen können ebenfalls, positiv wie negativ, geankert werden. So ist es sinnvoll, wie schon im Kap. *Physiologie* beschrieben, jemanden, den Sie mittels *Separator* aus dem *Stuck-State* geholt haben, **nicht wieder auf dem gleichen Sitzmöbel Platz nehmen zu lassen**. Die Gefahr wäre zu groß, dass der Anker aktiviert wird und er noch einmal in die Problemphysiologie zurückgeht.

Stellen Sie Bilder von Ihren Lieben, Urlaubsbilder oder Mitbringsel von Ihren Reisen, in Ihrem Arbeitszimmer auf. Das sind positive Anker, die Kraft geben und angenehme Gefühle entstehen lassen können.

Nun eine Übung, die relativ einfach und angenehm durchzuführen ist und im Alltag sehr hilfreich sein kann. Setzen oder legen Sie sich in eine entspannte Haltung. Spüren Sie, wie mit jeden Atemzug die Spannungen, nacheinander aus allen Körperpartien, mit dem Ausatmen verschwinden. Nehmen Sie sich dazu ruhig einige Minuten Zeit. Holen Sie dann eine Erinnerung aus Ihrer Vergangenheit zurück, die sehr schön war. Evtl. die Geburt Ihres Kindes, eine bestandene Prüfung, ein anerkennendes Lob von Vorgesetzten, Eltern, Lehrern etc. Gehen Sie VAKO in diesen Zustand hinein und genießen ihn noch einmal in seiner ganzen angenehmen Fülle. Wenn der Zustand seinen Höhepunkt erreicht hat, nehmen Sie den rechten oder linken Daumennagel und drücken ihn spürbar und noch angenehm auf die Kuppe Ihres Zeigefingers. Halten Sie diese Position einen Moment bei. Verstärken Sie den Druck etwas, wenn das Gefühl noch besser wird und lassen nach, wenn es abflacht.

Mit dieser Übung haben Sie nun eine Powerressource geankert, die ihnen in Zukunft, falls benötigt, unauffällig eingesetzt, sehr gute Dienste leisten kann!

Sie können mit dieser Technik viele „Ressourcen stapeln." Haben Sie eine schwierige Situation vor sich, stellen Sie sich diese erfolgreich vor und ankern diesen Erfolg an einer bestimmten Position an Ihrem Körper. Oder stellen Sie sich ähnliche Situationen aus der Vergangenheit vor, wo Ihr Ergebnis gut war. Auch diese Situationen können – im richtigen Moment ausgelöst – sehr gute Dienste leisten. Auf diese Weise lassen sich viele Anker an einen Auslöser speichern. Diese Anker können in Stresssituationen hervorragend eingesetzt werden.

Als ich zu Beginn meiner Referententätigkeit noch unsicher war, vor größeren Gruppen zu sprechen, habe ich mich häufig einige Zeit vor der Veranstaltung im Vortragsraum aufgehalten. Ich habe mir einen visuellen Anker, z.B. eine Lampe oder einen Rauchmelder an der Decke, über den Teilnehmern ausgesucht und mir eine Power-Ressource daran gespeichert. Dazu habe ich mir ein fetziges Musikstück, z.B. „Eye of the Tiger" oder etwas anderes, innerlich angehört und dabei „meinen" Anker angeschaut.

Falls ich im Laufe der Veranstaltung diese Ressource brauchte, habe ich lediglich nach oben zu meinem Anker geschaut und hatte sogleich wieder dieses angenehme Gefühl meines Powerliedes (siehe Kap. *Erfolgreiches präsentieren*)!

Auf diese Art und Weise lassen sich viele gute Erlebnisse evtl. auch in der Praxis, wenn die eigene Stimmung nicht so gut ist, abspeichern und bei Bedarf nutzen. Bilder der Familie, z.B. aus dem Urlaub, gehören daher wie gesagt unbedingt ins Arbeitsumfeld! Jedoch durchforsten Sie bitte Ihre Sprechzimmer auch nach negativen Ankern. Häufig genug steht die schreckliche Vase eines eher unangenehmen Geschäftspartners oder Verwandten in einer Ecke herum. Diese sollten Sie schnellstens entfernen.

Kommen wir abschließend zum Moment of Excellence. Im NLP wird der MoE häufig zu zweit durchgeführt. Sie haben damit die Möglichkeit für jemand anderen etwas wirklich Gutes zu tun! Sie können ihn jedoch auch für sich selbst anwenden. Bleiben wir erst einmal bei der klassischen Version, bei der Sie ihn mit einem Partner durchführen:

Da wir den MoE mit einem kinästhetischen Anker durchführen wollen, ist es zuerst einmal wichtig, **einen neutralen Berührungspunkt zu finden** und den/die Partner/in um Einverständnis zu bitten, sie/ihn an diesem Punkt berühren zu dürfen. Einfach handhabbare, neutrale Punkte sind z.B. der Ober- oder der Unterarm oder das Knie. Sie fragen also, ob man einverstanden sei, dass Sie einen dieser Berührungspunkte nutzen dürfen und führen dabei diese Berührung mit einem gut spürbaren, angenehmen Druck aus.

Wenn der Ankerpunkt geklärt und getestet ist, **fragen Sie nach einer angenehmen Situation aus der Vergangenheit**, bei der sie/er im Vollbesitz der Kräfte war, bei der alles optimal gelaufen ist und sie/er sich so richtig gut gefühlt hat. Es sollte also eine Situation sein, die absolut erfolgreich war. Es darf jedoch kein Moment gewesen sein, der sie/ihn aus einer „Schwierigkeit" herausgeführt hat. Ansonsten kann es passieren, dass die negative Ausgangssituation Auswirkungen auf unsere Übung hat und das wäre kontraproduktiv!

Es kann einige Momente dauern, jedoch nach kurzer Zeit werden Sie ein Signal erhalten, dass eine Situation gefunden wurde. Lassen Sie sie/ihn einen Moment diese Situation genießen. Danach bitten Sie ihn um eine weitere gute Situation, die sie/er erlebt hat und die vielleicht sogar noch besser war als die, die man schon gefunden hat. Geben Sie genug Zeit, denn manche Menschen tun sich häufig schwer mit dem Finden von guten Situationen. Mit schwierigen Situationen tun sich die meisten Zeitgenossen dagegen leichter – leider.

Sind zwei Situationen gefunden, **bitten Sie noch ein letztes Mal um ein weiteres Erlebnis**, etwa so: „Und wo in der Vergangenheit zwei Erlebnisse dieser besonderen Art waren, lässt sich mit Sicherheit noch ein weiteres finden."

Wenn drei Situationen gefunden wurden, bitten Sie **die schönste Situation**

auszuwählen. Diese Situation sollte jedoch auch körperlich in dem Raum darstellbar sein, in dem Sie sich zurzeit befinden. Es kann also z.B. kein Bungeesprung sein! Der weitere Schritt ist nun, diese Situation darstellen zu lassen. Wie häufig im NLP, muss auch beim MoE die Situation nicht konkret benannt werden.

Sie sollten nun im Präsens sprechen und sie/ihn bitten, in diese Situation hineinzugehen. Bitten Sie, die Körperhaltung dabei einzunehmen, die sie/er damals dabei hatte. Danach diese Anweisungen zu VAKO, als Trance-Induktion:

- „Schau dich in dieser Situation um und **betrachte genau was du siehst**, nimm dir alle Zeit dafür die du dazu brauchst. – Nimm alles auf, was es zu sehen gibt."
- „Gehe in diese Situation und **fühle dich hinein**. – Was fühlst du in diesem Moment? – Vielleicht ein bestimmtes Gefühl – vielleicht auf deiner Haut – oder vielleicht ein Gefühl, das in dir entsteht oder etwas anderes?"
- Nun die auditive Frage: „Und **vielleicht gibt es in dieser Situation auch etwas zu hören**? – Vielleicht gibt es Geräusche, Töne oder sogar Stimmen? –
- „Und während du dich umschaust und hinhörst, was empfindest du dabei?"
- Evtl. können Sie noch fragen, ob sie/er etwas Besonderes riecht oder schmeckt.

Wichtig für Ihre Instruktionen:

- **Geben Sie ausreichend Zeit**, damit sie/er die Gelegenheit hat, die Situation zu sehen, zu hören und zu empfinden. Besonders zwischen Ihren Sätzen sollten Sie ausreichend Zeit geben. Sie/er sollte ganz in die Situation eintauchen können!
- **Sprechen Sie mit gedämpfter Stimme** und nach Möglichkeit **in einer konstanten Tonlage**.
- **Geben Sie bitte nichts vor.** Falls Ihnen z.B. die Idee kommt, es könnten Stimmen da gewesen sein, sollte die Instruktion etwa so lauten: Und vielleicht sind da auch Stimmen zu hören – oder vielleicht etwas anders.

Mit diesem Vorgehen haben Sie die Chance, eine leichte Trance entstehen zu lassen, die es ermöglicht, intensiv das Erlebte noch einmal zu genießen!

Nun kommt der Moment, in dem Sie den Anker setzen können. Geben Sie nun die Anweisung, dass sie/er **sich den intensivsten Moment in dieser wunderschönen Situation, evtl. wie ein Standbild in einem Film, vorstellen soll.** Sie/er soll diesen Augenblick in vollen Zügen genießen!

Prägen Sie sich genau die Physiologie ein, bitte auch die kleinen Veränderungen, denn genau diese Physiologie werden Sie etwas später wiedererkennen müssen. Bei der stärksten Ausprägung setzen Sie den kinästhetischen Anker, d.h., Sie berühren sie/ihn an der gleichen Stelle und mit dem gleichen Druck wie zu Beginn der Übung vereinbart. Lassen Sie den angenehmen Druck einige Zeit bestehen. Intensivieren sie den Druck, wenn die Physiologie besser wird und lassen Sie etwas nach, wenn die Physiologie schwächer wird. Lassen Sie sie/ihn eine bis zwei Minuten dieses Geschehen genießen und begleiten dies mit Ihrem Anker. Wenn die Physiologie deutlich schwächer wird, beenden sie das Erlebnis mit der Intervention: „Nun komme zurück ins Hier und Jetzt, nimm dir alle Zeit, die du dazu braucht – reorientiere dich langsam und löse dich nun von diesem wunderschönen Augenblick."

Nun versetzen Sie sie/ihn in einen *Separator-State*. Ändern Sie unbedingt die Position, etwa indem Sie sie/ihn aufstehen lassen und stellen Sie eine Frage aus einem völlig anderen Kontext.

Testen Sie nun bei einem möglichst neutralen Gespräch unauffällig nach einiger Zeit den eingesetzten Anker. Die MoE-Physiologie muss nun erkennbar werden, dann war der Anker erfolgreich.

Danach ist es sinnvoll, sie/ihn so zu modellieren, wie Sie sie/ihn in der MoE-Situation erlebt haben. Erinnern Sie sich bitte genau an die Physiologie, die sie/er hatte und „bauen" sie/ihn wieder genau so auf.

Dieses Induktionsfeedback soll die Möglichkeit eröffnen, die nun bewusst gesetzten kinästhetischen Anker selbst zu setzen, um den MoE selbst auslösen zu können. Es ist daher für Sie wichtig, alle Beobachtungen, die Sie in der geankerten Situation gesehen und erlebt haben, zu speichern, um diese nun als Anweisung zurückzugeben.

Als letzter Schritt dient ein *Future Pace*. „In welcher Situation in der Zukunft möchtest du den Moment of Excellence einsetzen? Stelle dir nun diese Situation intensiv vor. Stelle dir vor, was du siehst. – Was hörst du in diesem Moment? – Was fühlst du? – Löse nun den Anker aus!" Auch hier sollte die Physiologie ganz dem MoE entsprechen.

■ **Beim Ankern wird ein Reiz und eine bestimmte Reaktion miteinander verbunden.**
■ **Ankern ist ein natürlicher Vorgang.**
■ **Anker können gezielt eingesetzt werden, um den eigenen Zustand zu verbessern. Ankern Sie Ressourcen im Arbeitszimmer und stellen Sie positive Anker auf.**
■ **Achten Sie darauf, dass Menschen Probleme mit Raumankern verbinden können.**
■ **Der Moment of Excellence in Kurzform:**
- **Finden Sie einen neutralen Berührungspunkt.**
- **Lassen Sie den Patienten einen guten Moment aus der Vergangenheit erleben.**
- **Noch zwei weitere Momente sollten gefunden werden.**

- Nun den besten auswählen lassen.
- Diesen mit der entsprechenden Körperhaltung VAKO erleben lassen.
- Wichtig ist eine effektive Begleitung:
  - Ausreichend Zeit lassen. Pausen zwischen den Sätzen.
  - „Trancestimme" nutzen.
  - Nichts vorgeben, sondern: Und vielleicht …
- Bei der stärksten Ausprägung der MoE-Physiologie den Anker setzen und einige Zeit beibehalten.
- Separator-State.
- Induktionsfeedback durchführen, um den MoE später selbst auslösen zu können.
- Future-Pace: Wann soll der MoE später eingesetzt werden (VAKO)?

■ Entfernen Sie negative Anker aus Ihrer Umgebung.

Besondere Herausforderungen

Verkaufen

Wir lernten sehr schnell, dass unkomplizierte Bilder, die das Gefühl ansprachen, das richtige Rezept waren, um zu kommunizieren.

ANITA RODDICK
Unternehmerin,
Gründerin von The Body Shop

1. Was bedeutet verkaufen?

Was genau bedeutet es, eine Leistung oder ein Produkt anzubieten und verkaufen zu wollen? Letztendlich bedeutet es, durch das Produkt die Gewohnheiten oder das Leben des Menschen, dem man etwas anbietet, in irgendeiner Art und Weise verändern zu wollen. Jedoch genau das ist es, was das Unterbewusstsein aller Menschen zuerst einmal zu verhindern sucht. Es mag zwar Kicks diverser Art, jedoch möchte es auch immer die Sicherheit haben, dass alles so weiter geht wie bisher. Unsicherheit und sich auf etwas Neues, Unbekanntes einzulassen, mag es gar nicht. Jeder Verkäufer ist daher zuerst einmal eine potenzielle Bedrohung für den Käufer, denn der lässt sich auf etwas ein, was er auf Anhieb nicht 100-prozentig durchschauen kann! Jede Verkaufsstrategie sollte daher die Blockade des Unterbewussten berücksichtigen und Strategien beinhalten, diesen Boykott aufzulösen!

Verkaufen ist nie zu 100 % rational. Kaufentscheidungen werden zuerst einmal emotional getroffen. Einen Beweis dafür sehe ich jeden Donnerstag und Samstag an der Zufahrtstraße zu meinem Wohnort. Dort bietet seit Jahren ein Landwirt an einem relativ improvisierten Verkaufsstand Obst und Gemüse an. Er hat eine riesige Fangemeinde und ist sehr erfolgreich mit dem Verkauf dieser Produkte. Alles, was er anbietet, kann nie und nimmer von seiner eigenen Scholle stammen. Einerseits kann ein einzelner Hof kaum die Menge anbauen, die dort verkauft wird. Andererseits bietet er natürlich auch jede Menge Obst und Gemüse an, das saisonbedingt in unseren Breiten kaum wächst. Er kauft also im großen Stil dazu. Die Käufer könnten die gleichen Produkte auch im nahe liegenden Supermarkt in gleicher Qualität und zu einem günstigeren Preis erstehen. Doch darum geht es den meisten Kunden gar nicht. Sie wollen sich die Illusion erhalten, direkt vom Hof zu kaufen und sind daher fest davon überzeugt, den besseren Kauf zu tätigen. Dabei haben sie ein deutlich besseres Gefühl als im Supermarkt einzukaufen und das ist entscheidend, nicht die Ratio!

Kaufentscheidungen werden also zuerst emotional getroffen. Rationale Gründe werden vom Käufer lediglich dann hinzugezogen, wenn eine bereits emotional getroffene Entscheidung zu begründen ist. Daher muss sich der Käufer mit der Absicht des Kaufs wirklich wohl fühlen. Nur dann kann es tatsächlich zum Abschluss kommen. Rationale Argumente müssen später noch dazu kommen, damit der Abschluss gelingt. Diese haben jedoch, so unglaublich das klingen mag, lediglich eine untergeordnete, rechtfertigende Bedeutung.

Es ist also wichtig, den Kunden emotional zu überzeugen, sein Unterbewusstsein anzusprechen, und diesem **ein gutes Gefühl** zu geben, gerne zu kaufen. Zunächst einmal kann dieses Gefühl nur dann entstehen, wenn die Rahmenbedingungen des Gespräches stimmen. Es ist also wieder einmal der *Rapport*, der die Voraussetzung für ein gutes Verkaufsgespräch ist. Darüber hinaus muss der Verkäufer selbst absolut hinter seinem Produkt stehen. Dale Carnegie sagte dazu: „Ehe wir uns anschicken, andere zu überzeugen, müssen wir selbst überzeugt sein."

Diese Überzeugung gilt es entsprechend zu kommunizieren. Wenn der Verkäufer im Gespräch z.B. sagt: „Und das überzeugt mich am meisten an dieser Therapie," oder: „Ich war selbst angenehm überrascht, wie häufig ich Erfolge mit dieser Therapie sehe," zeigt das, dass er selbst voll und ganz hinter seinem Angebot steht. Mit derartigen Aussagen zeigt man seinen Kunden die eigene innere Begeisterung und das ist eine wichtige Voraussetzung andere Menschen von etwas zu überzeugen.

Aus genau diesem Grund sollte man **nur solche Leistungen oder Produkte anbieten, hinter denen man uneingeschränkt stehen kann**, denn nur dann hat man die Chance, erfolgreich verkaufen zu können.

Was die absoluten Spitzenverkäufer vom Mittelmaß unterscheidet, ist die innere Einstellung zu ihrer Arbeit, also zum Produkt und zur Tätigkeit des Verkaufens. Deshalb trifft Augustinus Aussage auch für das Verkaufen zu:

In dir muss brennen, was du in anderen entzünden willst!

Erfolgreiche Verkaufsgespräche benötigen eine entspannte und angenehme Atmosphäre. Herrscht Hektik, Unruhe oder Termindruck, ist die Wahrscheinlichkeit gering, ein erfolgreiches Gespräch führen zu können. Wenig sinnvoll ist es auch, ein effektives Gespräch, zwischen „Tür und Angel" zu führen. Wie gesagt, das Unterbewusstsein des Kunden muss sich wohl fühlen, um dem Kauf zuzustimmen und dafür benötigt es auch **Sympathie und Vertrauen zum Verkäufer** (Rapport).

Es ist jedoch ein Irrglaube, dass die Chemie zwischen Käufer und Verkäufer immer von vorn herein stimmen muss, denn die wäre naturgemäß entweder vorhanden oder nicht vorhanden. Sympathie und Vertrauen kann man durch gute Rahmenbedingungen und *Pacing* im Gespräch erzeugen. Nutzen Sie daher die diversen Möglichkeiten Rapport herzustellen und signalisieren Sie damit Ruhe, Sicherheit und Vertrauen. Ohne *Rapport* werden Sie in keiner Situation ein erfolgreiches Verkaufsgespräch führen können!

Ein positives Klima schaffen Sie selbstverständlich auch, indem Sie Positives ausstrahlen. **Lächeln** z.B. verbessert nicht nur Ihre eigene Stimmung (siehe Kap. *Der Spiegel der Seele*), sondern es hat noch eine ungeheuer starke Wirkung auf unsere Gesprächspartner (siehe Kap. *Ich mag Dich/Du magst mich*).

Falls Sie Non-GKV-Leistungen anbieten, sprechen Sie nie von Kosten. Sprechen Sie besser von Investition. Bei einer Investition weiß man, dass man etwas für sein Geld bekommt. Bei Kosten ist das nicht der Fall. Kosten sind für das Unterbewusstsein unserer Kunden ein absolutes Negativsignal.

Bezeichnen Sie Ihren Preis als Eigenanteil des Käufers. Das klingt wesentlich positiver und der Patient bekommt genau das mitgeteilt, dass **er seinen Teil** dazu beitragen muss, wenn sich sein Zustand verbessern soll. Manchmal beträgt der Eigenanteil auch 100 %!

Der Anteil, den Sie mit in das Geschäft bringen, ist ein akzeptabler GOÄ-Steigerungssatz!

Eine gute Formulierung ist: „Ihre Investition für diese Leistung sind XX € als Ihr Eigenanteil!"

Bieten Sie den Patienten die Leistung mit Ihren guten Erfahrungen und Erfolgen an, die Sie mit dieser Therapie gemacht haben. Ihre Patienten wollen Ihre Meinung hören! Die Meinung des Geräteherstellers oder der Pharmaindustrie interessiert die Menschen wenig oder man misstraut ihnen evtl. sogar. Ihnen dagegen vertraut man deutlich eher.

Sprechen Sie die Kunden immer persönlich an. Reden Sie nicht nur allgemein von den Vorteilen der Therapie, sondern verkaufen Sie die Vorteile für sie oder ihn: „Sie haben dadurch die Möglichkeit (Chance) usw. Möglichkeiten und Chancen sind positive Begriffe, die Vorteile signalisieren! In dem Moment, in dem Sie Vorteile und Chancen für Ihre Kunden direkt ansprechen, werden Ihre Kunden internal die dazugehörenden Bilder oder Gefühle entstehen lassen. „Chancen und Möglichkeiten" verbalisiert im Übrigen genau das, was den Tatsachen entspricht: Keine 100 %ige Gewähr für den Erfolg der Therapie!

Kunden kaufen Vorteile und Nutzen. Kein Kunde kauft eine Leistung! Sie kaufen schließlich auch kein Auto wegen 1,4 Tonnen Kunststoff und Metall. Was Sie erstehen, ist z.B. die Möglichkeit, Hausbesuche schnell und effektiv zu erledigen oder die Möglichkeit, mit dem

Auto in den Urlaub zu fahren. Sind Sie dagegen eher an Statussymbolen interessiert, kaufen Sie den BMW oder Daimler-Chrysler wegen seines hohen Prestigewertes oder Komforts!

> *Nur von Nutzen wird die Welt regiert!*
> *Friedrich Schiller*

Überaus Erfolg versprechend ist es daher, Ihren Kunden sinnesspezifischen Nutzen anzubieten.

Beispiel Cellulite: „Mit dieser Methode haben Sie die Chance, sich beim Baden am Strand wieder wohl zu fühlen. Die Blicke anderer werden Ihnen dann wieder angenehm sein."

Beispiel Gewichtsreduktion: „Nach der Therapie haben Sie die Chance zu spüren, dass Ihre Kleidung wieder angenehm sitzt."

Beispiel Lasertherapie: „Nach der Therapie haben Sie eine gute Chance, im Spiegel ein jüngeres Gesicht zu sehen."

Mit solchen oder ähnlichen Beispielen wird jede Patientin oder jeder Patient innerlich die **sinnesspezifischen Aussagen reproduzieren** und die Vorteile hören, sehen und fühlen. Das Wichtige daran ist, dass dies ein aktiver Vorgang Ihrer Patienten ist und kein Input von Ihnen. Damit haben Sie eine große Chance, erfolgreich zu sein. Dieser Vorgang gibt dem Unterbewusstsein Ihrer Kunden ein gutes Gefühl. So haben Sie die besten Vorbereitungen getroffen, um eine Kaufentscheidung herbeizuführen!

Es ist die hohe Schule des Verkaufs, **den bevorzugten Repräsentationskanal der Kunden herauszufinden und zu nutzen**. Die Nutzung seines bevorzugten Repräsentationskanals bedeutet, *Rapport* herzustellen. Die Wahrscheinlichkeit, dass Ihre Argumente ankommen, wird deutlich größer und damit die Aussicht besser, dass der Verkauf zustande kommt.

Mit einiger Übung können Sie für jede Leistung in jedem Repräsentationssystem Aussagen treffen. Bleiben wir einmal bei dem Beispiel Gewichtsreduktion.

Die auditive Variante: „Sie haben dann die Möglichkeit, wieder Komplimente über Ihre Figur zu hören."

Die visuelle Möglichkeit: „Sie haben die Chance, sich im Spiegel wieder gerne zu sehen."

Für die Kinästheten: „Nach einer erfolgreichen Gewichtsreduktion werden Sie sich wieder deutlich wohler fühlen. Sie werden wieder viel Freude an Ihren Spaziergängen haben."

Es ist auf Anhieb gar nicht so einfach, die entsprechende Formulierung zu entwickeln. Zu Beginn benötigt man etwas Zeit dafür. **Diese Zeit ist jedoch sehr gut investiert**, damit man beim Anbieten der eigenen Leistung die optimale Formulierung zur Verfügung hat und entsprechend einsetzen kann.

Daher sollten Sie an dieser Stelle trainieren, die entsprechende Verbalisierung zu nutzen. Sie finden diese Übungen im Anhang unter dem entsprechenden Kapitel.

Bei Autoverkäufern habe ich das Verkaufen unter Berücksichtigung der Empfänglichkeit für verschiedene Kanäle bei Kunden beobachten können.

Einem Kunden, der den visuellen Kanal bevorzugte, bot der Verkäufer das Fahrzeug mit optischen Aspekten an. Die tolle Farbe, der Chrom, die breiten Reifen und die elegante Linienführung wurden betont.

Dem Kunden, der eher den kinästhetischen Zugang nutzte, wurden die straffen Sitze, das angenehme Lederlenkrad, die Klimaanlage sowie die Lederausstattung und das gute Gefühl bei schnellen Kurvenfahrten angeboten.

Für den auditiven Kunden hatte der Verkäufer den Klang des Motors, den Auspuffsound, die Stereoanlage und den satten Klang beim Türenschließen (plopp) im Angebot.

Wohlgemerkt alles sind Vorteile für das gleiche Fahrzeug und tatsächlich wahrheitsgemäß!

Man könnte versucht sein, das als „verkäuferische Tricks" abzutun. Ich sehe das etwas anders: Der Verkäufer betreibt lediglich Marktforschung. Er findet heraus, was der Kunde sucht und braucht. Daraufhin bietet er genau das an, was der Kunde wünscht, denn die beschriebenen Leistungen sind ja tatsächlich in seinem Angebot!

Jeder Verkäufer sollte sich immer darüber im Klaren sein, was verkaufen letztlich bedeutet:

Erfolgreiches Verkaufen bedeutet, Bilder im Kopf des Käufers entstehen zu lassen, die er für erstrebenswert hält!

Oder wie es *Antoine de Saint-Exupéry* dargestellt hat: „Wenn du willst, dass Menschen ein Boot bauen, dann erzähle ihnen nichts von der schweren Arbeit, von der Mühe des Bootbaus und dem Schweiß, der notwendig ist, um dieses Boot entstehen zu lassen. Wenn du wirklich willst, dass Menschen ein Boot bauen, dann berichte über die unendliche Weite des Ozeans, über die Freiheit und das Abenteuer, das sie dort erwartet."

Eine optimale Unterstützung für erfolgreiche Gespräche sind **Verkaufsunterlagen, die Vorteile und den Nutzen der Leistung visuell deutlich machen**. Evtl. können diese auch den Kunden mitgegeben werden. Verkaufsunterlagen sind ein legitimes Mittel der Verkaufsförderung. Jeder Bankangestellte, jeder Versicherungs- oder Autoverkäufer arbeitet damit und sie werden von den Kunden auch ohne Einschränkung akzeptiert. Die Unterlagen sollten jedoch möglichst wenig Schrift enthalten, eher Bilder und Grafiken mit entsprechenden Stichworten oder knappen Sätzen. Diese kurzen und knappen Aussagen sollten von Ihnen im Gespräch entsprechend ausformuliert werden. Sie sollten während des Visualisierens Ihrer Angebote, z.B. beim Vorstellen eines Bildes, nicht zu viel reden. Ansonsten überfordern Sie die Aufnahmefähigkeit Ihres Kunden. Kaum jemand kann gleichzeitig Bilder und Schrift aufnehmen und gleichzeitig auch noch genau zuhören.

Mit Verkaufsunterlagen steht neben dem auditiven Repräsentationssystem auch das visuelle zur Verfügung, um ins Unterbewusstsein Ihrer Kunden zu gelangen. Sie erhöhen damit deutlich Ihre Chancen. Denn aus der Verkaufspsychologie wissen wir, dass:

- nur Gehörtes (Auditives) eine Chance von 20 % hat, im Unterbewusstsein der Kunden zu verbleiben.
- nur Gesehenes (Visuelles) eine etwas höhere, nämlich 30-prozentige Chance hat.
- wenn man die beiden Kanäle kombiniert, liegt man immerhin schon bei 50 %.
- wenn man dann noch mit dem Kunden ein Gespräch über das Produkt führt und keinen Monolog, so liegt die Chance sogar bei 70 %!

Es können nach neuester Rechtsprechung sogar **Vorher-Nachher-Bilder** gezeigt werden. Das Oberlandesgericht München hat festgestellt, dass dieses legitim ist, z.B. für das Fettabsaugen oder sonstige kosmetische Operationen. Diese Werbemöglichkeit ist jedoch nur für gesunde Menschen erlaubt und betrifft daher viele Selbstzahlerleistungen. Auf keinen Fall dürfen Bilder von kranken Menschen gezeigt werden.

Sollten Sie sich dazu entschließen mit Patientenbildern zu arbeiten, ist es natürlich vorteilhaft, eigene Patienten, also eigene Erfolge, zu demonstrieren.

Für diese Non-GKV-Leistungen kann es sehr sinnvoll sein, bereits im Wartezimmer Angebote zu machen. Diese sollten jedoch nur neugierig machen und Interesse wecken. Das Verkaufsgespräch ist dagegen Ihre Aufgabe. Interesse kann mit gut gemachten Plakaten geweckt werden oder mit einer Computeranimation, mit MS Power Point oder ähnlichen Programmen.

Sollten Ihre Angebote trotzdem nicht angenommen werden, sollten Sie locker bleiben! Vielleicht ist der potenzielle Kunde, der heute die Leistung nicht kaufen möchte, der Kunde von morgen. Wenn Sie sich in einem Autohaus für ein Fahrzeug interessieren und letztlich doch nicht kaufen, wird ein guter Verkäufer nicht gleich beleidigt sein, denn er wird Sie langfristig trotzdem als Käufer binden wollen.

Vergessen Sie den Ausdruck „IGeL-Leistungen". Die Bezeichnung ist durch die Diskussionen in den letzten Jahren z.B. von den Kassen negativ besetzt worden. Außerdem stechen Igel, und sind daher nicht für alle Menschen Sympathieträger. Werten Sie diese Leistungen auf und bezeichnen sie als besondere Leistungen Ihrer Praxis. Besondere Leistungen werden Ihre Patienten eher akzeptieren als IGeL-Leistungen.

Selbstverständlich müssen Sie auch mit Einwänden rechnen. Sie sollten in diesen Situationen nicht über Ihre Körpersprache signalisieren, dass Sie enttäuscht sind, etwa mit einer beleidigten, empörten Mimik oder mit wenig hilfreichen Äußerungen wie:

- Das sehen Sie aber falsch.
- Da haben Sie unrecht.
- Sie haben mich nicht richtig verstanden.
- Sie sollten mir besser zuhören.
- Da täuschen Sie sich.
- Stimmt nicht.
- Das hat mir noch kein Kunde gesagt.
- Das stimmt nicht, was Sie sagen.
- Sie werden noch an meine Worte denken.
- Das sagen Sie, andere sehen das anders.

Solche Aussagen schaffen lediglich Konfrontationen, einen Rapportbruch und damit ein negatives Gesprächsklima. Ein Verkaufsabschluss ist damit in weite Ferne gerückt. Auch wenn Sie eine völlig andere Meinung als Ihr Kunde vertreten, ist es eine wichtige Aufgabe, zumindest einen Minimalkonsens zu finden und diesen zu kommunizieren. Denn wir wissen ja, dass sich das Unterbewusstsein Ihrer Gesprächspartner wohl fühlen möchte.

Jedem Einwand muss daher zuerst einmal Akzeptanz entgegen gebracht werden. Ansonsten macht Ihr Gegenüber sofort dicht. Eine Positivreaktion ist z.B. das *aktive Zuhören*. Es bietet sich ideal an, Ihr Verständnis zu demonstrieren. Sie signalisieren damit Akzeptanz und verbessern den *Rapport*. Aktives Zuhören bedeutet jedoch nicht, dass Sie die Meinung Ihres Gegenübers teilen müssen!

Reagieren Sie bei jedem Einwand bitte nicht zu schnell, etwa indem Sie gleich in die Gegenargumentation gehen. Hinterfragen Sie den Einwand zuerst einmal und warten ab, was passiert. In sehr vielen Fällen wird der Kunde seinen Einwand teilweise oder evtl. ganz zurücknehmen. Auf jeden Fall wird der Einwand klarer und Sie gewinnen mehr Zeit für Ihre Argumentation. Darüber hinaus erkennt der Kunde, dass Sie ihn mit seinen Einwänden sehr ernst und wichtig nehmen.

Wir unterscheiden so genannte echte und **vorgeschobene Einwände**. Diese zeigen, dass Ihr Gesprächspartner unterbewusst das Angebot ablehnt, weil er sich unwohl fühlt. Dieses Gefühl ist meist an der Physiologie erkennbar. Gründe für die pauschale Ablehnung können sein:

- Fehlender Rapport zwischen Verkäufer und Käufer. Ein *Rapport-Check* bringt Klarheit.
- Die angebrachten Argumente waren irrelevant für den Käufer. Evtl. wurde der falsche Repräsentationskanal angesprochen oder der Nutzen war für den Kunden nicht erkennbar.

Natürlich gibt es auch **echte Einwände**. Diese sind Chancen, denn sie zeigen Interesse des Käufers. Er ist jedoch noch nicht voll und ganz überzeugt. Diese Einwände können Tatsachen oder Meinungen sein. Tatsachen kann man nicht weg diskutieren, man muss sie akzeptieren. Über Meinungen kann man sich unterhalten. Haben Sie es mit einer Tatsache zu tun, kann man sie *reframen*, also in ihrer Bedeutung verändern oder man kann sie herabchunken *(chunking down)*, also in ihrer Bedeutung kleiner machen. Früher empfahl man die Ja-aber-Methode. Mit diesem Ansatz und mit dem Wort „aber“, geht man jedoch eher in eine Konfrontationshaltung mit dem Gesprächspartner und das ist in keinem Fall empfehlenswert. Deutlich besser ist die **Einerseits-andererseits-Methode**.

Vergleichen Sie nun bitte beide Methoden. Der Kunde äußert vorher, dass die Therapie sehr teuer sei:

- *Ja, aber* dafür haben sie dann auch ein besseres Aussehen.

Die gleiche Antwort mit der Einerseits-andererseits-Methode:

- *Einerseits* kostet die Therapie 500 €, *andererseits* haben sie dann ein besseres Aussehen.

Sie erkennen, es lohnt sich eine optimale Wortwahl zu treffen. Bei der ersten Möglichkeit nimmt der Kunde das *Ja* dem Verkäufer unbewusst nicht ab, weil sogleich ein verräterisches *aber* folgt. Aber bedeutet immer: Du hast unrecht!

Die Einerseits-andererseits Argumentation können Sie verfeinern, falls Sie diese mit Gesten unterstützen: Beim Einerseits-Argument heben Sie die linke Hand und halten Sie oben. Bei der Andererseits-Präsentation die rechte Hand, die Handflächen dabei immer nach oben halten. Gerade die Kinästheten können damit das Gefühl des Abwägens besonders gut nachvollziehen!

Die Einerseits-andererseits-Methode und die Wiederholung, dass die Therapie nun einmal 500 € erfordert, ist absolut glaubhaft. Wichtig ist die richtige Wortwahl und das Herausstellen des Nutzens. Die Wahrscheinlichkeit, dass ein Abschluss zustande kommt, ist damit deutlich größer.

Noch etwas Wichtiges zur Preisdiskussion:

Eine Beurteilung des Preises ist nur mit der dahinter stehenden Leistung möglich.
Es gibt daher kein Preisgespräch ohne ein Leistungsgespräch!

Die erste Frage, die Sie immer stellen sollten, falls Kunden die Leistungen als zu teuer bezeichnen ist: „Im Vergleich zu was zu teuer?“ Die Aussage „zu teuer“ beinhaltet eine *Tilgung* im *Meta-Modell* und diese muss hinterfragt werden, um zu weiteren Informationen zu gelangen!

Eine weitere Möglichkeit ist die **Umkehrführung bei Einwänden**. Sie vermeiden damit, dass Sie eine Frage Ihres Kunden mit einer Gegenfrage beantworten oder eine Aussage mit einer Gegenaussage. Sie vermeiden Konfrontationen und negative Emotionen, die ein erfolgreiches Verkaufsgespräch verhindern können.

Beispiel:
Äußert Frau Meier auf das Angebot zur XY-Therapie: „Nein Frau Doktor, das möchte ich nicht. Meiner Freundin hat das auch nicht geholfen."

Falls Sie nun zur Gegenaussage greifen: „Nach meinen Erfahrungen ist die Therapie aber in vielen Fällen erfolgreich."

Nun, da haben wir wieder das verräterische Wort „aber". Jedoch auch ohne dieses, wäre eine Konfrontation, Aussage gegen Aussage, im Gespräch vorhanden. Der Erfolg des Gespräches wäre mit der Gegenaussage in Frage gestellt.

Antworten Sie jedoch mit einer Frage, z.B.:

„Wie groß muss denn die Wahrscheinlichkeit sein, dass die Therapie erfolgreich sein wird?" Oder: „Darf ich Ihnen denn einmal Bilder von meinen Patientinnen zeigen, die absolut zufrieden mit der Therapie waren?"

Damit:

- Vermeiden Sie die Konfrontationen.
- Nehmen Sie Ihre Gesprächspartnerin wirklich ernst.
- Haben Sie immer noch alle Möglichkeiten, Ihre Argumente anzubringen und ein erfolgreiches Gespräch zu führen.

Der Ball bleibt also im Spiel!

Häufig hört man von Patienten: **„Das muss ich mir erst noch einmal überlegen**, ich sage Ihnen dann Bescheid." Wenn Sie Ihren Patienten nun aus dem Gespräch entlassen, werden Sie zu 95 % nichts mehr zu diesem Thema von seiner Seite hören. Die Wahrscheinlichkeit ist sehr groß, dass er wirklich noch nicht so weit ist, um zu einer Entscheidung zu kommen. Wenn er nun nach Hause geht, wird er kaum auf den Gedanken kommen, neue Überlegungen dazu anzustellen!

Sie können jedoch unterstützend vorgehen, indem Sie die „Tu-so-als-ob"-Methode anwenden:

„Und wenn Sie nun schon wüssten, was Sie noch zu Ihrer Entscheidung brauchten, was wäre das?" Die Frage kann zu einer leichten Trance führen, weil sie auf Anhieb etwas verwirrend klingt. Es besteht jedoch die Möglichkeit, dass der blockierende Teil des Unterbewusstseins die Frage beantworten wird:

- „Man hat mir gesagt, dass die Methode gefährlich ist."
- „Ich müsste genau wissen, was dabei alles passieren kann."
- „Ich kann nicht so häufig zur Therapie kommen."
- „Das ist zu teuer."

In allen Fällen ist das Gespräch wieder offen und Sie können die Einwände sachlich behandeln!

Wollen Sie im Gespräch eine Frage nicht direkt beantworten z.B. weil Sie befürchten, dass der Erfolg des Angebotes damit in Frage gestellt wird, wenden Sie die **Gefrierfach-Methode** an. Sie frieren den Einwand ein, um ihn später zu beantworten. Das ist z.B. dann sehr sinnvoll, wenn zu Beginn des Gespräches gleich die Frage nach dem Preis gestellt wird, bevor Sie die Möglichkeit hatten, die Leistung transparent zu machen.

Wichtig ist dabei, dass Sie sich beim Patienten informieren, ob Sie diese Frage zurückstellen dürfen. Sie sollten unmittelbar nach dieser Frage zum Stift greifen und sie notieren. Damit wird erkennbar, dass Sie später wirklich darauf zurückkommen werden!

Weitere Tipps zum Anbieten von Leistungen:

- **Nutzen Sie für jedes Argument nur einen Satz.**
Wenn Sie alle Vorteile in einen Satz packen, wird wahrscheinlich nur einer in Erinnerung bleiben, in der Regel der letztgenannte und der Rest der Argumentation wird vergessen.
- **Nutzen Sie niemals mehr als vier Argumente** für Ihr Produkt. Mehr kann ein durchschnittlich begabter Mensch sowieso nicht behalten.
- **Wenn Sie Ihr entscheidendes Argument nennen, heben Sie es heraus.**
Etwa so: „Und nun komme ich zum größten Vorteil für sie." Damit schaffen Sie sich einen starken Auftritt für Ihr bestes Argument. Ihr Gegenüber wird diesen Vorteil gespannt aufnehmen, und Sie haben nun die Bühne dafür.
Denken Sie an *Nikita Chrustchow*, den Generalsekretär der KPDSU. Bei einer Rede vor der UNO-Vollversammlung nahm er einen Schuh in die Hand und schlug beim entscheidenden Punkt seiner Rede mit diesem mehrfach auf das Rednerpult. Mit dieser Aktion hatte er die volle Aufmerksamkeit der Zuhörer und vor allen Dingen der Presse. Seine Aussagen an dieser Stelle wurden Wort für Wort in allen Medien präsentiert!
Selbstverständlich hatte sich *Chrustchow* nicht seinen eigenen Schuh ausgezogen, so verrückt war er denn doch nicht. Er hatte sich für seine Aktion lediglich einen Schuh ausgeliehen! Womit ich an dieser Stelle nicht zum Ausdruck bringen wollte, dass Sie sich einen Schuh parat legen sollen, um zu verkaufen. Es reichen ein wenig Mimik, Gestik und die richtigen Worte!
- **Wirklich Wichtiges sollten Sie nach einiger Zeit wiederholen.**
Es ist zu optimistisch zu glauben, dass Ihr Kunde alles in Erinnerung behält, was Sie ihm im Laufe des Gespräches gesagt haben.
Martin Luther King hat sich dieses Instrumentes meisterlich bedient. In jeder Rede wiederholte er mehrfach: „I have a dream!" Diese Kernaussage seiner Vision ist auch heute noch sehr vielen Menschen in Erinnerung.
- **Nutzen Sie bitte eine effektive Sprache**, denn diese ist besonders beim aktiven Verkaufen eine wichtige Grundlage für ein erfolgreiches Gespräch:

Vermeiden Sie	Besser ist
„Und das Schöne an der Therapie ist, sie hat so gut wie keine Nebenwirkungen."	„Nach meinen Erfahrungen wird die Therapie sehr gut vertragen."
„Ich möchte Ihnen die Angst nehmen, dass …"	„Ich möchte Ihnen die Sicherheit geben, dass …"
„Dabei gibt es keine Wechselwirkungen mit Ihren anderen Medikamenten."	„Das Präparat ist mit anderen Medikamenten gut zu kombinieren."
„Der Preis sollte Sie nicht abschrecken."	„Diesem Preis steht eine überzeugende Leistung gegenüber. Sie haben damit die Chance …"
„Das kostet Sie dann 150 €."	Wenn Sie nun 150 € investieren, haben Sie eine große Chance, sich wieder besser zu fühlen.

Zusammengefasst die Reihenfolge des Gespräches:

1. **Kurze Schilderung der Situation** des Patienten. Erkrankung und bisherige Therapieversuche. Definieren Sie die Einschränkungen, die Ihr Patient durch die jetzige Situation hat. Damit holen Sie ihn für Ihr Verkaufsgespräch ab.
2. **Therapieziel aufzeigen:** „Wir wollten erreichen, dass Sie wieder gesund sind, sich … fühlen, etc.
3. **Vorteile und eigene Erfahrung der angebotenen Methode darstellen.**
4. **Ergebnis bildhaft darstellen.** „Das bedeutet für Sie …" Lassen Sie ihn erleben, wie es ist, wenn das Therapieziel erreicht ist. Sie schaffen damit eine typische win-win-Situation. Ihre Patienten geben etwas und erhalten dafür einen hohen Nutzen. Sie beide profitieren bei diesem Geschäft. Das beugt der Gefahr vor, die häufig im ärztlichen Verkauf beschrieben wird, nämlich, dass nur die Mediziner profitieren: Man darf seine Patienten nicht „abzocken." Ich bin genau dieser Meinung, denn das ist ein wenig hilfreiches Verhalten und bringt langfristig keinen Erfolg, sondern lediglich eine schlechte Publicity. Falls Sie dagegen selbst von der Therapie überzeugt sind und damit einen wertvollen Nutzen verkaufen können, steht für den verkäuferischen Erfolg alles bereit!
5. Stellen Sie unbedingt sofort die Akzeptanzfrage und schicken Sie den Patienten nicht zum Überlegen nach Hause!

Jeder Verkäufer hat das Recht (und die Pflicht), als Abschluss des Verkaufsgespräches diese Frage zu stellen. Jetzt ist die Chance deutlich besser, eine Zustimmung zu erhalten. Die Vorteile sind Ihrem Patienten noch gegenwärtig. Falls er noch Bedenken bekommen sollte, kann er später selbstverständlich von der Zusage zurücktreten.

Ich habe dieses Vorgehen in einem größeren Workshop empfohlen. Sieben Tage später rief mich ein Hausarzt begeistert an: „Sie haben völlig recht gehabt. Früher schickte ich die Patienten immer zum Nachdenken nach Hause. Nicht einmal 20 % haben sich danach gemeldet. Wenn ich sie nun direkt frage, erhalte ich zu 80 % ein OK und letztlich kaufen 50 % diese Leistung."

Ein erfolgreiches Verkaufsgespräch, z.B. mit einer Migränepatientin könnte folgendermaßen stattfinden:

1. Nun Frau XY, wir haben wirklich alles im schulmedizinischen Bereich versucht und selbst die Therapie mit den sonst wirkungsvollen Triptanen hat keinen Erfolg gehabt, da Sie die Präparate schlecht vertragen haben.
2. Wir wollten jedoch erreichen, dass Sie Ihre Hausarbeit wieder wie früher erledigen und für Ihre Familie voll und ganz da sein können.
3. Die Akupunktur, die ich Ihnen nun anbieten möchte, hat den großen Vorteil, dass sie sehr gut verträglich ist und nach meinen Erfahrungen bei 80 % der Patienten Erfolg verspricht.
4. Das bedeutet für Sie, Sie können wieder wie früher Ihrer Arbeit nachkommen und für Ihre Kinder und Ihren Mann wieder voll und ganz da sein.
5. Möchten Sie, dass wir eine Akupunkturtherapie durchführen? Haben Sie noch Fragen zur Therapie oder sollen wir mit der Therapie gleich beginnen?

In der Regel kommt dann die Frage nach dem Preis und diese kann nun vom Käufer in Relation zur Leistung der Therapie beurteilt werden.

Es ist hilfreich zu Beginn des Anbietens von Non-GKV-Leistungen **die fünf Gesprächsabschnitte aufzuschreiben** und auf dem Schreibtisch, evtl. neben der Schreibtischunterlage zu platzieren. Bei Bedarf liegen sie dann immer bereit!

Das Wichtigste für jedes Verkaufgespräch hat uns *Joseph Pulitzer* mit auf den Weg gegeben, denn was für einen guten Journalisten gilt, gilt erst recht für einen guten Verkäufer:

> *Was immer du sagst, sage es kurz,*
> *und sie werden dir zuhören.*
> *Sag es klar, und sie werden es*
> *verstehen. Sag es bildhaft, und sie*
> *werden es im Gedächtnis behalten.*
> *Joseph Pulitzer*

Bevor Sie nun weiterlesen, folgt eine für Sie wirklich wichtige Aufgabe. Falls Sie verkäuferisch tätig sind oder werden wollen, formulieren Sie nun ein Gespräch, mit einem Ihrer Patienten. Formulieren Sie bitte alle 5 Abschnitte des Gespräches.

2. Was tun, wenn Verkaufen nicht ins eigene Rollenverständnis passt?

Alle Theorien des Verkaufens sind gut und wichtig. Jedoch was macht man, wenn der Verkauf von Leistungen nicht zur eigenen Persönlichkeitsstruktur passt? Wie geht man damit um?

Alle Mediziner/innen sind in ihrer Ausbildung nie damit konfrontiert worden, Geld für Leistungen zu liquidieren. Ein in unserer Dienstleistungsgesellschaft absolut unüblicher Zustand.

Bei genauerem Hinsehen muss jedoch auch der GKV-versicherte Patient bezahlen, nämlich auf dem Umweg seines Abzugs der Krankenversicherungsbeiträge vom Bruttolohn. Es ist also lediglich eine schöne Fiktion, ohne Bezahlung des Kunden/Patienten auskommen zu können. Durch unser Gesundheitssystem hat sich lediglich der angenehme Umstand entwickelt, dass es ein Verfahren gibt, welches es ermöglicht, auf die direkte Liquidierung der Leistungen zu verzichten.

Bei vielen Mediziner/innen hat sich daraus ein Mutter-Theresa-Syndrom entwickelt. Es besteht die überaus angenehme Vorstellung vieler, man arbeite um „Gotteslohn" und erhalte genau aus diesem Grund deren Wertschätzung. Und es ist genau diese Wertschätzung, auf die man um keinen Preis verzichten möchte, da diese punktgenau die eigene Landkarte bestätigt.

Leider ist diese Fiktion nicht die allgemeine Realität. Ich bin mir sicher, dass die überwältigende Mehrheit der Patienten ihren Therapeuten aus anderen Gründen Wertschätzung entgegenbringt. Wertschätzung erhalten die Mediziner/innen nämlich aus 2 Gründen: Es sind ihre Fachkenntnisse und/oder ihre Kommunikationsfähigkeit.

Es würde daher sehr viel Sinn machen, den Nachfragern im Gesundheitssystem Wohlbefinden, Fitness, Wellness oder ein gutes Aussehen, also Fachkenntnisse zu verkaufen und dabei eigene Kommunikationsfähigkeit einzusetzen!

Die Einnahmen aus dem GKV-Geschäftsbereich werden eher geringer. Auch daher macht es sehr viel Sinn, Selbstzahlerleistungen forciert anzubieten. Außerdem sind viele Menschen bekanntlich bereit, Geld für Leistungen auszugeben, die nicht zum GKV-Leistungskatalog gehören.

Leider fühlen sich viele Ärzte nicht in der Lage, diesen Weg zu gehen. Ein Beispiel dazu habe ich vor einigen Jahren erlebt:

Ein hausärztlich tätiger Internist, Alter 52 Jahre. Die Ehefrau führt ein Gewerbe, Ernährungsberatung, incl. Diätmittelverkauf. Sie ist damit sehr erfolgreich, was viele Kunden bestätigen.

Eine Patientin, 62 Jahre, Diabetikerin mit Hypertonie und Fettstoffwechselstörungen ist im Gespräch mit dem Internisten. Nach zwei Minuten äußert die Patientin, was bis dahin nicht Thema des Gespräches war: „Herr Doktor, ich werde immer dicker!" Der Internist geht nicht darauf ein, er spricht weiter über die Hochdruckeinstellung. Nach einer weiteren Minute: „Herr Doktor, ich muss mir immer wieder neue Kleider kaufen, weil die alten nicht mehr passen!" Ihr Arzt ging wieder nicht auf das Thema ein.

Nach dem Gespräch habe ich ihn gefragt, was ihn daran gehindert hat eine Ernährungsberatung bei dieser Patientin anzubieten. Die Antwort war bezeichnend: „Ich habe ihr schon oft genug gesagt, dass sie ihr Gewicht reduzieren soll, aber das Gewerbe kann ich doch nicht anbieten!" – Er glaubte, diese Leistungen anzubieten sei für einen Mediziner unethisch.

Ursächlich für dieses Verhalten ist die eigene Psyche. Es sind Glaubenssätze wie: „Mediziner sollten nur Schulmedizin machen." Für Ärzte resultieren diese Überzeugung häufig aus ihren Glaubenssätzen und Werten. Diese haben sich jedoch, gerade bei jungen Medizinern, in den letzten Jahren deutlich verändert. Sie haben deutlich seltener solche limitierenden Einschränkungen.

Einige Berater empfehlen, um den Verkauf von Selbstzahlerleistungen zu intensivieren, **Video- oder klassisches Verkaufstraining**. Ich bin davon überzeugt, dass dieses Training nicht das leistet, was man sich davon verspricht, insbesondere dann nicht, wenn die Glaubenssätze nicht zum Verkauf von Leistungen passen. Auch mit dem besten Training auf der Fähigkeiten- bzw. Verhaltensebene kann man dauerhaft keinen Erfolg erzielen (siehe Kap. *Karten und Filter, Logische Ebenen*). Der geringste Widerstand des Kunden lässt dann häufig genug das ganze Kartenhaus des Trainings einstürzen. Zum Tragen kommen dann wieder die dominanten Glaubenssätze: „Ich habe es ja gewusst, Ärzte sollten keine Selbstzahlerleistungen anbieten!"

Von einer Therapie nicht überzeugt zu sein ist natürlich auch ein Glaubenssatz. Häufig betrifft das Therapien, die außerhalb der Schulmedizin liegen.

Leistungen, hinter denen Sie nicht stehen können, sollten Sie nicht anbieten.

Sie wirken unglaubwürdig und werden über kurz oder lang diese Leistungen meiden.

Ich kenne den Fall eines Allgemeinarztes, der sich für 10.000 € ein Ozon-Gerät angeschafft hat. Eine Woche war die Maschine in Betrieb, danach verschwand sie ungenutzt hinter einem Vorhang!

Wenn Sie Ihre Glaubenssätze, in Bezug auf Ihre verkäuferischen Fähigkeiten dauerhaft verändern wollen, empfehle ich Ihnen das Kapitel *Karten und Filter.* Dort wird dargestellt, wie Glaubenssätze wirkungsvoll verändert werden können.

Lassen Sie sich später die positiven Erfahrungen von Ihren Patienten bestätigen. Werden Verhaltenmuster nicht bestätigt (konditioniert), werden sie immer seltener genutzt. Erhalten sie im Alltag jedoch eine Verstärkung, bewirkt diese eine Bestätigung des Verhaltens. Das gilt übrigens für fast jedes unserer Verhaltensmuster.

> *Nichts ist überzeugender als Erfolg.*
> *Leopold von Ranke*

Erfolgreichen Menschen werden immer weitere Erfolge zuteil, das erlebt man immer wieder. Wer Erfolg hat, dem fallen weitere Erfolge „in den Schoß." Die Ursache dafür ist sehr simpel: Es ist der Glaube dieser Menschen an ihren Erfolg! Sie haben Ihr Unterbewusstsein auf Erfolg programmiert und die unbewussten Teile ihres Gehirns nehmen daher jede Chance wahr, die sich bietet, um weitere Erfolge zu erreichen.

Ein Stabhochspringer, dem man 5,90 Meter auflegt und der alle körperlichen Voraussetzungen für einen erfolgreichen Sprung hat, wird es ohne den Glauben an den Erfolg niemals schaffen, diese Höhe zu bewältigen.

Eine Fußballmannschaft, die nicht an ihren Erfolg glaubt, wird auch nicht in der Lage sein, zu gewinnen.

Menschen, die nicht an ihren Erfolg glauben, können daher auch logischerweise keine Erfolge haben, denn sie entwickeln kein Potenzial (Fähigkeiten und Verhalten), um erfolgreich zu sein.

Der Glaube an Einschränkungen limitiert daher tatsächlich. Weil Sie von etwas nicht überzeugt sind, geben Sie Ihrem Gehirn das Signal, dass es nicht funktionieren kann. Wenn Sie sich immer wieder bestätigen, dass Sie zu etwas nicht in der Lage sind, werden Sie dazu auch nicht fähig sein!

> *Der Mensch ist das, woran er glaubt.*
> *Anton Tschechow*

Oder wie *Vergil* es ausgedrückt hat: „Sie können es, weil sie glauben, dass sie es können!" Damit trifft er den Nagel auf den Kopf. Alles was wir tun, können wir lediglich, weil wir daran glauben, dass wir es können. Wenn wir es nicht glauben würden, könnten wir es nicht.

- **Verkaufen ist nie zu 100 % rational. Kaufentscheidungen werden zuerst einmal emotional getroffen. Daher benötigt der Kunde ein gutes Gefühl, um dem Kauf zuzustimmen. Rationale Argumente werden nur als „Entscheidungshilfen" hinzugezogen.**
- **Bieten Sie nur solche Leistungen an, hinter denen Sie uneingeschränkt stehen können.**
- **Erfolgreiche Verkaufsgespräche benötigen eine entspannte und angenehme Atmosphäre.**
- **„Wer nicht lächeln kann, darf keinen Laden aufmachen," sagt ein chinesisches Sprichwort. Lächeln und Freundlichkeit erleichtern den Verkauf.**

- Sprechen Sie nie von Kosten, denn dafür bekommt man in der Regel nichts. Benennen Sie Ihren Preis als Investition! Wer investiert, bekommt i.d.R. etwas für sein Geld.
- Bieten Sie den Patienten die Leistung mit Ihren guten Erfahrungen und Erfolgen an.
- Kein Patient kauft ein Produkt oder eine Leistung. Es sind Vorteile und Nutzen, welche die Produkte und Leistungen bieten, die gekauft werden. Diese gilt es zu kommunizieren.
- Die beste Methode zu verkaufen ist, den Kunden sinnesspezifische Vorteile anzubieten. Sie werden sehen, hören, fühlen ... Finden Sie dazu das Sinnessystem heraus, welches bevorzugt genutzt wird.
- Erfolgreiches Verkaufen bedeutet, Bilder im Kopf des Käufers entstehen zu lassen, die er für erstrebenswert hält.
- Verkaufsunterlagen erleichtern den Verkauf.
  - Nur Gehörtes (Auditives) hat eine Chance von 20 % im Unterbewusstsein der Kunden zu verbleiben.
  - Nur Gesehenes (Visuelles) hat eine etwas höhere, nämlich 30-prozentige Chance.
  - Kombiniert man die beiden Kanäle, liegt man immerhin schon bei 50 %.
  - Wenn man dann noch mit dem Kunden ein Gespräch über das Produkt führt und keinen Monolog, so liegt die Chance sogar bei 70 %!
- Sollten Ihre Angebote nicht angenommen werden, reagieren Sie nicht enttäuscht. Wichtig ist es, die Kunden langfristig zu binden.
- Vergessen Sie den Ausdruck „IGeL-Leistungen." „Besondere Leistungen unserer Praxis" klingt besser und wertet die Leistung auf.
- Jedem Einwand muss zuerst einmal Verständnis entgegen gebracht werden, ansonsten blockt jeder potenzielle Käufer.
- Unterscheiden Sie bitte vorgeschobene und echte Einwände. Bei den vorgeschobenen Einwänden fehlt häufig der *Rapport*! Echte Einwände sind eine reelle Chance zum Abschluss zu kommen. Diese Einwände beruhen auf Meinungen oder Tatsachen.

Tatsachen kann man nicht wegdiskutieren. Man kann sie lediglich *reframen* oder tiefer *chunken*. Bitte nicht mit der Ja-aber-Methode, sondern mir der Einerseits-andererseits-Methode.

- Über Meinungen kann man sich mit den Kunden unterhalten!

- Eine Beurteilung des Preises ist nur mit einer Berücksichtigung der dahinter stehenden Leistung möglich.
- Es gibt daher kein Preisgespräch ohne ein Leistungsgespräch.
- Nutzen Sie für jedes Argument nur einen Satz.
- Wenn Sie Ihr entscheidendes Argument nennen, betonen Sie es.
- Wirklich Wichtiges sollten Sie nach einiger Zeit wiederholen.
- Effektive Sprache ist eine Voraussetzung für erfolgreiche Gespräche.
- Die Reihenfolge des Gespräches:
  - Kurze Schilderung der Situation des Patienten.
  - Therapieziel aufzeigen.
  - Vorteile und eigene Erfahrung der angebotenen Methode darstellen.
  - Ergebnis bildhaft darstellen.
  - Akzeptanzfrage.
- Glaubenssätze sind erworbene Wahrnehmungstendenzen, die unsere innere Kommunikation beeinflussen.
- Glaubenssätze können verhindern, dass Verkaufstraining erfolgreich ist.
- Glaubenssätze können verändert oder neue Glaubenssätze können verankert werden.

Mitarbeiterführung

Über 10 Jahre lang habe ich Kliniken, Ambulanzen, niedergelassene Haus- und Fachärzte beraten. Ich habe sehr viele Ärztinnen und Ärzte in Kliniken und Praxen kennen gelernt. Alle erfolgreichen hatten ein einheitliches Merkmal und das waren engagierte und motivierte Mitarbeiter/innen. Diese orientierten sich an den Unternehmenszielen und arbeiteten, was immer wieder eindrucksvoll zu beobachten war, patienten- bzw. kundenorientiert. Man spürte ihr Engagement und sah, dass sie mit Freude ihre Arbeit machten. **Mitarbeiter sind das wichtigste Kapital in jedem Unternehmen.** Ohne sie sind auch die anspruchvollste Medizin oder die besten Produkte nicht erfolgreich an die Kunden (Patienten) zu bringen.

Management ist nichts anderes als die Kunst, andere Menschen zu motivieren.
Lee Iacocca

Diesem Ausspruch von einem der erfolgreichsten amerikanischen Manager des letzten Jahrhunderts ist nichts hinzuzufügen! Die Frage, die sich jedoch in diesem Zusammenhang stellt: Wie motiviert man Mitarbeiter? Oder: Was steht hinter der *Nominalisierung* Motivation?

Motivation ist der Antrieb, etwas von sich aus zu tun. Rein rational ist Motivation nicht zu erreichen. Motivation ist emotional, es ist **das gute Gefühl etwas gerne zu tun**, aus innerem Antrieb heraus. Man kann es auch mit **Bereitschaft** oder **Begeisterung** beschreiben. Letztlich kann man Menschen nicht motivieren, man kann ihnen lediglich etwas anbieten, womit sie sich selbst motivieren können! Sinn in einer Aufgabe zu sehen, löst z.B. solche Gefühle aus. Welche Möglichkeiten bieten sich an, andere Menschen dazu zu bringen, sich zu motivieren?

Der erste und wahrscheinlich wichtigste Faktor, weil Voraussetzung für alles andere, ist es, **Vertrauen in das Potenzial der Mitarbeiterinnen** zu haben. Es bedeutet nichts anderes, als eine **positive Grundeinstellung** zu ihnen einzunehmen. Das überträgt sich, weil man spürt, dass man ernst genommen wird und man Respekt und Vertrauen erhält. Dieses Vertrauen wird man in der Regel nicht enttäuschen wollen und zu deutlich mehr Leistung bereit sein (das „Wie-du-mir-so-ich-dir-Prinzip").

Es gibt mittlerweile einige große Studien, die wissenschaftlich absichern, dass ein Vertrauensvorschuss Erfolg bringt. An einer Grundschule in England wurden zwei Gruppen von Erstklässlern beliebig zusammengestellt. Den Lehrern der ersten Gruppe erklärte man, die Schüler seien sowieso hoffnungslose Fälle und mit ihrer Intelligenz sei es nicht weit her. Die Lehrer der anderen Gruppe wurden damit konfrontiert, dass ihre Schüler weit überdurchschnittlich intelligent und lernbereit seien. Nach einem Jahr wurden die Ergebnisse verglichen. Diese waren eindeutig. Die Gruppe der angeblich besseren Schüler hatten deutlich mehr Lernerfolge zu verzeichnen. Ihre Leistungen waren deutlich besser.

Man kann das Ergebnis relativ leicht erklären, denn die Lehrer sind mit dieser Gruppe sicherlich anders umgegangen, als die Lehrer der ersten Gruppe. Fehler wurden verziehen und Ansporn/Lob wurde gegeben. Die Schüler waren ja, wie man wusste, intelligent und motiviert und für diese Schüler lohnt selbstverständlich jeder persönliche Einsatz!

Die gleiche Schule führte etwas später ein ähnliches Experiment mit anderen Schülern einer dritten Klasse durch. Auch hier zeigte sich ein vergleichbares Ergebnis, wenn auch nicht mit solch ausgeprägten Unterschieden.

Dass die Resultate bei den Drittklässlern nicht so eklatant waren, wurde schon zu Beginn des Versuches erwartet, denn diese Schüler hatten schon eine gewisse Prägung. Sie sahen sich bereits selbst als gute bis schlechte Schüler und benötigten deutlich mehr Zeit, um diese Einstellung evtl. zu revidieren, falls entsprechende Motivationsangebote von den Lehrern kamen.

Dass ein Vertrauensvorschuss sinnvoll ist, ist auch eine **Arbeitshypothese des NLP** und es geht dabei nicht um richtig oder falsch, sondern um nützlich oder weniger nützlich für das Ergebnis!

Was bedeutet das für Sie in der täglichen Mitarbeiterführung? Es bedeutet nichts anderes, als dass **Sie langfristig das bekommen werden, was Sie an Erwartungen in Ihre Mitarbeiter investieren.** Denken Sie bitte an die Glaubenssätze aus dem Kap. *Karten und Filter.* Falls Sie Ihre Mitarbeiter für unfähig halten, z.B. selbstständig zu arbeiten, werden diese auch so agieren. Sie werden auf Anweisungen warten und nicht dazu in der Lage sein, Eigenengagement zu entwickeln.

Geben Sie jedoch einen Vertrauensvorschuss, haben Sie die große Chance, motivierte und selbstständig arbeitende Mitarbeiter/innen zu erhalten. Auch wenn Sie bisher noch nicht so verfahren haben, gehen Sie zu Beginn kleinere Risiken ein und übertragen überschaubare Aufgaben. Ihre persönliche Ausstrahlung bei der Übertragung dieser Aufgaben ist dabei eine wichtige Voraussetzung für den Erfolg. Gehen Sie daher bitte ruhig und gelassen an diese Aufgabe heran und demonstrieren Vertrauen und Überzeugung in das Potenzial Ihres Teams!

> *Behandle die Menschen als wären sie, was sie sein sollten, und du wirst ihnen helfen, so zu werden, was sie sein können.*
>
> *Goethe*

Das Spiel *Gefangenendilemma* beschäftigt sich mit der Frage, ob es grundsätzlich sinnvoll ist, jemandem Vertrauen entgegen zu bringen oder ob es vorteilhaft ist, zunächst misstrauisch zu sein. Das Spiel wurde als das „Dilemma des Gefangenen" 1950 von der RAND-Corporation auf den Markt gebracht. Einige Zeit später beschäftigte sich *A. Tucker* von der Princeton University damit. Ihm war die erstaunliche Parallelität zu vielen Alltagssituationen aufgefallen. Dabei ist es unerheblich, ob es sich um Situationen mit Kollegen, Kunden, Patienten, Geschäftsfreunden oder Mitarbeitern handelt. Häufig stellt sich die Frage: Lohnt es sich zu vertrauen oder bringt es Nachteile mit sich?

Das Spiel wurde in den siebziger Jahren von Spieltheoretikern weiter entwickelt, um zu erfahren, wie man nützliche Entscheidungen trifft, insbesondere dann, wenn bestimmte Informationen für einen optimalen Entscheidungsprozess fehlen.

Stellen Sie sich nun bitte vor, dass Sie ein Freiheitskämpfer in einem Land mit einer korrupten Regierung sind. Sie bekommen von der Leitung der Befreiungsarmee einen neuen Partner für Ihre Guerillatätigkeit zugeteilt. Nach einigen Einsätzen werden Sie beide von der Armee des Landes gefasst und getrennt ins Gefängnis gesperrt. Es gibt keine Möglichkeit, mit Ihrem Partner Kontakt aufzunehmen, da Sie beide hermetisch abgeschottet werden. Die Geheimpolizei bietet Ihnen nun einen diabolischen Deal an. Wenn Sie Ihren Partner verraten, bekommen Sie eine Belohnung und werden freigelassen. Ihr Partner dagegen wird verurteilt und eingesperrt. Falls Sie sich beide gegenseitig verraten, droht Ihnen beiden dieses Schicksal. Ihnen ist selbstverständlich auch bekannt, dass, falls Sie beide schweigen, es keine Beweise gibt und Sie freigelassen werden müssen. Damit besteht sogar die Chance, weiter gegen das Regime kämpfen zu können. Die Geheimpolizei teilt Ihnen zum Schluss mit und das ist der Knackpunkt, dass sie Ihrem Partner das gleiche Angebot gemacht hat.

Was nun? Die ideale Lösung wäre, Sie würden beide schweigen. Ihren Partner kennen Sie jedoch noch nicht so genau. Können Sie ihm trauen oder nicht? Lockt ihn vielleicht die Belohnung? Handelt er kooperativ? Vielleicht wird Ihr Partner glauben, dass Sie ihn verraten, dann hat er nichts zu verlieren und wird Sie auch verraten. Also alles in allem eine verfahrene Situation.

Falls Sie dieses Spiel nur einmal mit demselben Partner spielen, wäre Verrat eine sehr gute Lösung, denn falls Ihr Partner Sie verrät, wandern Sie zumindest beide in den Knast. Falls er Sie nicht verrät, sind Sie sogar frei und erhalten eine Belohnung. Da das Spiel nur ein Mal stattfindet, hat Ihr Verhalten in diesem Fall keine Konsequenzen!

Im wirklichen Leben sieht die Sache dagegen ganz anders aus. Daher wird auch das Spiel mehrfach mit demselben Partner gespielt. Es ist nun die Frage, ob Kooperation und Vertrauen auf lange Sicht gegebenenfalls effektiver sind.

Der Hintergrund ist, dass die Entscheidung, ob Misstrauen oder Kooperation immer im Zusammenhang in einer Beziehung zwischen Menschen gesehen werden muss. Wichtig ist es, die Strategien des anderen herauszufinden, um zu erkennen, ob Vertrauen gerechtfertigt sein wird!

Der Politologe *Robert Axelrod* initiierte 1979 ein Turnier für Computer mit einer Gefangenendilemmasoftware. Der Auftrag war, das erfolgreichste Programm für das Spiel herauszufinden. Hintergrund war, logische Ansätze für Kooperationen zu finden. Die Order: 200 Spiele gegen jedes andere Programm des Turniers durchzuführen.

Kooperierten die Programme, schwiegen also und verrieten nichts, bekam jedes Programm 3 Punkte. Beschuldigten sie einander, betrieben also Verrat, bekam jedes Programm einen Punkt. Verriet ein Programm und das andere kooperierte, bekam der Verräter 5 Punkte und das kooperierende Programm keinen Punkt. Am Ende dieses gesamten Versuches würde dann das Programm mit den meisten Punkten gewinnen.

14 Programme wurden für das Spiel nominiert. Sehr schnell wurde deutlich, dass „die guten" Programme sich wesentlich besser in Szene setzen konnten. Keines der 8 Besten hatte „Verrat" von sich aus als erste Option vorgesehen. Das einfachste und freundlichste Programm gewann schließlich. Der Pianist und Politologe Anatol Rapoport hatte es entwickelt. Der Name des Programms war „Wie du mir, so ich dir." Es sah als ersten Zug jeweils Vertrauen vor und in allen weiteren kopierte es die Aktionen des Mitspielers.

Axelrod forderte später in einem weiteren Versuch dazu auf, „Wie du mir, so ich dir" zu schlagen. 62 neue Kandidaten traten an und unterlagen wiederum. *Axelrod* bemerkt dazu: „Der durchschlagende Erfolg von „Wie du mir, so ich dir" erklärt sich aus einer Kombination von Freundlichkeit, Vergeltung, Vergebung und Klarheit. Die freundlichen Merkmale des Programms verhindern unnötige Schwierigkeiten. Seine Fähigkeit zu Vergeltung entmutigt den Gegner, sobald er betrügt. Dadurch, dass das Programm vergibt, hilft es die Zusammenarbeit wieder aufzunehmen. Und seine Einfachheit erleichtert es anderen Spielern, es zu durchschauen, was einer langfristigen Kooperation förderlich ist." (*R. Axelrod*: The evolution of Cooperation, New York 1984).

Dieses Spiel zeigt mit mathematischer Genauigkeit, dass mit Sicherheit verloren wird, wenn man mit Misstrauen beginnt, denn das zieht automatisch Misstrauen beim anderen nach sich. Alle Programme, die diese Option hatten, waren die Verlierer. Auch alle Programme, deren Strukturen für die Mitspieler nicht transparent und durchschaubar waren, konnten sich nicht durchsetzen. Auch die, die Misstrauen als generelle Option hatten, landeten weit abgeschlagen. Selbst die Spielpläne, die nur

„gut" waren, konnten sich nicht durchsetzen.

Selbstverständlich sind die Gegebenheiten im wahren Leben deutlich komplexer als in dieser Spielsituation, jedoch ist der Ansatz, wenn auch vereinfacht, sehr ähnlich. Gegenseitiges Vertrauen lohnt für beide! Die Frage, die sich jedoch stellt: Wie erhalte ich das Vertrauen der anderen? Die Antwort ist sehr simpel: Indem ich zuerst bereit bin einen Vertrauensvorschuss zu geben. Vertrauen zu geben ist demnach eine erfolgreiche und zugleich egoistische Handlungsweise!

Was bedeutet das Ganze für ihre Leitungsfunktion?

Als Leitende/r sollten Sie gegenüber Mitarbeitern kalkulierbar und großzügig sein und ihnen Vertrauen entgegenbringen.

Erinnern Sie sich noch an das Kap. *NLP*. Dort wurde folgende Hypothese aufgestellt: **Alle Menschen haben die Ressourcen, um ihre Herausforderungen selbst zu lösen.** Man kann ihnen helfen, diese Ressourcen zu wecken und erfolgreich einzusetzen. Die Lösungen für alle Herausforderungen sind bereits in den Menschen vorhanden, man kann sie dazu bringen, sie selbst zu finden. Bei dieser Hilfestellung geht es nicht um Inhalte, sondern um Prozesse die in Gang gesetzt werden sollen. Genau dieses Vorgehen macht Vorgesetzte in der täglichen Mitarbeiterführung erfolgreich.

Falls ein Mitarbeiter zu Ihnen kommt und klagt, er habe immer große Schwierigkeiten mit dem Patienten XY, macht es wenig Sinn, ihm Ihre Lösungen vorzugeben. Sie haben verschiedene Möglichkeiten, **prozessorientierte Hilfestellungen** zu geben:

- Fragen Sie ihn, ob er schon einmal eine **ähnliche Situation** erlebt hat. Damit nutzen Sie seine selbst gemachten Erfahrungen. Es klingt vielleicht seltsam, aber zu dieser einfachen Fragestellung zu gelangen, ist für viele Menschen in „Problemsituationen" nicht selbstverständlich. Häufig genug sind sie durch die aufgetretene Herausforderung blockiert!
  Oder sprechen Sie seine **positiven Erlebnisse** an: „Haben Sie schon einmal ein ähnliches Problem gelöst? Wie genau haben Sie das damals gemacht?"
- Lenken Sie seine **Ideen in eine positive Richtung** und fragen ihn, welches Ergebnis er sich wünschen würde. Darauf werden Sie sehr schnell eine Antwort erhalten. Die nächste Frage ist dann, was er tun sollte, um dieses Ergebnis zu erhalten.
- Eine andere Möglichkeit ist es, ihn **aus dieser Situation zu *dissoziieren***. Fragen Sie ihn, welchen guten Rat er sich selbst dazu geben kann. Mit der Dissoziation hat er die Möglichkeit, gefühlsmäßig aus der Situation auszusteigen. Sie lösen damit innere

Denkblockaden und machen seine Gedanken frei für Lösungen!

Diese Optionen geben keine Inhalte vor. Die prozessorientierten Fragen lassen Ihre Mitarbeiter eigene Lösungen finden. Sie **wecken damit die eigenen Potenziale** und genau das ist es, was erfolgreiche Mitarbeiterführung ausmacht!

Erfolgreiche Vorgesetzte entwickeln ihre Mitarbeiter ständig weiter.

Jedoch bitte nicht mit eigenen, vorgefertigten Ideen und Denkweisen, sondern lassen Sie der Kreativität und den Möglichkeiten der Mitarbeiter den Freiraum, den sie benötigen, um sich selbst zu entwickeln. Jeder Mensch ist einmalig, lassen Sie ihm daher ausreichend Zeit, seine eigenen Fähigkeiten kennen zu lernen und zu entwickeln.

In engagierten Teams ist es häufig der Fall, dass **die Mitarbeiter eher in der Lage sind, Lösungen zu finden als die Vorgesetzten.** Das liegt selbstverständlich auch an der enormen Spezialisierung, die die heutige Arbeitswelt mit sich bringt. Als Vorgesetzter ist man heute kaum noch in der Lage, alle Tätigkeitsfelder der Mitarbeiter explizit zu kennen und zu beherrschen.

Motivierte Mitarbeiter erhält man ebenfalls, wenn man ihnen Freiräume schafft, selbst ihre Arbeitswelt mitzugestalten. Einer der stärksten Motivationsfaktoren ist es, selbstständig arbeiten zu können und Entscheidungsfreiräume zu haben, das so genannte **personal control.** Daher sind klar definierte Tätigkeits- und Kompetenzbereiche ebenfalls Motivationsfaktoren (siehe *Handbuch für den Praxiserfolg*, 3. Auflage, Thieme Verlag 2005).

Seien Sie immer **offen für die neuen Ideen** Ihrer Mitarbeiter. Nehmen Sie ihre Ideen ernst und denken erst einmal darüber nach, statt gleich zu sagen: „Kenn ich, das bringt nichts!" Falls Sie diesen oder einen ähnlichen Kommentar bei einem Mitarbeiter ein zweites Mal angebracht haben, können Sie sicher sein, dass von ihm kein neuer Input mehr kommen wird und das wäre sehr schade.

Falls Sie gemeinsam ein neues Projekt angehen wollen, sollten Sie nicht nur darüber informieren. **Überzeugen Sie Ihr Team** bei einer Besprechung von den Vorteilen und holen Sie Ihre Mitarbeiter mit ins Boot. Wenn alle mitrudern, ist das Ziel schneller erreicht.

Neue Projekte bedeuten jedoch auch Veränderung und im Prinzip will sich niemand verändern. Jede Gewohnheit ist ein Stück lieb gewonnener Balance und Sicherheit im Leben eines jeden Menschen. Um uns herum verändert sich alles in einem fließenden Prozess. Das Unterbewusstsein liebt jedoch Konstanz und keine unbekannten Herausforderungen, denn diese bedeuten immer eine gewisse Gefahr oder zumindest Unsicherheit. Fehler können auftreten und das gesamte lieb gewonnene Leben könnte in Gefahr geraten. Ein wohltuender Gegenpol dazu bedeuten die Gewohnheiten für jeden Menschen. An ihnen kann man sich orientieren und sie geben ein Stück Sicherheit. Daher ist ein gewisser Widerstand gegen Neues immer mit der positiven Absicht verbunden, sich selbst Sicherheit zu geben.

Überzeugen Sie Ihr Team davon, dass man nie so bestehen kann, wenn man unverändert wie heute ist. Die Umwelt verändert sich, wie gesagt, ständig. Es ist daher fast unmöglich, dass die Menschen statisch bleiben könnten.

In einer so schnell sich verändernden
Welt kann nur bewahren,
wer zum Verändern bereit ist.
Wer sich nicht verändern will,
wird auch verlieren,
was er bewahren möchte.
Gustav Heinemann

Delegieren Sie alles, was delegierbar ist. Zeigen Sie, dass Sie Vertrauen in die Fähigkeiten Ihrer Mitarbeiter haben und übertragen Sie ihnen Aufgaben. Geben Sie ihnen ausreichend Zeit, besonders bei neuen, unbekannten Aufgaben, schließlich ist noch kein Meister vom Himmel gefallen! Denken Sie an die Erst- und Drittklässler. Manchmal dauert es ein wenig länger, jedoch das Ergebnis rechtfertigt es, an das Potenzial der Menschen zu glauben!

Agieren Sie bitte nicht nach dem Motto: Vertrauen ist gut, Kontrolle ist besser. Selbstverständlich muss in jedem Unternehmen kontrolliert werden. Das sollte jedoch ein einfühlsamer Vorgang, ohne Brüskierungen sein.

Besonders bei Auszubildenden ist es für ihren weiteren Berufsweg entscheidend, frühzeitig an selbstständiges Arbeiten herangeführt zu werden. Untersuchungen zeigen, dass es für Berufstätige entscheidend ist, schon in der Ausbildung Verantwortung übertragen zu bekommen!

Fordern Sie Ihre Mitarbeiter
und sie fördern Sie!

Seien Sie selbst optimistisch und versprühen dieses Gefühl auch. Nur wenn Sie selbst vom Erfolg überzeugt sind, können das Ihre Mitarbeiter ebenfalls sein. Falls Sie selbst am Morgen griesgrämig die Klinik oder Praxis betreten, können Sie von keinem Teammitglied die Motivation erwarten, engagiert und positiv auf die Patienten zuzugehen.

Geben Sie Ihren Mitarbeitern **Anerkennung**. Das gesamte Spektrum, das im Kap. *„Ich mag Dich, Du magst mich"* besprochen wurde, gilt besonders für Ihr Team!

Gute Arbeit zu leisten ist beileibe nicht selbstverständlich. Gute Arbeit muss anerkannt werden. Leider wird in den meisten Kliniken und Praxen häufig kritisiert und wenig anerkannt. Die Anerkennung sollte immer konkret sein, sonst verliert sie ihre Wirkung oder wird nicht angenommen. Hat Ihr Team einen guten Job an einem Tag gemacht, reicht es nicht am Abend bei der Verabschiedung zu sagen: „Guter Job heute, wirklich gut gemacht." Falls Sie die Arbeit noch häufiger so kommentieren, verpufft die Anerkennung. Konkret anzuerkennen dagegen könnte bedeuten: „Toll, dass sie alle, trotz der vielen Patienten, bis zum Schluss ihre gute Laune behalten haben." Oder: „Schön, dass wir zum Schluss noch die Untersuchung von Frau Müller durchführen konnten."

Erfolgreiche Führungstätigkeit bedeutet auch, ausreichend Zeit für diese Funktion bereitzustellen. Es ist ein Irrglaube anzunehmen, dass man „so nebenbei", neben den eigentlichen Aufgaben, führen kann. Letztlich geht es dabei um Ihren eigenen Erfolg. Z.B. sind regelmäßige **Fördergespräche** mit Ihren Mitarbeiterinnen und Mitarbeitern sowie regelmäßige **Teambesprechungen** absolut notwendig. Gerade den Fördergesprächen sollten Sie eine erhöhte Bedeutung beimessen.

Es ist notwendig, mit jeder Mitarbeiterin und jedem Mitarbeiter einmal im Jahr ein Fördergespräch unter vier Augen zu führen. Diese Gespräche dauern nach meinen Erfahrungen eine bis zwei Stunden. Sie sollten sich daher ausreichend Zeit nehmen und für eine entspannte, störungsfreie Gesprächsatmosphäre sorgen. Den Termin für das Fördergespräch sollten Sie bereits drei oder vier Wochen vorher bekannt geben, damit sich beide Seiten ausreichend darauf vorbereiten können. Das Gespräch dient dazu, die Situation der Mitarbeiter besser verstehen zu können, sie zu fördern und die Stimmungslage im Team zu eruieren. Inhalte dieser Besprechung können sein:

- fachliche Kompetenz
- Verhalten gegenüber den Patienten
- Teamverhalten
- Bezahlung
- Weiterbildungsmaßnahmen
- Stärken und Chancen der Mitarbeiter/innen
- Ziele für die Weiterentwicklung zu definieren

Zu jedem Punkt gibt die Mitarbeiterin oder der Mitarbeiter eine subjektive Stellungnahme zu den eigenen Fähigkeiten ab. Nach dieser Darstellung sind Sie an der Reihe. Ihre Meinung ist gefragt, wie Sie sie oder ihn in diesem Punkt einschätzen. Liegen die Meinungen deutlich auseinander, ist es sinnvoll, die Ursachen dafür gemeinsam herauszuarbeiten und Lösungen zu finden.

Natürlich kommt es dabei vor, dass **heikle Themen** besprochen werden müssen. In diesen Fällen ist es Ihre Aufgabe, ein einleitendes, vorsichtig bewertendes Statement zu Beginn zu geben. Es macht wenig Sinn, dieses Gespräch mit einer Aufforderung einzuleiten: „Frau Limbach, es geht um Ihre Arbeitsleistung der letzten Monate, was haben Sie zu diesem Thema zu sagen?" In diesem Fall kennt Ihre Gesprächspartnerin Ihre Meinung nicht. Sie kann nur vermuten, dass es sich um Kritik handelt. Mit diesem Gesprächsbeginn bekämen Sie lediglich Rechtfertigungen zu hören. Die Einleitung sollte daher fairerweise konstruktiv beginnen: „Frau Limbach in den letzten Monaten hatten wir alle im Team sehr viel zu tun. Die Grippewelle hat uns geradezu überrollt und Mehrarbeit war notwendig. Mein persönlicher Eindruck war, dass Sie sich weitgehend diesem vermehrten Arbeitsaufkommen entzogen haben. Wie sehen Sie das?"

Jetzt weiß Frau Limbach, woran Sie ist und kann mit diesem Wissen ihre Sicht der Dinge darlegen. Im folgenden Gespräch geht es dann in erster Linie darum, die verschiedenen Standpunkte kennen zu lernen, um später Lösungsansätze zu finden. Diese Lösungen sollten auch als Vorschläge von Frau Limbach kommen, denn gerade die selbst gefundenen Lösungen sind es, die später in der täglichen Praxis auch tragfähig und erfolgreich sind!

Checkliste für Konflikt-Kritik-Gespräche (nach *Martina Schmidt-Tanger*): (Gespräch unter vier Augen suchen, nach Möglichkeit vorher ankündigen, Termin vereinbaren.)

Eröffnung:

Gesprächsziel offen legen

Die festgestellte Abweichung vom Sollwert offen besprechen.

- Möglichst konkret beschreiben.
- Verhalten bzw. Leistungsdaten, nicht die Person kritisieren.
- Persönliche Angriffe vermeiden.
- Anfänglich noch keine eigenen Vermutungen über die Ursachen äußern.

Stellungnahme erbitten:

Den Mitarbeiter bitten, dazu Stellung zu nehmen.

- Wie sieht er die Situation?
- Wie ist es aus seiner Sicht dazu gekommen?

Dabei soll der Vorgesetzte

- Bei unklaren Aussagen nachfragen.
- Ausreden und Widersprüche des Mitarbeiters weder moralisch missbilligen, noch überlegen ausspielen.
- Die Argumente des Mitarbeiters ernst nehmen und nicht gleich als billige Ausflüchte betrachten, weil ein und dieselbe Gegebenheit von zwei Personen unterschiedlich wahrgenommen werden kann (Landkarte).
- Abschätzen, ob eine letzte und verbindliche Ursachendiagnose möglich oder zweckmäßig ist.
- Bedenken, was er selbst zu dieser Abweichung beigetragen hat.

Lösungen suchen/erarbeiten:

Gemeinsam erörtern, was getan werden kann, um diese Abweichung zu verringern oder künftig unwahrscheinlicher zu machen.

- Vorschläge sammeln.
- Sich auf Maßnahmen einigen, die beide akzeptieren können.

Vereinbarungen:

- Konkrete und eindeutige Vereinbarungen treffen.
- Ankündigen, dass der Vorgesetzte nachprüft, ob die Vereinbarung eingehalten wird.
- In Aussicht stellen, dass der Mitarbeiter für die Beseitigung des kritisierten Zustandes Anerkennung finden wird.

Abschluss:

- Ergebnisse zusammenfassen.
- Respekt für das offene Gespräch zollen.
- Der Hoffnung Ausdruck geben, dass sich die Soll-Ist-Abweichungen in Zukunft verringern.

Bei allen Gesprächen gilt es eine effiziente **Fehlerkultur** zu pflegen, um die Klinik oder Praxis weiter zu entwickeln. Fehler treten in jeder Organisation immer wieder auf. Sie sind niemals ganz zu vermeiden, geben jedoch die Möglichkeit, zu lernen und Schwachstellen für die Zukunft dauerhaft zu beseitigen.

„Fehler" sind notwendige Bestandteile einer effektiven Weiterentwicklung.

„Fehler" sind Herausforderungen oder noch besser „unerwünschte Resultate" und keine Probleme. Sie müssen erlaubt sein und jedem sollte die Möglichkeit gegeben werden ohne Gesichtsverlust die Sache nicht nur einzugestehen, sondern auch **selbst zur Sprache zu bringen**.

Nur um nicht missverstanden zu werden, möchte ich festhalten, dass es natürlich Ziel sein muss, unerwünschte Resultate zu vermeiden!

Ein geniales Beispiel für eine gelungene Fehlerkultur hat uns *Tom Watson*, der Begründer von IBM, geliefert. Einer seiner Angestellten hatte einen gravierenden Fehler begangen, der dem Unternehmen immerhin 10 Millionen Dollar gekostet hatte. Als der Mitarbeiter zum Chef gerufen wurde, sagte er: „Ich denke, sie werden mich nun entlassen." Darauf *Tom Watson*: „Wo denken sie hin, wo wir gerade 10 Millionen Dollar in ihre Ausbildung investiert haben!"

Hat ein Mitglied Ihres Teams Angewohnheiten oder Verhaltensweisen, die Sie nicht für unbedingt Erfolg versprechend halten, haben Sie als Vorgesetzte natürlich die Herausforderung, diesen Zustand zu ändern. Nun arbeitet NLP mit der Hypothese, dass **jedes Verhalten eines Menschen eine positive Absicht für ihn hat**. In einigen Fällen kann sich die positive Absicht längst überholt haben, das Verhalten ist dennoch so erhalten geblieben! Das Spannende daran ist herauszufinden, was das Verhalten für die betreffende Person Positives sicherstellt und es dann mit anderen Mitteln zu befriedigen.

Beispiel 1: Schwester Erika macht einen wirklich guten Job. Trotzdem ist sie bei ihren Kolleginnen und Kollegen nicht sehr beliebt. Der Grund dafür ist, dass sie immer alles besser weiß als ihre Kollegen. Bei jeder Dienstbesprechung spielt sie sich in den Vordergrund, sodass es alle nervt.
Die Ursache ist bei genauerem Hinsehen leicht zu erkennen: Sie hat ein Anerkennungsdefizit und dieses Grundbedürfnis wird weder bei ihr zu Hause, noch in der Klinik ausreichend befriedigt.
Die Lösung besteht darin, ihr Aufgaben zu übertragen, die sie selbstständig ausführen kann. Man könnte sie zur Qualitätsbeauftragten ernennen oder ihr eine andere Funktion delegieren. Dabei kann sie sich die Anerkennung holen, die sie braucht.

Beispiel 2: Claudia Müller ist Arzthelferin in der kardiologischen Gemeinschaftspraxis Unterstraße. Ihr Chef ist Herr Dr. Schmidt, der die Praxis vor zwei Jahren mit zwei weiteren Kollegen übernommen hat. In allem, was sie tut und wie sie agiert, ist Frau Müller übervorsichtig. Sie lässt sich ungern auf neue Dinge ein und warnt ständig vor unbedachten Änderungen. Ihre Kolleginnen sind dagegen häufiger bereit, Neues auszuprobieren. Sie empfinden die Kollegin, die schon seit 15 Jahren in der Praxis arbeitet, als Hemmschuh für sinnvolle Veränderungen. Herr Dr. Schmidt fragt sich, worin die positive Absicht dieses Blockadeverhaltens liegt. Nach einigem Nachdenken und Beobachten der Situation kommt er zu der Ansicht, dass Frau Müller bei seinem Vorgänger schlechte Erfahrungen mit Veränderungen gemacht hat. Einige Male haben Veränderungen ihre Position gefährdet. In einem Gespräch mit Frau Müller äußert er vorsichtig diesen Verdacht und bekommt schließlich auch die Bestätigung dafür. Frau Müller fürchtet bei Veränderungen immer um ihre Position, die sie als dienstälteste und erfahrenste Mitarbeiterin hat. Falls organisatorische Veränderungen anstehen, achtet Herr Dr. Schmidt nun immer sehr genau darauf, Frau Müller in eine verantwortliche Position mit einzubeziehen, indem er Sie immer wieder auffordert, eigene Ideen einzubringen.

Die nächste Veränderung, die ansteht, ist die Einführung der elektronischen Karteikarte. Bislang hat Frau Müller die Ziffern, Diagnosen und Befunde immer von der Karteikarte ins System übertragen. Ab jetzt wollen Herr Dr. Schmidt und seine Kollegen alle Daten selbst ins System eingeben. Da der EDV damit eine deutlich größere Bedeutung zukommen wird und die Datensicherheit im Vordergrund steht, ernennt er Frau Müller zur „Beauftragten für die Datensicherheit". Sie wird einen Lehrgang des

Softwarehauses besuchen und für die regelmäßige Datensicherung sorgen und engen Kontakt zum Systemhaus pflegen.

Mit diesem Schritt sind alle Beteiligten einverstanden und man geht das Projekt der elektronischen Karteikarte gemeinsam an!

Dieses Beispiel zeigt sehr deutlich, wie wichtig es ist, **Mitarbeiter in Entscheidungsprozesse einzubeziehen.** Damit haben Sie die große Chance, dass Ihr Team die Ideen, die entwickelt wurden, auch als die Eigenen sehen kann. Es kann dadurch eine effektive Motivation entstehen, diese Projekte auch umzusetzen. Außerdem beugen Sie Ängsten vor, die entstehen können, wenn sich die Menschen auf etwas Neues einlassen sollen, das sie noch nicht kennen.

Erstkräfte werden bei einem Organisationssystem mit definierten Verantwortungsbereichen und bis zu ca. 6 Stellen überflüssig. An ihre Stelle tritt die Teamarbeit. **Echte Teams arbeiten mit höherer Motivation** und man kontrolliert und motiviert sich gegenseitig. Teams zeichnen sich aus durch:

- Gemeinsame Ziele
- Vertrauen in die Zielerreichung
- Hohes Engagement und Spitzenleistungen
- Gegenseitige Wertschätzung und Vertrauen (effektive Kooperation)
- Regelmäßige und strukturierte Teambesprechungen

Die Arbeitsergebnisse in Teams sind bis zu 50 % besser als die Leistungen in einer hierarchisch strukturierten Organisation. Teammitglieder sind engagierte Mitarbeiter. Sie denken und handeln im Interesse des Erfolges für das Ganze. Dieses Wissen aus der Industrie kann auch für Kliniken und Arztpraxen genutzt werden. Das Stichwort ist *Lean Management*, also Abschaffung von überflüssigen Führungsebenen. Gerade im modernen Krankenhaus-Management ist das erkannt worden. Die Funktion der Oberschwester wird in vielen Häusern nicht mehr benötigt! In Teams bilden sich durch die Herausforderungen und die Möglichkeiten des selbstständigen Arbeitens häufig Führungskräfte heraus. Sie entwickeln eigene Ideen und begeistern damit das gesamte Team. Führung muss also nicht zwangsläufig von übergeordneten Stellen kommen, zumindest nicht in Teamstrukturen!

Hierarchien sind an sich ganz nützlich, da sie Autorität und Macht strukturieren sowie Verantwortung für die einzelnen Mitarbeiter definieren. Sie haben jedoch einen entscheidenden Nachteil:

Jede Hierarchie neigt zur Erstarrung.

Jeder Vorgesetzte wird in erster Linie die eigene Position stärken und absichern. Ich habe dieses Verhalten bei Erstkräften häufiger beobachten können. Die Absicherung ihrer Position und ihrer Kompetenzen war ihnen wichtiger als die Effizienz der Praxisorganisation.

Man blockte sinnvolle Änderungen am Terminsystem oder war nicht bereit, z.B. die elektronische Karteikarte einzuführen, da es die Aufgabe der Erstkraft war, die Ziffern von der Karte in den Computer zu übertragen. Beim neuen System hätten die Ärzte die Dokumentation komplett während der Konsultation selbst erledigt. Die Optimierung der Praxisorganisation war für die Erstkraft zweitrangig. In diesem Fall verzichtete der Arzt auf die Verbesserung der Abläufe, um seine Erstkraft nicht zu verärgern!

Erstkräfte oder Oberschwestern werden selten das System an sich in Frage stellen! Kreativität und Innovationen sind von streng hierarchisch geführten Organisationen kaum zu erwarten!

Der Verzicht auf die Erstkraft bedeutet jedoch auch, nicht mehr von ihr abhängig zu sein. Verlassen Erstkräfte die Praxis, entsteht häufig eine Lücke, die nur schwer wieder zu schließen ist, da sie ihr Know-how mitnimmt.

Häufig haben diese Mitarbeiter/innen ihr Wissen mit niemandem geteilt, um ihre Position zu festigen. Erstkräfte oder Oberschwestern sind durch ihr „Herrschaftswissen" häufig sehr dominant. Der Rest des Personals hat in der Regel kein Interesse an Eigeninitiative, denn dafür wird die Vorgesetzte bezahlt. Warum sollte eine junge engagierte Mitarbeiterin sich für die Praxis oder Abteilung einsetzen? Im Gegenteil, sie wird über kurz oder lang das Unternehmen verlassen, weil es auf Dauer unbefriedigend sein wird, nur als Befehlsempfänger zu fungieren!

Sucht Ihre Klinik oder Praxis Personal, werden Sie häufig Absagen von qualifizierten Bewerber/innen bekommen, da sie sich einer dominanten Erstkraft oder Oberschwester nicht unterordnen wollen!

Gerade in diesen Unternehmen höre ich häufig die Klage, dass heutzutage kein gutes Personal zu finden sei. Daher: Echtes Teamwork ist effizienter. Ich möchte sogar noch einen Schritt weiter gehen: Ihr persönlicher Erfolg in einer leitenden Position wird von dem Grad abhängen, in dem Sie dazu in der Lage sind, ein funktionierendes Team zu formen!

Bei einem großen Führer werden die Leute sagen: „Wir haben es geschafft!"
LAO-TSE, TAO-TE-KING

Oder wie es *Otto Rehagel* beschreibt: „Der Star ist immer die Mannschaft."

Teambesprechungen sind von immenser Bedeutung. Ausreichend Zeit für diese Besprechungen einzuplanen, ist notwendig, denn was Sie als Leiter/in dieser Besprechung versäumen, müssen Sie evtl. später als Krisenmanager/in mehrfach an Zeit investieren.

Die Besprechungen sollten monatlich, z.B. Mittwoch 13.30 Uhr, durchgeführt werden. Sie zählen selbstverständlich zur Arbeitszeit der Mitarbeiter.

Themen können sein:

- Alle **organisatorischen Mängel** der letzten Woche werden besprochen, nicht um Schuld zuzuweisen, denn die Vergangenheit ist nicht mehr zu ändern! Falls lediglich Schuldige gesucht werden, verpuffen sinnvolle Energien für Rechtfertigungen und nicht für Lösungen! Lösungen werden sinnvollerweise durch offene Fragen, die so genannten „W-Fragen" erreicht: „Wie können wir erreichen, dass ...? Was müsste geschehen, damit ...?"
  Daher die 1. und wichtigste Regel für jede Besprechung:

  Maximal eine Minute für ein Problem, der Rest der Zeit für die Lösung!

  Falls Sie diese Regel nicht beachten, haben Sie häufig „Meckerstunden" und keine Lösungsstunden, nach dem Motto, „jetzt kann jeder mal so richtig den Frust ablassen". Effektive Ergebnisse werden Sie mit dieser Art der Besprechung kaum erzielen. Es ist sinnvoller, diese Energien für Ergebnisse zu verwenden, als für vergangene Dinge, die sowieso nicht mehr zu ändern sind. Ihre Aufgabe ist es daher, ein positives Leistungsklima zu schaffen.
- Anregungen aus dem **Ideenbuch** werden diskutiert. Häufig haben Mitarbeiter/innen gute Ideen, die jedoch im Stress des Alltags gleich wieder vergessen werden. Diese Ideen kann jedes Teammitglied im Ideenbuch niederlegen und sie werden beim nächsten Teammeeting besprochen. Kliniken oder Praxen, die über eine gute EDV-Software verfügen, können auch einen Ordner „Ideenbuch" im PC anlegen.
- Als Ärztin oder Arzt haben Sie eine gute Ausbildung genossen und verfügen über ein breites Allgemeinwissen. Außerdem lesen und hören Sie viel Neues, z.B. bei Kongressen und Fortbildungsveranstaltungen. Einiges dürfte auch für Ihr Team interessant sein. Halten Sie ein 10-minütiges **Referat** über eines dieser Themen. Das trainiert auch das Auftreten als Redner vor Gruppen!
  Evtl. hat eine Ihrer Mitarbeiterinnen ein Hobby, das für andere auch interessant ist? Sie kann dann ebenfalls ein kurzes Referat halten.
- Früher gefasste **Ziele** werden auf ihre Erreichung überprüft, gegebenenfalls erfolgt eine Anpassung des Zeitrahmens.

Häufig werden Teambesprechungen zur Meckerstunde. Eine Mitarbeiterin „legt den Finger in eine Wunde" und alle anderen haben noch mehr „Probleme" einzubringen. Um das zu verhindern, beginnt jede Teambesprechung mit der Erfolgsfrage. Sie erhalten damit die Gewähr für einen positiven Start der Besprechung und damit ein Klima, in dem Lösungen im Vordergrund stehen und nicht die Probleme. Jedes Teammitglied wird zu Beginn nach dem größten Erfolg oder besten Erlebnis in der Klinik oder Praxis der letzten Woche gefragt. Es können auch kleine oder überraschende Erfolge sein. Fragen Sie bitte genau nach, wie dieser Erfolg zustande kam: „Schwester Helga, wie genau haben Sie das erreicht, dass die Visite so gut ablief? Was haben Sie dafür getan?" Mit diesem Vorgehen machen sich Ihre Mitarbeiter in vielen Fällen überhaupt erst bewusst, dass das gute Ergebnis auf ihrer Arbeit beruht. Damit haben Sie eine hohe Wahrscheinlichkeit, dass diese effektive Handlungsweise auch beim nächsten Mal wieder eingesetzt wird. Die Mitarbeiterin hat somit eine weitere wichtige *Ressource* zur Verfügung! Für die anderen Teammitglieder gibt es darüber hinaus, das Verhalten von Schwester Helga zu *modeln*.

Ihr Team wird ziemlich verblüfft sein, wenn Sie Teambesprechungen mit der Erfolgsfrage beginnen. Wir alle sind es nicht gewohnt über unsere Erfolge zu sprechen. Motto: Man lobt sich nicht selbst, sondern wartet immer, bis andere das tun.

Weshalb jedoch sollen Erfolge im Verborgenen bleiben? Wir dürfen stolz sein, Positives zu präsentieren und trainieren damit eine weitere Möglichkeit des positiven Denkens!

Nach *Dr. G. Bittner* hat man ein **positives Leistungsklima**, wenn:

- Leistung Spaß macht.
- Patienten sagen: „Ihnen merkt man an, dass sie gerne arbeiten."
- wenig im Team gejammert wird.
- mehr darüber geredet wird, wie es besser weitergeht.
- Mitarbeiter/innen zusammenkommen, um Lösungen zu finden, statt sie lange zu besprechen.
- Mitarbeiter/innen gut gelaunt sind und gleichzeitig zügig arbeiten.
- im Team ein positives Klima herrscht.
- Mitarbeiter/innen sich darüber austauschen, wie sie Aufgaben lösen, was gut gekappt hat, und so jeder vom anderen gelernt hat.
- Mitarbeiter/innen zu Vorgesetzten gehen und in der Regel statt: „Ich habe ein Problem" sagen: „Ich möchte mit Ihnen eine Lösung besprechen."
- gute Mitarbeiter lange und gern im Team bleiben.
- gute Mitarbeiter sich von extern bewerben, weil sie in einem positiven Arbeitsklima arbeiten möchten.
- positiv denkende Mitarbeiter eingestellt werden.
- Besprechungen mit der Erfolgsfrage beginnen.
- Führungskräfte viele Gespräche mit der Erfolgsfrage oder dem Erfolgsbericht beginnen und manchmal auch beenden.

- Probleme nur kurz angesprochen werden, um sie zu lösen.
- es zur Teamkultur gehört, Probleme als Fragestellung und Herausforderung zu benennen.
- im Team gegenseitig gelobt und anerkannt wird.

Eine Voraussetzung für funktionierende Teamarbeit ist die **Offenheit der Teammitglieder**. Zwischenmenschliche und sonstige Herausforderungen müssen im Sinne eines Lösungsprozesses besprochen werden. Erfolgreiche Teams pflegen diese Kultur innerhalb und nach außen!

Christian Keller, deutscher Schwimmstar, mehrfacher Deutscher, Europa- und Weltmeister hat es so formuliert:

Schweigen schwächt das Team.

Damit trifft er den Nagel auf den Kopf: Offenheit ist die erste Voraussetzung für eine funktionierende Team- und damit Erfolgskultur!

Wichtig für Teambesprechungen sind **Zielfassungen**, ansonsten sind es nur Plauderstunden oder Problemdiskussionsrunden und damit Zeitverschwendung. Falls Sie und Ihr Team zielorientiert arbeiten, denken Sie automatisch zukunftsorientiert und nicht in der Vergangenheit. Falls Sie jedoch lediglich die Vergangenheit diskutieren und die Besprechungen über Probleme führen, haben alle Teammitglieder mit Stress zu kämpfen. Das Unterbewusstsein erinnert sich an die negativen Situationen und produziert entsprechend Katecholamine. Sinnvolle und wichtige Energien verpuffen dadurch. Diese sollten besser in die Zukunft investiert werden.

In Zielen zu denken, bedeutet lösungs- und zukunftsorientiert zu agieren.

Ziele müssen diesen **acht Zielkriterien** entsprechen:

1. Ziele müssen **erreichbar und realistisch** sein. Es ist z.B. ein schönes Ziel, im nächsten Quartal 200 neue Patienten in einer Praxis zu behandeln, aber wahrscheinlich nicht erreichbar und daher wenig realistisch.
2. Die Ziele müssen **selbst erreichbar** sein, d. h. unabhängig von externen, nicht beeinflussbaren Faktoren, z.B. Politik, Kassen oder KV´en.
3. Ziele müssen **positiv formuliert** sein. Nicht, wir wollen nicht mehr XY tun, sondern wir werden Z tun. Damit geben Sie dem Unterbewusstsein eine klare, bildliche Zielvorstellung.
4. Ziele sollten, um sie transparent zu machen, **in einem Satz** formuliert werden. Das ist notwendig, um das Unterbewusstsein mit einem Bild zu versorgen.
5. Sie sollten **klar und konkret** sein und nicht nebulös.
6. Ziele dürfen **keine Konjunktive** enthalten. Nicht wir sollten, sondern wir werden …
7. Ziele müssen **sinnesspezifisch messbar** sein, um die Erreichung genau

festzustellen. Das bedeutet, man muss die Zielerreichung sehen, hören oder spüren können!

8. **Alle Ziele bedürfen eines Zeitrahmens**, der schriftlich festgehalten wird, um die Erreichung überprüfen zu können.

Sollte eins dieser acht Kriterien nicht zutreffen, handelt es sich um einen Wunsch und kein Ziel! Wünsche zu erreichen hängt vom Zufall ab. Ziele können definiert, geplant und umgesetzt, also strukturiert erreicht werden.

Die nächste Frage, die Sie und Ihr Team sich stellen sollten, ist: **Was brauchen wir um dieses Ziel zu erreichen?** Also alle Ressourcen wie Mittel, Fähigkeiten usw.

Darüber hinaus ist es sinnvoll, **die Zielerreichung gedanklich durchzuspielen** (VAKO), um zu überprüfen, ob das Ziel ökologisch ist: Wie reagiert meine/ unsere Umwelt, wenn es erreicht ist?

Ein Beispiel anhand des Zieles einer Praxis, im nächsten Jahr in jedem Quartal 200 Patienten mehr zu behandeln:

- Wie sieht es dann mit der Patientenzufriedenheit aus, wenn dann noch weniger Zeit für den einzelnen Patienten zur Verfügung steht?
- Ist das Ziel dann noch sinnvoll, wenn mit drastischen Patientenreaktionen zu rechnen ist?
- Werden wir dann viele Patienten verlieren?
- Macht die Arbeit dann noch Spaß?
- Benötigen wir dann evtl. mehr Schwestern, Pfleger, Helferinnen oder Ärzte?

Über eine Tatsache sollten Sie sich immer im Klaren sein, nämlich, dass jede Zielerreichung einen Preis hat und Sie sollen im Team genau überlegen, ob sie bereit sind, diesen Preis zu zahlen.

- **Management ist nichts anderes als die Kunst, andere Menschen zu motivieren.**
- **Motivation ist der Antrieb, etwas von sich aus zu tun. Motivation ist emotional und nicht rational zu erreichen. Es ist das gute Gefühl, etwas gerne zu tun, aus innerer Bereitschaft heraus.**
- **Vertrauen in das Potenzial der Mitarbeiter, ist eine wichtige Voraussetzung für eine erfolgreiche Teambildung. Sie werden langfristig das bekommen, was Sie an Erwartungen in Ihre Mitarbeiter investieren.**
- **Delegieren Sie alles, was delegierbar ist und zeigen damit Vertrauen in Ihre Mitarbeiter.**
- **Als Leitende/r sollten Sie gegenüber Mitarbeitern kalkulierbar und großzügig sein.**

- Alle Menschen, also auch Ihre Mitarbeiter, haben die Ressourcen, um ihre Herausforderungen selbst zu lösen. Sie können ihnen dabei helfen, diese Lösungen selbst zu finden. Geben Sie daher keine Lösungen vor, sondern arbeiten prozessorientiert.
- Erfolgreiche Vorgesetzte entwickeln ihre Mitarbeiter ständig weiter.
- Geben Sie Ihren Mitarbeitern immer dann Wertschätzung, wenn es angebracht ist. Zu viel Wertschätzung zu geben, ist praktisch nicht möglich. Zu wenig zu geben schon.
- Begeistern Sie Ihr Team von neuen Ideen und nehmen die Mitarbeiter mit ins Boot, wenn Sie Pläne für die Umsetzung entwerfen.
- Regelmäßige Fördergespräche sind wichtig für eine effiziente Führung.
- Regelmäßige Teambesprechungen genauso.
- Beginnen Sie die Besprechungen immer mit der Erfolgsfrage.
- Erzeugen Sie im Team ein positives Leistungsklima.
- Offenheit der Teammitglieder untereinander ist eine wichtige Voraussetzung, denn: Schweigen schwächt das Team!
- In Zielen zu denken, bedeutet lösungs- und zukunftsorientiert zu agieren.

Der Auftritt vor Gruppen

Ob sich die Redner darüber klar sind, dass 90 Prozent des Beifalls, den sie beim Zusammenfalten des Manuskriptes entgegennehmen, ein Ausdruck der Erleichterung ist?

ROBERT LEMBKE
deutscher Journalist
und Quizmaster

Ihre Zuhörer dagegen werden von Ihren Vorträgen begeistert sein, falls Sie das nun folgende Kapitel für sich umsetzen!

In beruflichen oder privaten Situationen besteht häufig die Herausforderung darin, vor mehreren Menschen eine Präsentation durchzuführen, sei es als Referent/in, als Moderator/in oder Trainer/in. Ein Präsentationstalent, gekonnt und effektiv vor Gruppen zu stehen, ist nicht jedem in die Wiege gelegt worden. Mancher hat, evtl. schon in der Schule, schlechte Erfahrungen damit gemacht. Es besteht ein Teufelskreis: Eine erlebte negative Erfahrung behindert immer weiter. Es ist wieder einmal das autarke Arbeiten des Unterbewusstseins, das die gemachten Erfahrungen unangenehm und hinderlich in den Vordergrund schiebt und die **Bilder und Gefühle aus vergangenen Situationen** unbewusst weiter verarbeitet.

Ein ungünstiger innerer Dialog tut sein Übriges dazu:

- „Ich darf nicht mehr so aufgeregt sein!"
- „Ich muss meine Nervosität in den Griff kriegen!"
- „Ich muss das Lampenfieber bekämpfen!"
- „Dieses Mal werde ich nicht so nervös sein, wie beim letzten Vortrag."
- „Hoffentlich funktioniert es dieses mal besser."
- „Die Zuhörer schauen so kritisch."

Als „Eingeweihte", die sich in diesem Buch schon ausgiebig mit effektiver Sprache und günstigen bzw. ungünstigen inneren Dialogen beschäftigt haben, ist Ihnen ganz sicher bewusst, wie sich diese Botschaften im eigenen Unterbewussten wirken können. Wie gesagt: Denken Sie nicht an gelbe Straßenbahnen! Ihr Unterbewusstsein könnte sonst glauben, Sie wollen sie sehen.

Auch Marc Twain hat ebenfalls seine Erfahrungen mit Reden gemacht. Er sagt dazu:

> *Das menschliche Gehirn ist eine großartige Sache. Es funktioniert vom Augenblick der Geburt bis zu dem Zeitpunkt, wo du aufstehst, um eine Rede zu halten.*

In den seltensten Fällen ist es das Fachwissen was den Menschen fehlt, erfolgreich vor Gruppen zu stehen. Viele haben sich besonders gut auf den Stoff oder die Aufgabe vorbereitet. Sie sind wahre Meister des Wissens und der Inhalte oder haben sich mit Vortragstechniken ausführlich beschäftigt und evtl. sogar einen Moderations- oder Präsentationskurs besucht.

Eine gute Vorbereitung auf die Inhalte ist selbstverständlich die Voraussetzung für jede gelungene Präsentation. Dale Carnegies Meinung dazu: „Es ist absolut unerlässlich, sich sorgfältig vorzubereiten. **Der Redner muss etwas Klares und Eindeutiges zu sagen haben, etwas, wovon er selbst zutiefst beeindruckt ist und das seines Erachtens auf keinen Fall ungesagt bleiben darf.**"

> *Das Herz ist es, was den Redner macht, und die Ausdruckskraft der Empfindung.*
> *Marcus Fabius Quintalian*

Im Training funktioniert dann meist auch alles wunderbar. Trotzdem will sich keine echte Sicherheit einstellen. Und je näher die Präsentation oder der Auftritt rückt, um so stärker steigt die persönliche Betriebstemperatur an. Nun möchte ich nicht behaupten, dass es grundsätzlich ungünstig sein muss, eine gewisse Anspannung zu verspüren. Nein, **eine gewisse Grundspannung ist sogar überaus produktiv** und notwenig, um erfolgreich zu sein. Denn diese Anspannung kann Energie freisetzen, die besonders bei der Arbeit mit Gruppen sehr hilfreich sein kann. Cicero hat es vor über 2000 Jahren schon auf den Punkt gebracht, als er feststellte, dass alle wirklich großen Reden von einer gewissen Art von Nervosität begleitet werden. Diese wird von vielen Zuhörern sogar akzeptiert. Sie stellen fest, dass es sich auch nur um einen Menschen handelt, der da vor ihnen steht und das macht sympathisch und kann Rapport bewirken. Jedoch ist es sehr hinderlich und für die Zuhörer überaus anstrengend, wenn diese notwendige Anspannung des Referenten, während der Präsentation immer weiter ansteigt. In diesen Fällen leidet das Publikum vielfach mit und sehnt sich nach dem Ende der Präsentation (s. Robert Lembke). Die Inhalte treten in diesen Fällen absolut in den Hintergrund, denn darauf kann sich niemand konzentrieren!

Erfolgreiche Präsentationen werden von Referenten durchgeführt, die in kürzester Zeit Ruhe und Gelassenheit gewinnen oder diese von Anfang an haben. Denn wie im Kap. *Guter Umgang mit sich selbst* beschrieben, stellt sich nur dann eine optimale Funktion des Großhirnes ein, wenn sich Noradrenalin und Adrenalin im Normbereich befinden. Hohe Spiegel dieser Stresshormone hingegen blockieren unsere kreativen Gehirnteile und nur in einem Zustand der inneren Ruhe kann ich wirklich ich selbst sein.

Besonders bei Präsentationen benötigt man daher die volle Funktion des Großhirnes. Man muss sich auf seine Worte konzentrieren und dabei das Publikum im Auge behalten, denn es kann überaus wichtig sein, auf Reaktionen der Zuhörer sinnvoll und angemessen zu reagieren.

Nur **authentische und kongruente Präsentatoren sind überzeugend**. Sobald sie beginnen eine Rolle zu spielen, hat das negative Auswirkungen beim Publikum. Hier bieten sich besonders einige NLP-Techniken an, selbstsicher, gelassen und gekonnt vor Gruppen aufzutreten.

1. Die Vorbereitung

Jeder Vortrag oder jede Präsentation muss ein Ziel haben. Definieren Sie daher vorher exakt, was Sie bei Ihren Zuhörern erreichen wollen. Notieren Sie dieses Ziel unbedingt schriftlich und orientieren Sie sich bitte bei der gesamten Ausarbeitung der Präsentation an dieser Zielvorgabe. Wie ein wohlgeformtes Ziel aussehen muss, wurde bereits im Kap. *Mitarbeiterführung*, auf Seite 210 besprochen. Das Wichtigste an Ihrer Zielformulierung ist, dass Sie diese als Zustand für Ihre Teilnehmer darlegen. Sie legen also fest, was diese aus dem Vortrag mitnehmen sollen. Entscheidend ist also nicht die Tätigkeit zu definieren, sondern das Ergebnis für die Teilnehmer als Zustand zu beschreiben.

Also nicht: Ich möchte über die exakte Tagesplanung meiner Zuhörer reden. Sondern: Meine Zuhörer sollen nach dem Vortrag in der Lage sein, zufriedenstellend und mit einem guten Gefühl ihre Aufgaben planen zu können.

Denn mit einer solchen Zielvorgabe übernehmen Sie ein großes Stück Verantwortung, für eine gelungene und besonders umsetzbare Präsentation!

Ein anderes Beispiel: Sie planen eine Präsentation zum Thema „Internet, der Einstieg leicht gemacht". Wenig hilfreich wäre dann: Ich möchte eine Rede über die Internetnutzung vorbereiten. Sinnvoller ist: Ich bereite eine Rede über den Einstieg ins Internet vor. Meine Zuhörer sollen dadurch in die Lage versetzt werden, den Weg bis zu einer Suchmaschine zu finden, um damit Recherchen im Internet durchführen zu können.

Achten Sie bei der Vorbereitung auch darauf, dass Sie nur Inhalte präsentieren, die für Ihr Publikum von Relevanz sind. **Lassen Sie alles weg, was zu weit führt.** Auch hier gilt der Ausspruch von Josef Pulitzer aus dem Kapitel *Verkaufen*: kurze, klare, bildhafte Inhalte! Überprüfen Sie jeweils genau, ob alle Inhalte unbedingt für Ihre Zielerreichung notwendig sind oder ob sie über das Ziel hinaus schießen. Manchmal ist weniger gleich mehr!

> *Die Kürze ist die Schwester des Talents.*
> *Johannes Krings*

Beginnen Sie mit einer Vision, die Ihre Teilnehmer sogleich anspricht. Damit haben Sie sofort die volle Aufmerksamkeit und jeder im Raum ist sich dann bewusst, dass er die richtige Wahl getroffen hat zu Ihrem Vortrag zu kommen. Beispiel Internetnutzung: „Wäre es nicht wunderschön, wenn ab morgen jeder von Ihnen, auch bei den schwierigsten Fragestellungen, beruflicher und privater Art, schnelle und einfache Hilfe durch das Internet finden könnte!" Präsentieren Sie also **zu Beginn fiktive Lösungen** und machen damit Ihre Zuhörer neugierig. Bei einigen meiner Workshops präsentiere ich z.B. zu Beginn eine fiktive Summe, die meine Zuhörer mehr umsetzen können, falls sie die angebotenen Konzepte nutzen. Mit diesem Vorgehen erhalte ich die volle Aufmerksamkeit der Zuhörer, selbst wenn diese noch eine gewisse Skepsis haben sollten!

Arbeiten Sie, falls möglich, mit einem Flipchart und Präsentationsprogramm wie z.B. MS Power-Point oder Ähnlichem. Ein Overheadprojektor tut es auch, ist jedoch deutlich statischer in seinen Möglichkeiten, denn die Teilnehmer lesen bei den Folien jeweils auch schon den Text, den Sie noch gar nicht vortragen.

Es ist sinnvoll bei einer Präsentation **mehrere Visualisierungsmöglichkeiten** einzusetzen. Damit wirkt der Vortrag lebhafter und Ihr Publikum bleibt deutlich eher bei der Sache, weil es sich immer wieder auf ein neues Medium einstellen muss.

Wenn Sie mit einem **Präsentationsprogramm oder Folien** arbeiten, produzieren Sie nicht zu viele Abbildungen oder Charts. Als Faustregel gilt, eine bis zwei Minuten Sprechzeit je Chart, mit jeweils einer klaren Aussage.

Schreiben Sie **möglichst wenig Text**, d.h. lediglich kurze Stichworte. Formulieren Sie den Text verbal aus. Die Stichworte helfen Ihnen den Faden zu halten und geben Ihren Teilnehmern die notwendige Orientierung.

Weitere Tipps zur Erstellung von Charts:

- Klare, deutliche Schrifttypen (Arial, Verdana, Lucia, Console) werden besser erkannt als verschnörkelte Schrifttypen (Times New Roman, Magneto, Broadway, etc.!
- Nie den Schrifttyp während einer Präsentation wechseln.
- Falls Sie etwas hervorheben wollen, schreiben Sie **fett** oder *kursiv* und nicht in GROSSBUCHSTABEN, denn das ist besser zu erkennen.
- Ersetzen Sie lange Worte durch mehrere kurze.
- Überschriften mindestens 24 pt groß schreiben. Der weitere Text mindestens 16 besser 18 pt.

Stellen Sie **Zahlen bildhaft** dar. Ein Diagramm sagt mehr als nackte Zahlen!

Geben Sie den Charts einen **Folienmaster** mit auf den Weg. Das ist eine, möglichst farbige Konstante, die bei allen Charts gleich aussieht. Sie helfen damit den Teilnehmern, sich auf den jeweils neu präsentierten Charts gleich wieder zurechtzufinden. Ein Blauton ist dafür ideal. Vermeiden Sie dagegen zu viel Rot, denn das wirkt emotional sehr stark. Türkis, Orange, Pink, Grün, Braun und Gelb sind nicht jedermanns Sache.

Gehen Sie sparsam mit technischen Spielereien um, z.B. etwa bei den Animationen. Manch ein unerfahrener Redner versucht Unsicherheit mit technischer Brillanz zu überspielen. Nach meinen Erfahrungen kommt so etwas weniger gut an. Die Zuhörer wollen einen kompetenten, freundlichen und glaubwürdigen Redner haben und um diesen Eindruck zu hinterlassen, ist Rapport die entscheidende Voraussetzung, keine technische Perfektion. Diese bewirkt eher das Gegenteil. Außerdem lenken diese Spielereien von den Inhalten ab!

Falls Sie ein Präsentationsprogramm nutzen, übernehmen Sie **die Steuerung selbst**. Optimal macht man das mit einer Fernbedienung, die evtl. sogar über einen Laserpointer verfügt. Falls Sie dagegen von jemand anderem abhängig sind, gibt es häufig Irritationen zwischen Ihnen und demjenigen der den PC bedient!

Üben Sie Ihre Präsentation ein. Tun Sie das laut und deutlich, mit den entsprechenden Emotionen. Machen Sie das, wenn Sie alleine und ungestört trainieren können. Im Auto, falls Sie alleine unterwegs sind oder im Büro, wenn Sie die Türe schließen können. Falls Sie nicht laut üben können, kann das auch ohne Worte geschehen. Bitte nicht zu dem Zweck, später alles Wort für Wort genau so wiederzugeben. Es soll Ihnen lediglich Sicherheit geben und Ihre Neuronen so schalten, dass die entsprechenden Formulierungen programmiert werden. Durch häufiges Wiederholen vermeiden Sie auch weitgehend solche Fülllaute wie „ähm" oder „ehm". Gerade diese Laute signalisieren Unsicherheit und Unwissen des Referenten, obwohl das ja gar nicht so sein muss. In vielen Fällen fehlen lediglich die neuronalen Verschaltungen (Training)!

Das Wichtigste ist also: **Wiederholen Sie diese Übung so oft wie möglich!**

> *Um eine gut improvisierte Rede halten zu können, braucht man mindestens drei Wochen.*
>
> *Mark Twain*

Eine **Vorbereitung auf Ihren Auftritt** ist selbstverständlich notwendig und sinnvoll. Daher sollten Sie sich zumindest Ihre einleitenden Worte unbedingt vorher zurechtlegen. Lediglich der Druck, zwanghaft daran festhalten zu müssen ist eher hinderlich. Es kann immer vorkommen, dass man vom vorher festgelegten Pfad abweicht oder abweichen muss. Hat man sich jedoch auf einen exakten Wortlaut vorbereitet, ist dann der Stress vorprogrammiert!

Wenn möglich **betreten Sie bitte vor Ihrem Auftritt die Bühne** oder die Position, von wo aus die Präsentation erfolgen wird. Es ist relativ gleichgültig, wann Sie das tun. Wichtig ist, dass sich noch keine Teilnehmer im Raum befinden und Sie Ruhe und Gelassenheit haben sich vorzubereiten. Nehmen Sie sich die Zeit die Sie benötigen und stellen sich in die entsprechende Position in diesem Raum. Halluzinieren Sie bitte einen gefüllten Raum mit vielen lächelnden Menschen vor Ihnen (positive Bilder). Stellen Sie sich diese Situation überaus intensiv vor und wie gesagt tun Sie das langsam und sorgfältig:

Die Teilnehmer sitzen vor Ihnen und schauen freundlich und wohlwollend zu Ihnen. Alle mögen Sie und wollen, dass Sie erfolgreich sein werden bei dieser Präsentation. Das ist im Übrigen tatsächlich so, denn kein Teilnehmer bei einer Veranstaltung wünscht sich, dass der Referent versagt, denn das wäre zu anstrengend, auch für die Zuhörer. Die Menschen kommen, um gut unterhalten zu werden oder um Informationen zu erhalten. Alle wollen also Ihren Erfolg und eine gelungene Präsentation! Glauben Sie mir, das ist tatsächlich so, es sei denn, jemand ist wirklich ein wenig gestört und das ist Gott sei Dank die absolute Ausnahme! Sagen Sie sich also vor dem Auftritt:

- Alle wünschen mir das Beste.
- Jeder will, dass ich erfolgreich bin.
- Ich bin bei Freunden.
- Diese Menschen mögen mich und sie wollen meinen Erfolg.
- Ich werde sehr erfolgreich sein.
- Das ist mein Tag.
- Es ist schön und sehr angenehm hier und heute, besonders mit diesen netten Menschen.
- Es ist großartig hier und es herrscht eine gute Stimmung und das ist auch mein Verdienst.
- Ich bin ruhig, locker und gelassen.

Zu jeder Aussage halluzinieren Sie bitte auch die entsprechenden Bilder!

Haben Sie keine Gelegenheit den Raum vorher zu besichtigen, stellen Sie sich diese Situation vor, auch das kann schon sehr hilfreich sein und Sie auf Erfolge programmieren!

Seien Sie entspannt und locker vor Ihrem Auftritt. Sagen Sie sich, dass Sie sehr gut vorbereitet sind und das, was Sie zu sagen haben, locker und entspannt „aus Ihnen heraus kommt". Evtl. stellen Sie sich dabei das Bild eines Flusses vor, der ruhig, mächtig und ständig fließt. Vielleicht haben Sie jedoch ein anderes, hilfreiches Bild zu dem Thema!

Stellen Sie sich also bildlich vor, wie die Worte aus Ihrem Inneren locker, sicher und flüssig herauskommen werden.

Sagen Sie sich dabei:

- Meine Vorbereitung war sehr gut.
- Mein Wissen oder meine Worte werden locker aus mir heraus kommen.
- Weil ich locker und entspannt bin, wird all mein Wissen präsent sein.
- Ich bin mit meinem Wissen und meinem Können bestens vorbereitet.
- Es wird ein erfolgreicher Auftritt.
- Diese Menschen sind heute gekommen, weil sie etwas von mir hören wollen.
- Sie warten gespannt auf meinen Auftritt. Sie freuen sich auf mich und das was ich zu sagen habe.

Versetzen Sie sich bei diesen Sätzen wieder auf die Bühne und sehen, fühlen und hören sich in diese Situation hinein. Schauen Sie sich Ihr Publikum an und verspüren dabei evtl. ein angenehmes Gefühl in Ihrem Körper. Nehmen Sie sich bitte die Zeit, die Sie dazu benötigen. Vielleicht spüren Sie währenddessen ein angenehmes Kribbeln oder eine angenehme Wärme in Ihnen aufsteigen. Falls das so ist, machen Sie dieses Gefühl stärker und intensiver. Stellen Sie sich vor, Sie hätten einen Regler, so ähnlich wie einen Lautstärkeregler an einem Radio. Drehen Sie diesen Regler, der nun Ihre angenehmen Gefühle reguliert, höher und höher. Genießen Sie dieses Gefühl und den Erfolg, den Sie dabei vor „Ihrer Gruppe" haben. D.h. nehmen Sie eine kraftvolle Physiologie ein und atmen tief ein und aus, mit einer intensiven Bauch- und Brustatmung. Nehmen Sie die Schultern zurück und den Kopf hoch, lächeln Sie und machen dieses Lächeln vielleicht sogar so intensiv, dass Sie lachen müssen – denn Erfolge machen schließlich sehr viel Spaß. Fühlen Sie, sehen sie und hören Sie, wie erfolgreich Sie sind. Sie sind schließlich bestens vorbereitet!

Eine weitere hilfreiche Technik ist es, sich einen **Anker** zu suchen, etwa an der Decke des Raumes. Das könnte eine Lampe oder ein Rauchmelder sein. Ankern Sie wie im Kap. *Angenehme Erinnerungen* schon zuvor beschrieben eine Powerressource daran. Ein Gefühl oder ein starkes, kraftvolles Lied.

Immer dann, wenn Sie während der Präsentation einmal kurz und intensiv Kraft tanken wollen, schauen Sie zu Ihrem Anker und holen Sie die Energie von dort. Besonders nach oben zu schauen, wenn man kurz nachdenken muss, wird vielen Ihrer Zuhörer sehr bekannt vorkommen.

Erkundigen Sie sich, wie viele Teilnehmer definitiv anwesend sein werden. **Entfernen Sie überflüssige Stühle**, denn es gibt für das Unterbewusstsein des Redners nichts Schlimmeres als leere Stühle vor ihm. Lassen Sie die Sitzplätze der Teilnehmer möglichst nahe, evtl. in U-Form, zum Redner aufstellen, damit Sie mitten drin sein werden. Vermeiden Sie also räumliche Distanz zu Ihren Teilnehmern. Je näher Ihr Publikum bei Ihnen sitzt, um so besser. Es verliert damit seine Anonymität!

Gehen Sie dann durch den gesamten Raum. Setzen Sie sich auch einmal in die hinteren Reihen und nehmen auf, was diese Teilnehmer später sehen werden. Stellen Sie fest, wo auf der Bühne sich **der Ort mit der größten Energie** befindet, der Platz der für Sie am besten geeignet ist.

Ich habe es auch schon erlebt, dass eine scheinbar große Bühne doch sehr wenig Raum zur Verfügung hatte, der für den Vortrag geeignet war. Der Lichtkegel des Beamers und statische Rednerpulte, die man meiden möchte, behindern. Oder 2 bis 3 verschiedene Beamer strahlen auf verschiedene Leinwände. Selbstverständlich möchte man in diesen Fällen nicht im Lichtkegel der Projektoren sprechen! Es ist dann überaus sinnvoll, vor dem Auftritt einige ideale Positionen zu bestimmen und diese mittels eines Kreuzes aus Klebeband kenntlich zu machen. Selbst wenn nur ein Beamer oder Overheadprojektor genutzt wird, ist es sehr sinnvoll, Markierungen am Boden anzubringen, um nicht während der Präsentation in den Lichtstrahl zu gehen!

Lassen Sie sich ein **Glas Wasser auf einem Tisch bereitstellen.** Sehr häufig wird beim Reden der Mund trocken. Ein Schluck Wasser wirkt wahre Wunder.

Auch der **Gebrauch eines Mikrofons** mit Verstärkeranlage bedarf einiger Aufmerksamkeit. Falls Sie zum ersten Mal mit einer solchen Anlage arbeiten, sollten Sie, ohne Publikum, einen Testlauf durchführen. Ich kann mich noch genau an mein erstes Erlebnis mit einer Verstärkeranlage erinnern. Obwohl mir bewusst war, dass die eigene Stimme anders klingen würde, war ich im ersten Moment dennoch überrascht über den tatsächlichen Klang meiner Stimme und damit etwas irritiert. Solche Überraschungen können besonders Anfänger bei ihren Präsentationen nervös machen. Daher testen Sie das Ganze vorher. Wenn es ein Handmikrofon ist, trainieren Sie auch den richtigen Abstand zu den Lippen. Ansonsten wird man Sie nur sehr leise oder viel zu laut hören. Ist es ein Klemmmikrofon, das am Revers des Sakkos angebracht wird, bringen Sie es an der richtigen Seite an. Steht die Leinwand rechts hinter Ihnen und Sie müssen sich ab und an daher nach rechts wenden, bringen Sie das Mikro auf der rechten Reversseite an. Ansonsten würde die Stimme verschwinden, falls Sie sich zur Leinwand mit dem Kopf drehen. Nach meinen Erfahrungen ist es ideal, links und rechts am Revers je ein Mikrofon zu befestigen.

Testen Sie unbedingt vorher die gesamte Technik selbst und überlassen das bitte nicht anderen. Nur Sie können wissen, wie das Licht, der Ton, der Laserpointer und die Fernbedienungen etc. für Sie selbst optimal eingestellt sind!

Lesen Sie niemals Wort für Wort etwas von einem vorbereiteten Text ab. Abraham Lincoln hat dieses Vorgehen so kommentiert: „Es verwirrt die Zuhörer und bewirkt eine rasche Ermüdung."

Es sei denn, Sie wollen etwas zitieren und der Text soll buchstabengetreu wiedergegeben werden. In diesem Fall sind Sie jedoch Ihren Zuhörern die Erklärung schuldig, wen Sie anführen wollen: „An dieser Stelle möchte ich Prof. XY zitieren: ..." Mit dieser Erklärung begründen Sie die Nutzung des Textblattes.

Wenn Sie jedoch über längere Zeit vom Blatt ablesen, unterbrechen Sie den für den Erfolg Ihrer Präsentation notwendigen Rapport. Blickkontakt und Informationen über den Zustand der Teilnehmer oder Wortmeldungen können von Ihnen dann nicht mehr aufgenommen werden. Die Teilnehmer werden spüren, dass Sie sich von ihnen in Richtung Textblatt verabschiedet haben!

Falls erforderlich können Sie Ihr Drehbuch oder Ihr **Script auf Karten in Stichworten vermerken**. Bitte keine Zettel, diese könnten sonst unangenehm rascheln!

Das Vorgehen, Stichworte zu notieren, wird von allen Zuhörern gut verstanden und akzeptiert werden und gibt Ihnen Sicherheit, im richtigen Moment das Richtige anzubringen. Sagen Sie sich vorher:

- Mein Script gibt mir die Sicherheit, die ich benötige.
- Der Ablauf ist genau geplant.
- Ich habe alles fest im Griff.
- Ich habe den Ablauf genau im Blick.

Nach Möglichkeit **nehmen Sie schon vor der Präsentation Kontakt zu Ihrem Publikum auf**. Eine persönliche Begrüßung und ein paar nette Worte zu den eintretenden Personen über allgemeine Dinge lassen Ihr Unterbewusstsein spüren, dass dies nette Menschen sind, vor denen Sie gleich stehen werden.

Falls **Namensschilder** eingesetzt werden, heften Sie diese bitte, im Gegensatz zu den sonstigen Gepflogenheiten, auf der rechten Seite der Brust an. Denn Sie begrüßen die Teilnehmer häufig per Handschlag. Da dieser i.d.R. mit der rechten Hand ausgeführt wird, wäre ein Namensschild auf den linken Seite nicht zu lesen und damit völlig nutzlos!

Falls es noch einige Minuten bis zum Start dauert und schon Teilnehmer vor Ihnen sitzen, fragen Sie, ob die Raumtemperatur angenehm ist oder ob die Belüftung des Raumes so akzeptiert wird. Lächeln Sie bitte immer bei diesen Fragen, das signalisiert Ihren Gesprächspartnern, dass auch sie sich entspannt und freundlich geben können. Beginnen Sie also mit dem Pacing so früh wie möglich.

Trinken Sie bitte eine Stunde vor Ihrer Präsentation **keinen Tee oder Kaffee**. Die Auswirkungen von Noradrenalin und Adrenalin würden sonst nur unnötig verlängert.

2. Der Auftritt

A. Der Start

Wie häufig im Leben besteht der wichtigste Teil aus der Vorbereitung. Nun kommt jedoch der Auftritt. Das Entscheidende bei jedem Auftritt ist die Herstellung eines tragfähigen Rapports. Haben Sie Rapport zu Ihrem Publikum, wird Ihren fast alles gelingen und Sie können sehr weit in der Art und Weise Ihres Vortrages oder Präsentation gehen, ja Sie können sogar sehr ungewöhnliche Dinge in Ihre Präsentation einflechten. In der NLP-Terminologie gesprochen, leaden Sie in diesen Momenten!

Sie sollten daher vom erstem Moment Ihres Auftrittes an aktiv spiegeln und immer wieder die Tragfähigkeit des Rapports testen.

Gerade der Start der Präsentation kann die Weiche in Richtung Erfolg legen:

> *Wer das erste Knopfloch verfehlt, kommt mit dem Zuknöpfen nicht zurecht.*
> *Johann Wolfgang von Goethe*

Ihren Zuhörern werden Sie in den meisten Fällen nicht bekannt sein. Diese werden sich also ein Bild von Ihnen machen wollen und das geschieht in den ersten Sekunden Ihres Auftritts. Daher: **Betreten Sie die Bühne oder Ihre Position mit einem Lächeln.** Atmen Sie entspannt und normal. Denken Sie daran, dass alles locker und leicht „aus Ihnen herauskommen wird". Die Vorbereitung war schließlich bestens und Sie haben wirklich alle Informationen, die Sie benötigen! Halten Sie bitte Ihre Schultern und Ihren Kopf in einer kraftvollen Physiologie.

Bevor Sie mit dem Sprechen beginnen, atmen Sie noch einmal durch und warten auf jeden Fall ab, bis Ruhe im Raum einkehrt. Gerade dieses Abwarten lässt Sie in den Augen Ihrer Zuhörer professionell erscheinen. Bei Gruppen wird immer jemand die Führung übernehmen und die oder der sollten natürlich Sie sein. Das wird sogar von den Teilnehmern erwartet. Gerade dieses Abwarten bis Ruhe eintritt, gibt Ihnen die Chance, die Führung *(leading)* zu übernehmen. Die Ruhe erzeugt ein Vakuum, welches Sie mit Ihrer Stimme nun ausfüllen können. Und denken Sie daran: **Alles kommt locker aus Ihnen heraus**, lassen Sie es also fließen.

Nehmen Sie zu Beginn **Blickkontakt zum Publikum** auf. Huschen Sie nicht mit Ihrem Blick durch die Reihen. Lassen Sie Ihren Blick kurz auf einzelnen Teilnehmern ruhen. Beobachten Sie genau, ob in dieser Sekunde ein Kontakt zustande gekommen ist. **Lassen Sie diesen Teilnehmer dabei kurz spüren, dass Sie ihn wahrgenommen haben!** Nehmen Sie also wirklich Kontakt zu den Menschen auf. Auch dabei hilft, als wirksames Pacing, das Lächeln. Dieses Vorgehen ist während der gesamten Präsentation hilfreich! Nehmen Sie also immer wieder Kontakt zu möglichst vielen Teilnehmern auf. Beschränken Sie sich bitte nicht auf einige wenige. Häufig trifft man auf Redner, die primär zu den in der Hierarchie höher stehenden Zuhörern sprechen. Nach meiner Erfahrung ist das ein eindeutiges Zeichen von Schwäche und von Anbiedern. Verteilen Sie unbedingt Ihre Blickkontakte über die ganze Breite des Publikums, auch in die hinteren Ränge!

> *Erfolgreiche Redner nutzen intensiven Blickkontakt und eine freundliche Mimik!*

Stellen Sie sich zu Beginn Ihrer Präsentation lediglich kurz vor. Weniger ist hier mehr, ansonsten vergrößern Sie lediglich die Distanz zwischen Ihnen und Ihren Zuhörern. Sagen Sie wer Sie sind und geben Sie lediglich die Dinge aus Ihrem Leben preis, die einen direkten Bezug zu Ihrer heutigen Präsentation haben. Um Kompetenz zu demonstrieren, können Sie noch Ihre Erfahrungen, die einen direkten Bezug zum Thema haben, kurz skizzieren.

Geben Sie einen **Zeitrahmen** und eine kurze Übersicht Ihrer Präsentation. Nur dann haben Ihre Zuhörer eine Chance sich auf diese einzustellen. Nennen Sie genaue Zeiten. Auch die Pausenzeiten, falls auf Grund der Länge der Präsentation Pausen notwendig werden. Nach meiner Erfahrung sollte spätestens jede Stunde eine 10-minütige Pause eingelegt werden, ansonsten können viele Informationen nicht verarbeitet werden.

Sie sollten **niemals mit einer Entschuldigung beginnen**. Leider hört man so etwas sehr häufig:

- „Eigentlich sollte heute ein anderer hier stehen."
- „Eigentlich bin ein kein guter Redner."
- „Ich hoffe, ich kann ihren hohen Anforderungen gerecht werden."
- „Eigentlich ist es ein langweiliges (trockenes) Thema, aber ..."
- „Das Thema des letzten Redners war wirklich interessant. Meines ist jetzt weniger spannend."
- „Ich möchte sie damit nicht langweilen, jedoch ..." (Denken Sie bitte nicht an gelbe Straßenbahnen!)
- „Nun ja, es sind zwar nur noch 10 Minuten bis zur Mittagspause, aber ich beginne jetzt noch mit meinem Thema."

Anstatt einer Entschuldigung, sollten Sie Ihr **Ziel nennen**, welches Sie sich in der Vorbereitung gesteckt haben!

Sagen Sie bitte niemals: „Ich habe jetzt die Aufgabe, Ihnen folgendes ..." So etwas klingt immer wie eine unangenehme Strafe, die man zu erfüllen hat. Denken Sie immer daran: Sie haben **eine Vision, eine Botschaft, Sie brennen** und es ist eine wunderschöne Aufgabe, diese Botschaft weiter zu geben!

Geben Sie gleich zu Beginn eine Orientierung, wann Fragen gestellt werden können. Bei meinen Präsentationen bevorzuge ich es i.d.R. **Zwischenfragen** sofort gestellt zu bekommen und gleich zu beantworten. Die Präsentation wird dadurch deutlich lebhafter.

Interaktionen halten den Aufmerksamkeitspegel deutlich höher, als Monologe!

Beginnen Sie mit etwas, dass die Menschen direkt anspricht. Sie wecken damit sogleich das **Interesse des Publikums**. Es ist eminent wichtig, gleich zu Beginn einen direkten Bezug des Themas zu den Zuhörern herzustellen. Diese müssen sofort das Gefühl haben, dass sie jetzt und hier am richtigen Ort sind!

Zu Beginn sollten Sie noch keine zu kontroversen Thesen darlegen. Falls Sie einmal von Teilnehmern ein Nein haben, ist es überaus schwierig wieder ins Ja zu kommen. Haben Sie jedoch eine wunderschöne Ja-Straße aufgebaut und Rapport erreicht, können Sie, langsam aber sicher, auch Kontroverses ansprechen.

Bitte legen Sie **keine Kopien von Zeitungsartikeln** auf den Overhead-Projektor, um Ihre Präsentation zu stützen. Die Teilnehmer interessiert so etwas vielleicht am Rande. Sie sind jedoch gekommen, um Ihre persönliche Meinung zu hören. Durch fremde Autorität gewinnt man selten eigene dazu!

Präsentieren Sie bitte immer **zuerst die Tatsachen** und danach die Schlüsse, die man daraus ziehen kann und soll. Zeigen Sie die Vorteile und den Nutzen für die Teilnehmer klar und schlüssig auf. Danach **fordern Sie zum Handeln auf**. Denn genau dieses wollen Sie ja erreichen!

Halten Sie Ihre Präsentation nicht mit abstrakten Inhalten. Würzen Sie das Ganze mit **Beispielen aus der Praxis**, die für die Teilnehmer nachvollziehbar sind. Ihre Zuhörer müssen selbst die Situationen kennen oder nachvollziehen können, die Sie beschreiben. Nur so werden aus Ihren Worten Bilder in den Köpfen der Zuhörer entstehen!

Fragen Sie sich immer selbst, was genau Ihre Teilnehmer interessiert. Inhalte, die nur Sie selbst beschäftigen, sollten Sie meiden. Achten Sie genau darauf, ob die Teilnehmer mit dem Gesagten „mitgehen“. Ansonsten benötigen Sie eine Portion Flexibilität, um zu variieren.

B. Die Physiologie

Ihre Physiologie spielt bei der Präsentation eine besondere Rolle. Alles, was Ihr Körper abbildet, kommt unterbewusst bei Ihren Zuhörern an. Das Unterbewusstsein Ihrer Zuhörer wird Sie genau so einschätzen, wie Ihre Physiologie sich Ihren Teilnehmern darstellt.

Stehen Sie unbedingt mit beiden Beinen fest auf dem Boden. Stellen Sie beide Füße parallel in einem Abstand von ca. 20 bis 25 cm. Das signalisiert Standfestigkeit und Souveränität. Unsymmetrisch agierende Referenten suggerieren Unsicherheit. Stellen Sie daher niemals einen Fuß nach vorne oder verlagern Ihr Gewicht nur auf ein Bein. Stehen Sie ruhig und gelassen vor Ihrem Publikum und ohne hektische Bewegungen. Hektik und Unruhe verraten Nervosität. Halten Sie Ihre Hände häufig in der Höhe Ihrer Körpermitte, mit den Handflächen nach unten. Nach Virginia Satir signalisiert diese *Leveler-Physiologie* Ruhe, Autorität, Übersicht und Vertrauen. Sie sagen dem Publikum damit: „Ich bin hier der Chef im Ring. Ihr könnt mir vertrauen!“ Genau dieses wird unterbewusst ankommen. Besonders falls Sie Aussagen treffen wollen, ist diese Physiologie überaus überzeugend. Dazu sollten Sie am Ende des Vorsatzes die Stimme absenken und eine kurze Pause machen: „Ich möchte Ihnen nun meine Meinung dazu sagen!“ Pause. Damit haben Sie verbal und nonverbal die optimale Vorbereitung für Ihr Statement geschaffen.

Eine weitere Physiologie nach Satir ist die des **Rationalen oder Computers**. Der Computer suggeriert kühle Sachlichkeit, Vernunft und analytisches Denken. Er erklärt Zusammenhänge. Immer wenn Sie in Ihren Vorträgen diese Physiologie sinnvoll einsetzen können, um sachlich überzeugender zu wirken, sollten Sie diese nutzen. Sehr wirkungsvoll kann sie als pacing eingesetzt werden, wenn Teilnehmer sachliche Fragen haben. Nehmen Sie die *Computerphysiologie* ein, zeigt das, dass Sie die Frage und den Teilnehmer sehr wichtig nehmen und sich bemühen, diese sachlich richtig zu beantworten!

Die Physiologie des Computers oder Rationalen ist z.B., einen Arm verschränkt vor der Brust, die andere Hand am Kinn zu haben. Nehmen Sie nun bei Ihrer Aussage die Hand vom Kinn weg und öffnen sie zum Publikum hin, evtl. leicht mit dem Kopf nicken und antworten: „Eine wirklich wichtige Frage, die sie da stellen. Tatsache ist nun erst einmal, dass wir es hier mit XY zu tun haben."

Lassen Sie Ihre Hände nicht am Körper baumeln. Halten Sie diese in Hüfthöhe. Dabei können auch ein Laserpointer oder Stichwortkarten helfen. Stecken Sie bitte nicht über längere Zeit eine **Hand in die Hosentasche**, ganz besonders dann noch nicht, wenn der Rapport (noch) fehlt.

Gestikulieren Sie bitte **nie oberlehrerhaft mit erhobenem Zeigefinger**! Auf der unbewussten Ebene kommt das sehr negativ, wie eine Belehrung oder Bedrohung, an. Das Gleiche gilt für einen Zeigestock.

Achten Sie bei Präsentationen anderer Redner, Moderatoren oder Trainern, wie negativ solche Physiologien wirken können.

Unterstreichen Sie das Gesagte mit Ihren Händen. Lassen Sie angemessen Ihren gesamten Körper sprechen. Bitte nur nicht zu genau planen, lassen Sie die Köpersprache einfach nur zu.

Gestikulieren Sie, unterstreichen Sie und verstärken das Gesagte! Das ist äußerst wichtig. Denn durch die Rückkopplung des Körpers auf Ihr eigenes Unterbewusstsein können diese Aktionen bei Ihnen selbst Emotionen auslösen, die den Klang Ihrer Stimme verstärken und eindringlicher machen können. Dagegen stehen farblose Redner in der Regel wie die Ölgötzen vor ihrem Publikum, meist mit herabhängenden Armen!

Arbeiten Sie häufig parallel, mit beiden Händen, denn das bewirkt ein symmetrisches Auftreten. Es sei denn, Sie wollen bestimmte Aussagen treffen, wie z.B. bei die Einerseits-Andererseits-Methode (Kap. *Verkaufen*). Bei der Unterstützung Ihrer Worte durch die Gestik haben Ihre Teilnehmer die Möglichkeit über das Gesagte hinaus, visuell etwas Unterstützendes aufnehmen zu können. Besonders die visuell geprägten Menschen werden das sehr zu schätzen wissen.

Falls Sie etwas präsentieren, sollten Sie vor der Gruppe stehen, um auch mit der Physiologie den Leadinganspruch zu verdeutlichen. Auch wenn ein Stuhl vor der Gruppe steht, nutzen Sie diesen nicht. Sie vergeben sich ansonsten echte Chancen, Ihre Ideen bei Ihren Zuhörern zu verfestigen. Falls Sie sitzen, suggerieren Sie dem Unterbewusstsein Ihren Zuhörern „ich bin einer von Euch, „ich bin Euch gleichgestellt". Arbeiten Sie mit kleineren Gruppen und wollen nach der Präsentation mit den Teilnehmern diskutieren, kann es dagegen sehr sinnvoll sein, eine sitzende Haltung einzunehmen. Diese zeigt, dass Sie nun „in die Runde gehen" und sich anpassen wollen, um ein Gespräch zu führen.

C. Die Position

Meiden Sie aufgestellte Rednerpulte. Das Rednerpult verbirgt die Physiologie, also eine wichtige Möglichkeit, Kontakt zu Ihrem Publikum aufzunehmen. Jeder Redner wirkt intensiver, wenn er die Möglichkeit hat, den ganzen Körper sprechen zu lassen!

Rednerpulte dienen lediglich dazu, unsicheren Menschen einen Halt zu geben. Sie schaffen Distanz zum Publikum und sind daher wenig hilfreich. Beobachten Sie z.B. unsichere Redner hinter ihren Pulten. Die Finger werden fast weiß, so sehr verkrampfen sie sich. Sie werden dadurch noch weiter eingeschränkt. Lassen Sie sich nicht einschränken und bewegen Sie sich einige Schritte, falls Sie das für notwenig erachten. Nehmen Sie die ganze Bühne und nicht nur einen Teil davon. Sie sind schließlich die Hauptperson in diesem Moment und niemand anderes. Haben Sie einen tragfähigen Rapport erreicht, können Sie eine niedrige Bühne auch verlassen und näher an Ihr Publikum heranrücken.

Die Bühne gehört Ihnen während der Präsentation. Nutzen Sie den Raum jedoch nicht hektisch. Bewegen Sie sich unbedingt langsam und angemessen. Besonders zu Beginn!

Falls Sie die Position auf der Bühne wechseln wollen, sehen Sie dabei bitte nicht permanent nach unten, es sei denn, Sie führen ein Drama auf!

Falls ein Stuhl auf der Bühne steht, halten Sie sich nicht an der Lehne fest. Auch das suggeriert Unsicherheit.

Sprechen Sie niemals vom Rand der Bühne oder des Raumes aus. Suchen Sie einige Punkte, die relativ in der Mitte liegen. Das ist nicht nur für alle Teilnehmer technisch besser, denn Sie sind dann für alle gleich gut zu sehen. Es zeigt auch Ihre Souveränität bei der Präsentation, sich in die Mitte, also im Rampenlicht zu positionieren. Später, wenn Sie einen tragfähigen Rapport erreicht haben, können Sie Ihren Aktionsradius deutlich erweitern.

Ihre Stimme ist ein sehr wichtiges Instrument bei Ihrem Vortrag.

- Sprechen Sie immer relativ langsam und in Ihrer normalen **Stimmlage**.
- Wechseln Sie das **Sprechtempo** je nach Situation und eingesetzter Physiologie.
- Das Gleiche gilt für eine **Modulation** Ihrer Stimme.
- Machen Sie **Pausen** von ein bis zwei Sekunden an den richtigen Stellen. Damit erzeugen Sie einerseits Spannung und Aufmerksamkeit und andererseits kann ein wichtiger Aspekt Ihrer Ausführung besser verarbeitet werden. Arbeiten Sie intensiv mit diesen Pausentechniken. Gerade erfahrene Redner tun das.

Sprechen Sie nie „abgehackt" in zu kurzen Sätzen. Reden Sie langsam, deutlich und wenn es sich nicht um eine Frage handelt, **senken Sie bitte am Schluss des Satzes die Stimme**. Achten Sie darauf, dass dabei die Lautstärke Ihrer Stimme gleich bleibt. Einige Redner senken zwar die Stimme ab, werden jedoch zugleich leiser. Die Folge ist, dass sehr häufig das Ende des Satzes nicht verstanden werden kann!

Falls Sie am Ende des Satzes jedoch die Stimme heben, werden Ihre Zuhörer eine Fortsetzung erwarten.

Modeln Sie erfolgreiche Menschen, die es verstehen ihr Publikum zu begeistern. Lesen Sie dazu das Kap. *Der Spiegel der Seele*. Sie haben damit eine gute Chance ähnlich erfolgreich zu werden.

Sie sollten sich unbedingt **mit den Inhalten identifizieren**, die Sie vortragen wollen. Sie müssen zutiefst von ihnen überzeugt sein. Die Zuhörer müssen spüren, dass das Gesagte Ihre persönliche Meinung darstellt.

> *Eine bestechende Präsentation geht von Herz zu Herz, nicht von Verstand zu Verstand.*

Denken Sie auch an Augustinus (Du kannst nur entzünden, was in dir selbst brennt!).

Legen Sie **Emotionen in Ihren Auftritt**. Das unterstreicht Ihre Position und Ihre Meinung. Lassen Sie die Teilnehmer Ihre Begeisterung spüren. H. Addington Bruce: „Männer und Frauen, die über Enthusiasmus verfügen, üben einen magischen Einfluss auf alle aus, die mit ihnen in Berührung kommen." Das kann ich nur bestätigen. Häufig kommen Teilnehmer nach Präsentationen zu mir und bestätigen, dass sie zutiefst angesprochen wurden. Es sind jedes Mal genau die Abschnitte, in die ich mein ganzes „Herzblut" gelegt habe. Es sind die Dinge, von denen ich absolut überzeugt bin und an deren Verbreitung mir sehr viel liegt, weil ich sie für überaus wichtig halte. Und wenn ich etwas für so wichtig erachte, dann zeige ich das durch intensive Gestik und Mimik. Auch die Stimme sollte eindringlicher und intensiver in diesen Momenten genutzt werden.

Falls Sie Ihre Präsentation in dieser Art durchführen, garantiere ich Ihnen, dass Sie erfolgreich sein werden. Das Publikum wird Ihnen kleine oder sogar große „Fehler" vergeben. Wenn Sie jedoch nüchtern, kalt, überheblich oder oberflächlich agieren, wird auch der beste Inhalt Sie kaum retten können. Nie und nimmer wird ein Funke überspringen!

Nur Begeisterung erzeugt Begeisterung.

Bei allen Präsentationen ist die Nutzung effektiver Sprache sehr wichtig. Ihre Sprache sollte klar, eindeutig, positiv und zielorientiert sein. Einige Beispiele, die ich im Laufe der Zeit gesammelt habe, sollen das verdeutlichen:

Vermeiden Sie bitte	**Sinnvolle Alternativen**
Das würde ich auch so erwarten.	Ich erwarte das genau so.
Ich glaube, das ist so wie Sie sagen.	Das sehe ich auch genau wie Sie.
Viele sagen, das sei ganz wichtig.	Ich finde das sehr wichtig.
Ich zeige Ihnen nun die Studie XY, die Sie noch nicht kennen werden.	Ich möchte Ihnen eine neue, wichtige Studie zu diesem Thema zeigen!
Diese Abbildung müssen Sie verstehen.	Diese Abbildung ist überaus wichtig. Sie zeigt …
Ich werde nun, nur noch kurz, einige Dinge aufzeigen.	Nun noch etwas sehr wichtiges:
Vielleicht haben Sie recht mit Ihrem Einwand.	Ein wirklich berechtigter Einwand, ich werde darüber nachdenken.
Es könnte so sein, wie Sie das beschreiben.	Eine interessante Möglichkeit, die Sie da aufzeigen.
Das dürfte eine ganz interessante Abbildung sein.	Ich möchte Ihnen nun eine wirklich interessante Abbildung zeigen
Was Sie sich merken sollten ist, …	Wichtig für meine weiteren Ausführungen ist folgende Tatsache.
Diese Grafik soll Ihnen zeigen.	Diese Grafik zeigt deutlich …
Die Grafik sieht kompliziert aus, ist es jedoch nicht.	Diese Grafik ist so zu interpretieren …
Und die Leistung meines Kollegen XY, wollen wir dabei auch nicht vergessen.	Die Leistung meines Kollegen XY, möchte ich an dieser Stelle besonders erwähnen.
Davon sollten wir uns nicht irritieren lassen.	Hier haben wir die Chance, unsere Position klar zu verdeutlichen!
Das sehen Sie aber völlig falsch.	Das kann man auch anders interpretieren.
Ich möchte Sie mit einer Tatsache konfrontieren.	Ich werde nun einige Fakten nennen.

Vermeiden Sie bitte	Sinnvolle Alternativen
Sie schildern da ein echtes Problem.	Eine echte Herausforderung, die Sie da schildern.
Sie werden nicht unzufrieden sein.	Sie werden sehr zufrieden sein.
Ich an Ihrer Stelle, hätte dabei keine Bedenken.	Das können Sie locker angehen. / Aus meiner Sicht ist das völlig OK.
Ich möchte Ihnen das nicht vorenthalten.	Ich zeige Ihnen diese Abbildung, weil ich sie für besonders wichtig halte.
Das ist das Einzige was schief gehen kann.	Tatsache ist, dieses ist die einzige echte Herausforderung die wir dabei haben. Falls wir wie XY vorgehen, haben wir die Sache voll im Griff.
Man könnte einen Versuch starten.	Tun Sie das, es bietet eine echte Chance.
Wenn ich nun noch einmal zusammenfassen darf.	Ich werde nun das Ganz noch einmal zusammenfassen.
Wir brauchen uns dabei nicht zu verstecken.	Diesem Vergleich können wir uns locker stellen.
Das können wir verschmerzen.	Damit können wir sehr gut umgehen.
Ich halte das für nicht ausgeschlossen.	Das ist durchaus möglich.

Besonders wenn Sie im Verkauf präsentieren, sprechen Sie bitte niemals von „wir", falls Sie von Ihrem Produkt sprechen.

Beispiele:

Wir haben bessere Produkteigenschaften.	Unser Produkt XY, kann da deutlich mehr: …
Wir haben einen günstigeren Preis.	XY hat ein deutlich besseres Preis-Leistungsverhältnis.
Wir können da mehr.	Unser XY hat bessere Leistungsmerkmale: …
Wir haben, glaube ich, das bessere Produkt.	Unser Produkt XY ist aufgrund folgender Leistungen überlegen.

„Wir" erzeugt kein Branding.

Branding ist die Bezeichnung für einen Markenbegriff. Der Begriff entstand im amerikanischen Wilden Westen. Farmer hatten ihren Rindern ihr Zeichen eingebrannt, um jedem zu zeigen, wem die Tiere gehören. Und noch heute wird Markenbildung in der Werbung allgemein als „Branding" bezeichnet.

Meiden Sie für Sie selbstverständliche **Abkürzungen**, die jedoch nicht immer jeder kennen wird. Abkürzungen, die mit Sicherheit fast jedem bekannt sind, kann man dagegen immer nutzen. Beispiel: Kfz.-Steuer, TÜV, PC oder VW. Nicht nutzen sollten Sie dagegen UVP (unverbindliche Preisempfehlung) oder SSV (Sommerschlussverkauf). Es sei denn, Sie sprechen vor dem Einzelhandelsverband!

E. Techniken beim Vortrag

Setzen Sie einen **Laserpointer** ein, um die Aufmerksamkeit Ihrer Teilnehmer zu lenken. In dem Moment, wo Sie mit dem Pointer auf eine bestimmte Stelle Ihres Charts zeigen, schauen Sie und Ihr Publikum auf die gleiche Stelle der Leinwand. Sie tun das Gleiche und nehmen das Gleiche wahr. Eine ideale Möglichkeit Rapport herzustellen. Der Leuchtzeiger verbindet Sie in diesem Moment. Sie führen die Teilnehmer mit dem Stift über das Chart.

Lösen Sie sich danach jedoch gleich wieder von der Leinwand und suchen dann den wichtigen Blickkontakt. Es gibt kaum etwas Negativeres bei einem Vortrag, als ein Referent, der nur zur Leinwand blickt!

Sollten Sie zu Beginn Ihres Vortrages noch mit dem Zittern der Hände zu kämpfen haben, halten Sie die Hand, die den Laserpointer hält, mit der anderen am Handgelenk fest. Das ist völlig unauffällig da die Blicke der Teilnehmer auf der Leinwand ruhen und es verhindert ein Zittern des Leuchtpunktes während Ihrer Aktion!

Ein weiteres wichtiges Thema ist eine evtl. entstehende **Unruhe im Publikum**. Fakt ist, dass Sie zu einigen oder auch vielen Teilnehmern den Kontakt verloren haben! Die beste Möglichkeit, zuerst einmal wieder Ruhe einkehren zu lassen, ist selbst zu schweigen. Ich weiß, dass dies besonders für Anfänger sehr schwer sein kann. – Tun Sie es trotzdem. Es hat eine durchschlagende Wirkung. Die Teilnehmer, die sich noch soeben in der Menge verstecken konnten und plauderten, stehen plötzlich selbst im Mittelpunkt, weil viele andere Teilnehmer sie, als Ursache der Unterbrechung, im Visier haben werden.

Spielen Sie mit diesem Mittel und Sie werden damit Erfolg haben! Wichtig ist, dass Sie danach Pacing einsetzen müssen, um Rapport wieder aufzubauen. Und wenn Sie das können, wäre etwas Humor an einer solchen Stelle ein optimales Mittel!

Sagen Sie um Gottes Willen niemals: „Ich bitte um etwas mehr Ruhe!" Womöglich im Kasernenhofstil. Diesen Rapportkiller werden Sie unter Umständen während der Präsentation nicht mehr los.

Eine Möglichkeit ohne Rapportbruch um Ruhe zu bitten ist ebenfalls: „Bitte geben sie mir (ihrem Kollegen) die Chance die Fakten aufzuzählen."

Sollten Sie mit Teilen Ihrer Präsentationen weniger erfolgreich sein, sehen Sie das bitte als Feedback und verändern Ihr Verhalten. Sie wissen ja, **es gibt keinen Misserfolg, sondern lediglich Feedback**. Falls Sie negatives Feedback erhalten, können Sie sicher sein, dass der notwendige Rapport gefehlt hat.

Es gibt kein unwilliges Publikum, sondern nur Referenten, die nicht in der Lage sind, Rapport herzustellen!

Rapport ist schließlich der Grundstein für jede effektive Kommunikation und nur mit ihm haben Sie die Chance, erfolgreich mit Gruppen zu arbeiten. Arbeiten Sie also von der ersten bis zur letzten Sekunde Ihrer Präsentation am Rapport zum Publikum! Nur dann haben Sie die Chance zu leaden und damit Ihre Botschaften dauerhaft in die Köpfe Ihrer Teilnehmer zu bekommen! Denken Sie bitte immer daran, dass es für Ihren persönlichen Erfolg nicht so wichtig ist was Sie sagen, sondern wie Sie etwas sagen.

Den Erfolg jeder Präsentation bestimmt der Rapport, weniger der Inhalt!

Achten Sie zu Beginn darauf, nachdem Sie sich vorgestellt haben und einige Minuten der Warmlaufphase durchlaufen haben, Interaktionen herzustellen. Interaktionen sind bei jeder Präsentation das „Salz in der Suppe". Denn:

Ihr könnt predigen, über was ihr wollt, aber predigt niemals über vierzig Minuten.
Martin Luther

Länger andauernde Monologe bringen, über kurz oder lang, sämtliche Zuhörer zum geistigen abschalten!

Fragen Sie bei Ihrem Publikum nach, falls es die Thematik zulässt:

- Haben sie so etwas auch schon erlebt?
- Kennen sie so etwas vielleicht auch?
- Ging ihnen das auch so?
- Wie ist ihre Meinung dazu?
- Wie sehen sie das?
- etc.

Im Rahmen der zeitlichen Möglichkeiten lassen Sie dann ein kurzes Statement zu und runden es ab:

- Genau so sehe ich das auch.
- Dem möchte ich noch etwas zufügen.
- Ich denke genau wie sie.
- Das ist auch meine Meinung.
- Das kann ich nur bestätigen.
- etc.

Bestätigen Sie das Ganze auch nonverbal. Geben Sie diesen Teilnehmern für einen kurzen Moment Ihre ganze Aufmerksamkeit, z.B. in der Computerphysiologie. Nicken oder bestätigendes Lächeln sind für diejenigen, die einen Diskussionsbeitrag liefern, überaus hilfreich. Alle Bestätigungen sollten Sie selbstverständlich nur dann einsetzen, wenn diese tatsächlich auch Ihre Meinung darstellen. Sollten Sie dagegen anderer Meinung sein, muss diese Meinung nicht unbedingt sofort zum Ausdruck kommen. Das kann behutsam und überzeugender im Laufe Ihrer Präsentation erfolgen. Für die Teilnehmer ist das deutlich sanfter, als eine sofortige negative Stellungnahme des Referenten. Es könnte außerdem ein übler Rapportkiller entstehen, der einen Lawineneffekt im gesamten Teilnehmerkreis haben kann. Also bitte nicht: „Das sehen sie aber völlig falsch, ich sehe das so ..." Wie gesagt zu Beginn ist Pacing, Pacing und noch einmal Pacing angesagt, denn Sie benötigen Rapport für Ihren Erfolg!

Bleiben Sie **nicht zu lange bei einem Teilnehmer**, sodass sich kein langer Dialog aufbauen kann. Die anderen Teilnehmer könnten sich sonst ausgeschlossen fühlen. Achten Sie auch darauf, dass kein Zuhörer daraus eine „One Man Show" macht. Die Gefahr besteht immer, dass sich Einzelne sehr stark profilieren wollen. Lassen Sie diese während der Veranstaltung beispielsweise aus Ihrem Blickkontakt heraus.

Falls Teilnehmer zu lange monologisieren: „Zu diesem Aspekt hätte ich gerne weitere Meinungen gehört!"

Eine der schönsten Abrundungen der Interaktion ist nach meiner Meinung und falls es wirklich zutrifft: „Eine wirklich bemerkenswerte Frage, die Sie da stellen." Oder: „Hochinteressant, so habe ich das noch gar nicht gesehen." Mit diesen Wertschätzungen stellen Sie einen tragfähigen Rapport her und viele andere Teilnehmer werden die Chance ergreifen wollen auch in diesen Rapport einzusteigen und sich an den Interaktionen zu beteiligen!

Stellen Sie rhetorische Fragen, auf die Sie natürlich keine Antworten erwarten. Die Zuhörer werden die Antworten sowieso im Kopf formulieren und damit in Ihre Präsentation eingebunden werden. Sie werden immer näher an das Thema herangeführt und von ihm gefesselt sein!

Rhetorische Fragen sind auch dann sinnvoll, wenn Sie Aufmerksamkeit für Ihre Aussage herstellen wollen. Beispiel Aussage: „Die Steuern müssen gesenkt werden!" Falls Sie in diesem Fall eine rhetorische Frage vorher stellen, haben Sie eine optimale Bühne für Ihre Aussage geschaffen: „Ich frage Sie an dieser Stelle: Finden Sie nicht auch, dass die Steuern heute deutlich zu hoch sind? – Ich denke, die Steuern müssten deutlich niedriger sein, um die Kaufkraft der Bevölkerung zu stärken!"

Zum **Abschluss der Präsentation** fassen Sie 2 bis 4 Kernaussagen noch einmal in wenigen Sätzen zusammen und fordern zum Handeln auf.

Falls Sie in der Vergangenheit Schwierigkeiten, Nervosität, Lampenfieber etc. gehabt haben, nutzen Sie die beschriebenen Tools, insbesondere die Möglichkeiten, die ich für die Vorbereitung beschrieben habe. Sie sind echte Hilfen, das Unterbewusstsein auf Erfolge zu programmieren und diese Erfolge dann auch zu erhalten. Durchlaufen Sie diese Vorbereitung bitte sehr intensiv und wirklich oft. Je öfter, um so besser! Ich garantiere Ihnen, der Erfolg wird sich sehr schnell und nachhaltig einstellen. Denn auf diese Art lernt Ihr Unterbewusstsein Erfolge zu erleben und zu kultivieren!

- **Unangenehme Erfahrungen blockieren in den weiteren Präsentationen.**
- **Fachliche Vorbereitung alleine reicht leider nicht aus, um Sicherheit auszustrahlen.**
- **Eine gewisse Anspannung vor der Präsentation ist notwendig und hilfreich. Diese sollte sich später deutlich mindern.**
- **Lassen Sie ein Glas Wasser bereitstellen.**
- **Nach Möglichkeit die Animation des Präsentationsprogramms selbst steuern.**
- **Betreten Sie die Bühne nach Möglichkeit vor der Präsentation, wenn noch keine Teilnehmer im Raum sind:**
  - **Halluzinieren Sie Erfolge.**
  - **Setzen Sie mindestens einen Raumanker.**
  - **Sehen Sie sich den gesamten Raum an, auch die hinteren Ränge und legen die optimale Vortragsposition fest.**
- **Erkundigen Sie sich, wie viele Teilnehmer definitiv erwartet werden und lassen möglichst überzählige Stühle entfernen.**
- **Trinken Sie keinen Kaffee oder Tee eine Stunde vor Ihrem Auftritt.**
- **Begrüßen Sie, falls möglich, das Publikum schon am Eingang.**
- **Schreiben Sie Ihr Drehbuch auf Karten.**
- **Üben Sie Ihren Vortrag ein!**
- **Meiden Sie bitte Rednerpulte.**
- **Betreten Sie Ihre Position mit einem Lächeln.**
- **Halten Sie nicht zwanghaft an Ihrer Einleitung fest, lassen Sie die Worte locker aus sich herauskommen.**
- **Nehmen Sie mit Blicken Kontakt zu Ihrem Publikum auf.**
- **Stehen Sie symmetrisch.**
- **Keine Entschuldigungen zu Beginn.**
- **Stellen Sie sich kurz vor und geben einen Zeitrahmen.**
- **Nutzen Sie die verschiedenen Möglichkeiten der Physiologie.**
- **Unterstreichen Sie das Gesagte auch mit Ihren Händen.**
- **Modeln Sie erfolgreiche Redner/innen.**
- **Bei Nutzung eines Präsentationsprogramms:**
  - **Immer den gleichen Schrifttyp.**
  - **Weniger ist mehr auf den Charts.**
  - **Integrieren Sie einen Folienmaster.**
- **Integrieren Sie auch das Flipchart in Ihren Vortrag.**
- **Nutzen Sie bitte einen Laserpointer.**

- Bieten Sie möglichst viele Interaktionschancen an.
- Agieren Sie emotional, wenn Sie etwas Wichtiges zu sagen haben!
- Nutzen Sie zur Darstellung auch Ihre Hände.
- Interaktionen beleben jeden Vortrag.

- Es gibt keinen Misserfolg, sondern lediglich Feedback, also seien Sie flexibel!
- Zum Abschluss noch einmal die wichtigste Regel:

Entscheidend für Ihren Erfolg ist der Rapport, den Sie aufbauen und nicht der Inhalt!

Desiderata

(aus der St. Pauls Kirche, Baltimore 1692)

Liebe Leserin, lieber Leser, anstatt eines Schlusswortes zitiere ich an dieser Stelle *Desiderata*:

Gehe ruhig und gelassen durch Lärm und Hast und sei des Friedens eingedenk, den die Stille bergen kann. Stehe soweit ohne Selbstaufgabe möglich, in freundlicher Beziehung zu allen Menschen. Äußere deine Wahrheit ruhig und klar und höre anderen ruhig zu, auch den Geistlosen und Unwissenden; auch sie haben ihre Geschichte. Meide laute und aggressive Menschen, sie sind eine Qual für den Geist. Wenn du dich mit anderen vergleichst, könntest du bitter werden und dir nichtig vorkommen, denn immer wird es jemanden geben, größer oder geringer als du.

Freue dich deiner eigenen Leistungen, wie auch deiner Pläne. Bleibe weiter an deinem eigenen Weg interessiert. Er ist ein echter Besitz im wechselnden Glück der Zeiten. In deinen geschäftlichen Angelegenheiten lasse Vorsicht walten, denn die Welt ist voller Betrug. Aber nichts soll dich blind machen gegen gleichermaßen vorhandene Rechtschaffenheit.

Viele Menschen ringen um hohe Ideale, und überall ist das Leben voll Heldentum. Sei du selbst, vor allen Dingen heuchle keine Zuneigung, noch sei zynisch, was die Liebe betrifft, denn auch in Augenblicken der Dürre und Enttäuschung ist sie doch immerwährend wie Gras.

Ertrage freundlich und gelassen den Ratschluss der Jahre, gib die Dinge der Jugend mit Grazie auf. Stärke die Kraft des Geistes, damit sie dich in plötzlich hereinbrechendem Unglück schütze. Aber erschöpfe dich nicht mit Phantasien. Viele Ängste kommen aus Ermüdung und Einsamkeit. Neben einer heilsamen Selbstdisziplin sei freundlich mit dir selbst. Du bist Kind Gottes genau wie die Bäume und Sterne; du hast ein Recht hier zu sein. Und, ob es dir bewusst ist oder nicht, es besteht kein Zweifel, das Universum entfaltet sich wie vorgesehen.

Darum lebe in Frieden mit Gott, was für eine Vorstellung du auch immer von ihm hast. Was auch immer deine Arbeit und dein Sehnen ist, erhalte dir den Frieden mit deiner Seele in der lärmenden Wirrnis des Lebens. Mit all der Schande, der Plackerei und den zerbrochenen Träumen ist es dennoch eine schöne Welt. Strebe behutsam danach, glücklich zu sein.

Übungen

Stressmanagement

Atemübung 1:
Diese Übung sollten Sie drei- bis viermal am Tag durchführen. Einerseits als Training, um sie in Stresssituation zur Verfügung zu haben, andererseits dient sie der Gesundheit, weil sie die Ausschüttung von Katecholaminen reduziert, die Sauerstoffversorgung des Blutes verbessert und die Stimmung deutlich hebt. Im Laufe der Jahre habe ich diese Übung zu meinem persönlichen Favoriten gemacht, da sie eine mehrfache Wirkung entfaltet und sehr einfach anzuwenden ist:

Bitte atmen Sie 5 Sekunden bewusst und langsam ein. Während des Einatmens bauen Sie ein Lächeln auf und halten es! Danach atmen Sie ca. 15 Sekunden langsam wieder aus. Achten Sie darauf, dass die Bauchatmung funktioniert und nicht nur mit einem Heben und Senken der Brust geatmet wird. Diesen Vorgang bitte ca. 15-mal wiederholen. Zu Beginn wird es kaum möglich sein über 15 Sekunden auszuatmen. Nach kurzer Zeit werden Sie dieses Ziel jedoch erreichen. Während des Ausatmens formulieren Sie innerlich eine positive Aussage. Etwa: „Ich bin im Hier und Jetzt. Es ist gut und richtig, dass ich hier bin." Bei jedem Einatmen das Lächeln kontrollieren, ggf. wieder aufbauen und beim Ausatmen die positive innere Kommunikation wiederholen!

Wichtig ist, dass die Atmung nicht gepresst wird, sondern dass Sie Ihren persönlichen Rhythmus locker und entspannt finden. Nach kurzer Zeit werden Sie einen gelösten, angenehmen Zustand mit einer positiven Stimmung erreichen!

Atemübung 2:
Legen Sie sich bitte auf den Rücken. Entspannen Sie die Beine, indem Sie eine Rolle oder ein Kissen unter die Knie legen. Entspannen Sie Ihre Schultern und den Nacken, denn diese Partien sind durch Stress sehr häufig verspannt!

Kommen Sie zur Ruhe und konzentrieren sich auf Ihre Atmung. Spüren Sie, wie sich beim Einatmen der Brustkorb dehnt und besonders die Bauchdecke hebt. Spüren Sie dabei die Atemluft, wie sie durch die Nase, die Luftröhre und die Bronchien strömt.

Stellen Sie sich vor, wie Ihr Körper mit Energie bei jedem Atemzug aufgeladen wird. Sauerstoff ist schließlich die Voraussetzung für Ihre Energiegewinnung.

Spüren Sie, wie die Luft Ihren Körper wieder verlässt. Stellen Sie sich dabei vor, wie Stress und Schadstoffe Ihren Körper verlassen. Machen Sie sich Bilder davon, wie alles Negative mit dem Ausatmen den Körper verlässt.

Stellen Sie sich z.B. das Negative oder den Stress als in kleine Päckchen verpackt vor, wie sie Ihren Körper durch die Bronchien, die Luftröhre und die Nase verlassen. Spüren Sie dabei, wie sich die Bauchdecke senkt.

Konzentrieren Sie sich für 10 Minuten nur auf Ihre Atmung und ich garantiere Ihnen, dass Sie wieder fit und entspannt sind.

Falls Sie die Möglichkeit zu einer Pause mit dieser Übung haben, ist das allemal sinnvoller als z.B. Kaffee zu trinken!

Guter Umgang mit sich selbst

Modifizierter EQ-Test nach *D. Goleman*:

Nehmen Sie sich ausreichend Zeit. Stellen Sie sich bitte die geschilderten Situationen genau vor, um herauszufinden, was Sie wirklich tun würden. Antworten Sie genau so, wie Sie tatsächlich handeln würden. Suchen Sie bitte nicht die vermeintlich richtige Lösung. Es kann eine oder mehrere richtige Antworten geben:

1. Während eines Fluges werden Sie heftig durchgeschüttelt und die Stewardess meldet: „Bitte schnallen sie sich an. Wir durchfliegen ein Gebiet mit sehr starken Turbulenzen." Wie reagieren Sie?
   a. Sie lesen weiter und versuchen nicht darauf zu achten bzw. Sie konzentrieren sich auf den Film und tun, als sei alles in Ordnung.
   b. Sie lesen die Anweisung für Notfälle in den Sitztaschen noch einmal durch und bereiten sich auf einen Notfall vor.
   c. Sie machen ein wenig von a. und b.
   d. Sie können nicht sagen wie Sie reagieren, denn Sie haben so etwas noch nie erlebt.

2. Sie sind als Mutter/Vater mit einer Schar von vierjährigen Kindern auf einem Spielplatz. Ein kleiner Junge fängt plötzlich an zu weinen, weil die anderen nicht mehr mit ihm spielen wollen. Was tun Sie?
   a. Die Kinder sollen das selbst regeln. Das bekommen die schon hin.
   b. Sie sprechen den Jungen an und fragen ihn, was er tun könnte, damit die anderen wieder mit ihm spielen.
   c. Sie trösten den Jungen.
   d. Sie versuchen ihn abzulenken: „Komm wir spielen etwas anderes."

3. Als Schüler der Oberstufe haben Sie in einer Arbeit eine 2 erwartet. Leider kam es anders und es ist lediglich eine 4 geworden. Wie gehen Sie damit um?
   a. Sie setzen sich das Ziel, bei der nächsten Arbeit eine 2 zu bekommen und schmieden einen Plan, wie Sie sich verbessern können.
   b. Sie beschließen, dass so etwas nicht mehr vorkommt.
   c. Sie trösten sich und denken, dass Sie in den anderen Fächern ja wesentlich besser sind.
   d. Sie gehen zum Lehrer und verlangen, er solle die Note verbessern.

4. Sie sind Versicherungsvertreter und verkaufen per Telefon. Nach 15 Anrufen haben Sie immer noch keinen Abschluss gemacht. Was machen Sie?
   a. Sie denken, dass es heute eben nicht gut läuft und beenden Ihre Aktion, denn morgen ist ja auch noch ein Tag.
   b. Sie fragen sich, was Sie falsch gemacht haben und wo bei Ihnen der Fehler liegt. Was brauchen Sie noch, um besser zu werden?
   c. Sie machen weiter und versuchen einfach mal etwas Neues.
   d. Das scheint wohl nicht die Art von Arbeit zu sein, für die Sie geboren sind. Sie suchen sich einen neuen Job.

5. Sie sind ein Manager in einer Gesellschaft für multikulturelle Entwicklung. Bei einer Ihrer Besprechungen reißt ein Mitarbeiter einen rassistischen Witz. Wie gehen Sie damit um?
   a. Sie ignorieren den Vorfall. Es handelte sich ja nur um einen geschmacklosen Scherz.
   b. Sie zitieren den Mitarbeiter nach dem Gespräch zu sich und weisen ihn zurecht.
   c. Sie machen vor der versammelten Mannschaft klar, dass diese Art von Scherzen unangebracht sind und nicht akzeptiert oder toleriert werden kann.
   d. Sie schlagen dem Mitarbeiter eine soziale Weiterbildungsmaßnahme vor.

6. Ihr Freund ist maßlos sauer, weil er auf der Autobahn von einem Sportwagenfahrer heftig bedrängt wurde, der dabei gefährlich nah aufgefahren war.
   a. Sie beruhigen ihn und sagen: „Das bringt doch nichts. Es ist ja nichts passiert."
   b. Sie schlagen vor, heute Abend mit ihm ein Bier trinken zu gehen.
   c. Sie ergreifen sofort vehement für ihn Partei und schimpfen auf das Rowdytum auf unseren Autobahnen.
   d. Sie erklären, dass sie so etwas auch schon erlebt haben und dass Sie seinen Ärger verstehen können. Nach einigem Überlegungen seien Sie damals zu der Erklärung gelangt, dass der Sportwagenfahrer vielleicht so handelte, weil er einen Angehörigen in die nächste Klinik bringen musste.

7. Sie haben einen heftigen Streit mit Ihrem/Ihrer Partner/in. Sie spüren, dass kaum noch sachliche Argumente angebracht, sondern lediglich persönliche Attacken geritten werden. Was ist das Beste in einer solchen Situation?
   a. Sie beschließen eine Pause von 20 Minuten und reden danach weiter.
   b. Sie beenden für sich das Gespräch und werden ganz ruhig, egal was der/die andere tut.
   c. Sie entschuldigen sich für Ihr Verhalten und schlagen vor, dass die/der andere das auch machen sollte.
   d. Sie sammeln Ihre Gedanken und denken einen Augenblick sachlich über die Situation nach und beschreiben diese.

8. Sie werden zum Projektleiter bestimmt und sollen mit Ihrem Team eine neue schwierige Aufgabe lösen. Wie ist Ihre Strategie?
   a. Sie stellen der Gruppe Ihren Plan vor und lassen ihn von Ihrem Team diskutieren.
   b. Sie geben der Gruppe erst einmal ausreichend Zeit, damit sie sich kennen lernen kann.
   c. Sie fragen reihum jeden, was er/sie dazu beitragen kann und diskutieren die Ideen.
   d. Sie führen ein Brainstorming durch, weil alle Ideen willkommen sind.

9. Ihr 3-jähriger Sohn ist übersensibel. Neue Menschen und Situationen ängstigen ihn immer wieder. Wie gehen Sie damit um?
   a. Sie akzeptieren ihn so, wie er ist und beschützen ihn vor Dingen, die ihn ängstigen.
   b. Sie machen einen Termin bei einem Kinderpsychologen.
   c. Sie konfrontieren ihn von nun an häufiger mit neuen Situationen, damit er lernen kann, damit umzugehen.
   d. Sie zeigen ihm nach und nach, wie man mit solchen Situationen umgeht.

10. Sie beschließen das Instrument, welches Sie in der Kindheit bereits erlernt, jedoch lange vernachlässigt haben, wieder häufiger zu spielen. Wie vereinbaren Sie das mit Ihrer knappen Zeit?
   a. Sie machen einen Übungsplan und trainieren von nun an täglich und konsequent.
   b. Sie wählen zu Beginn leichtere Stücke, die Ihre Fähigkeiten nicht überfordern.
   c. Sie üben nur dann, wenn Sie Lust dazu haben.
   d. Sie spielen nur die schwierigen Stücke, bis Sie diese wirklich gut beherrschen.

Addieren Sie nun die Punkte für jede Frage:

1. a=20, b=20, c=20, d=0
   Die ersten 3 sind alle gut und hilfreich. Die Antwort d verweist auf einen Mangel an Gespür für Stresssituationen.
2. a=0, b=20, c=0, d=0
   Die Antwort b ist die Beste. Emotional intelligente Eltern coachen ihre Kinder. Sie helfen ihnen sich darüber klar zu werden, wie Situationen entstanden sind und vor allen Dingen wie Lösungen aussehen können.
3. a=20, b=0, c=0, d=0
   Antwort a: Entscheidend für Erfolg und Selbstmotivation ist die Fähigkeit, sich Ziele zu setzen. Danach sollte ein Plan entworfen werden (Prozesse, Ressourcen, Hilfsmittel) um das angestrebte Ziel zu erreichen.
4. a=0, b=0, c=20, d=0
   Antwort c: Nur diese Antwort zeigt Optimismus und Flexibilität. Unerwünschte Resultate als Herausforderung zu sehen ist häufig genug der erste Schritt zu einem befriedigenden Ergebnis. Pessimismus dagegen bedeutet Resignation und Selbstvorwürfe.
5. a=0, b=0, c=20, d=0
   Nur in der Antwort c wird Ihr Standpunkt für alle wirklich deutlich. Diese Art von Scherzen passt nicht in eine Organisation mit diesem Auftrag. Anstatt die Menschen zu Verhaltensänderungen zu bringen und sie umzuerziehen ist es häufig einfacher, dieses Verhalten in aller Öffentlichkeit abzulehnen.
6. a=0, b=5, c=5, d=20
   Antwort b und c sind auch relativ gut. Antwort d ist jedoch vorzuziehen, denn emotional aufgebrachte Menschen beruhigt man häufig am besten, in dem man sie ablenkt, versteht und eine weniger stressige Sicht der Dinge *(Reframing)* anbietet.
7. a=20, b=0, c=0, d=0
   20 Minuten Pause sind sinnvoll. Denken Sie an die physiologischen Folgen des Stresses. Bis Adrenalin und Noradrenalin wieder abgebaut sind und sie beide Zugang zu ihren kreativen Teilen (Großhirn) haben, braucht es diese Zeit. Danach sind die Voraussetzungen deutlich besser, gemeinsam zu einem guten Ergebnis zu kommen.
8. a=0, b=20, c=0, d=20
   Kreativität verlangt Wohlbefinden, deshalb ist das Kennenlernen der Gruppe die wichtigste Voraussetzung für ein gutes Ergebnis.

9. a=0, b=5, c=0, d=20
Der Kinderpsychologe ist sicher eine gute Adresse. Entscheidend für die Entwicklung des Kindes wird es jedoch sein, nach und nach durch lösbare Aufgaben und Anforderungen die Scheu überwinden zu lernen.
10. a=0, b=20, c=0, d=0
Indem man sich moderate, lösbare Aufgaben stellt, hat man eine Gewähr für gute Ergebnisse und Fortschritte. Ansonsten fehlt häufig die Motivation weiterzumachen. Denken Sie an Beppo den Straßenfeger und seine Strategie!

Das Ergebnis gibt Ihnen Aufschluss darüber, für wie emotional intelligent Sie sich im Vergleich zu anderen Menschen einschätzen dürfen:

200 Punkte = Sehr hoch entwickelte emotionale Intelligenz.

100 Punkte = Durchschnittlich entwickelter EQ.

0 Punkte = Naja, testen Sie es morgen noch einmal.

Karten und Filter

Übung: Was ist der bevorzugte Kanal in jeder Aussage? Notieren Sie rechts
V = visuell, A = auditiv, K = kinästethisch, O = olfaktorisch/gustatorisch

Mit Ihrer Terminvergabe stimmt etwas nicht.
Das können Sie genau beobachten.
Ich habe den Eindruck, Sie haben etwas gegen mich.

Bitte keine Ausreden, ich mag das nicht.
Ihr Kollege braucht etwas mehr Fingerspitzengefühl.
Ich möchte keine Panik machen, aber ich werde die Karten auf den Tisch legen.

Ich sollte besser den Mund halten.
Nach meiner Ansicht kommen wir zu spät.
Ich habe den Eindruck, dass er es ernst meint.

Ich begreife nicht, wie Sie mir damit helfen wollen.
Wenn ich Ihren Kollegen sehe, bin ich richtig stinkig.
Wenn ich ihn sehe, kann ich mich kaum beherrschen.

Es kratzt mich nicht, was er denkt.
Ich sehe das ziemlich unklar. Es liegt ein Schatten darüber.
Ich habe den Eindruck, dass sie mich nicht akzeptiert.

Ich kann mir schon ausmalen, wie das aussieht.
Das pfeifen die Spatzen von den Dächern.
Ich fühle mich der Angelegenheit nicht gewachsen.

Wenn Sie das so erklären, hört sich das ganz anders an.
Seien Sie bitte ehrlich und legen Sie alle Karten auf den Tisch.
Das bringt mich auf die Palme, ich muss mich richtig beherrschen.

Es schmeckt mir nicht, dass ich eine Woche nicht arbeiten soll.
Das ist der Knackpunkt, ich möchte Ihnen ja nicht die Ohren volljammern.
Es ist eine beklemmende Situation, sie bereitet mir richtige Kopfschmerzen.

Ganz ehrlich, es haut mich um, was Sie da sagen.
Das bringt mich völlig aus dem Takt, was Sie mir sagen.
Das ist keine helle Freude, was Sie da sagen.

Die Sache stinkt, ich habe einen Riecher dafür.
Ich glaube, ich werde ihm die Suppe gehörig versalzen.
Meine Frau ist völlig gefühllos, es kratzt sie überhaupt nicht, was ich mache.

Dann steht die Erkrankung im Zusammenhang mit meiner Arbeitsbelastung?
Für meine Zukunft sehe ich düster.
Nach meiner Ansicht ist das etwas zu kurzsichtig.

Es macht mir Bauchschmerzen, aber jetzt liegen alle Karten auf dem Tisch.

Übung Augenbewegungsmuster:

Beispiele:

Ak

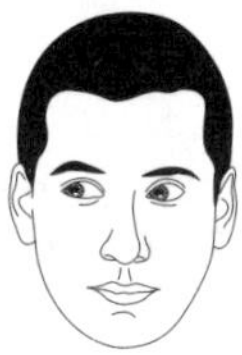

Sie werden hören, dass es besser klingt.

Vk

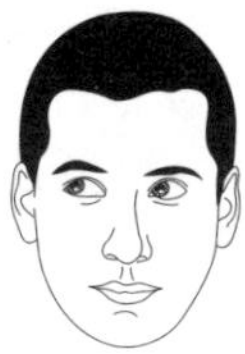

Sie werden sehen, dass es besser wird.

K

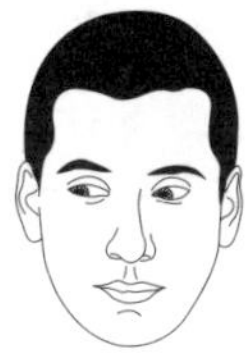

Sie werden spüren, dass es besser wird.

Ve

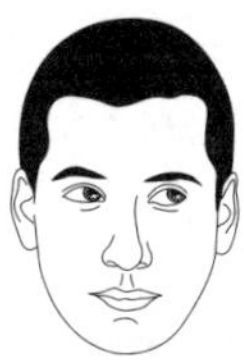

Wie sah das Bild aus?

Ae

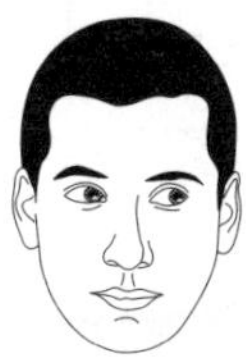

Wie hörte es sich an?

Id

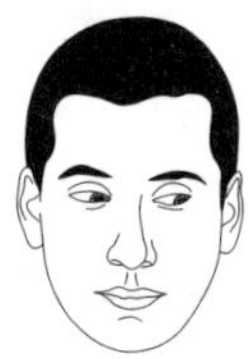

Was würden Sie sagen?

Um einige Sicherheit und Routine beim Erkennen der Bewegungsmuster zu erhalten, machen Sie bitte folgende Übung: Bestimmen Sie bitte das System und im Kästchen vermerken Sie bitte das Repräsentationssystem:

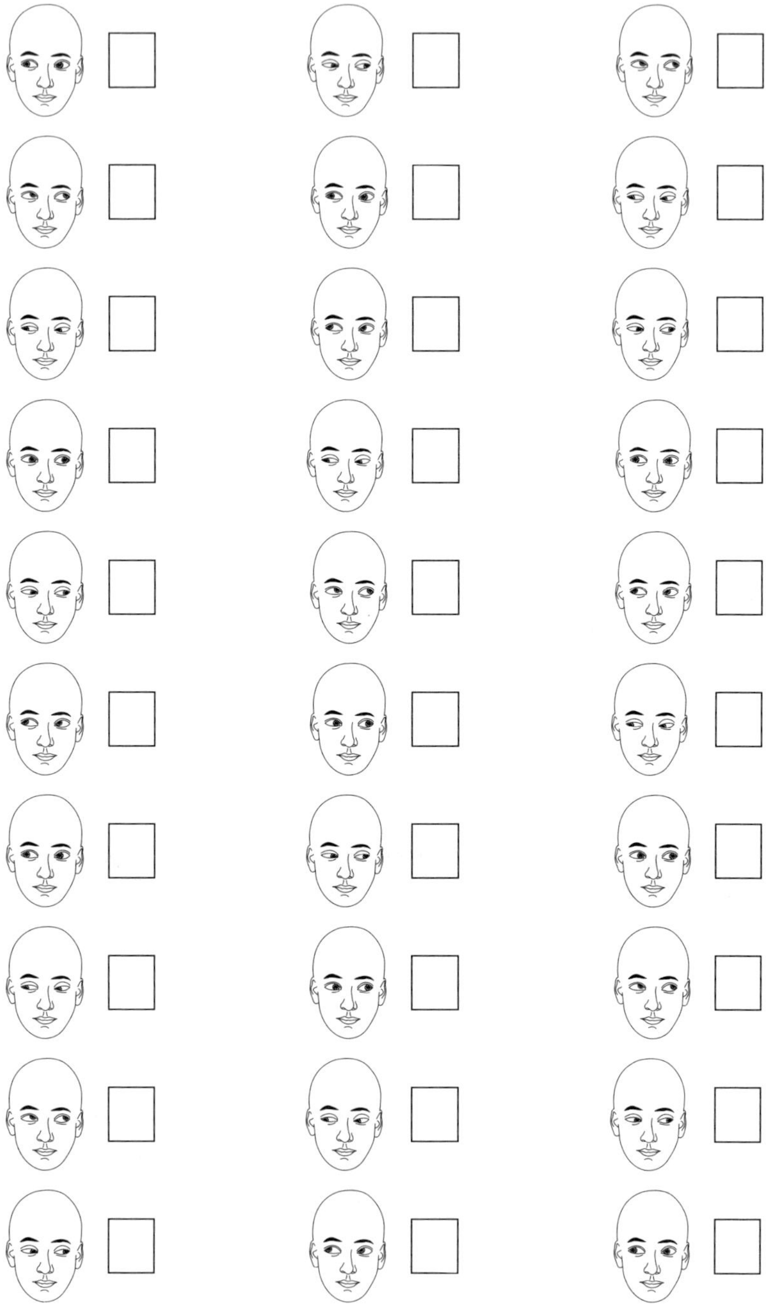

Was die Sprache verrät

Um die Modellverletzungen des Metamodells zu trainieren, nachfolgend noch eine Übung. Dabei sollten Sie zuerst feststellen, um welche Verletzung es sich handelt und die Abkürzung der Modellverletzung notieren. Der entsprechende Nachfragesatz kann dann angefügt werden. Häufig kommt es dabei vor, dass mehrere Modellverletzungen zutreffen.

Folgende Abkürzungen können verwandt werden:

- Fehlen des Beziehungsindex **Fbl**
- Tilgung **T**
- Unvollständig spezifiziertes Verb **UsV**
- Nominalisierung **N**
- Modaloperatoren der Notwendigkeit **MN**
- Universalquantoren **Uq**
- Gedankenlesen **Gl**
- Verallgemeinerungen **Ver**
- Ursache und Wirkung **UuW**

1. Männer (Frauen) finden mich langweilig.
   Kürzel: ____________________
   Frage: ____________________
2. Ich kann mit niemanden darüber reden.
   Kürzel: ____________________
   Frage: ____________________
3. Ich bereue meine Entscheidung.
   Kürzel: ____________________
   Frage: ____________________
4. Ich finde nie den richtigen Ton.
   Kürzel: ____________________
   Frage: ____________________
5. Das kann nie funktionieren.
   Kürzel: ____________________
   Frage: ____________________
6. Es ist wichtig, dass Mädchen schön gekleidet sind.
   Kürzel: ____________________
   Frage: ____________________
7. Ich mag keine Blumen.
   Kürzel: ____________________
   Frage: ____________________
8. Manche Menschen können eben alles.
   Kürzel: ____________________
   Frage: ____________________
9. Meine Mutter versucht mich von meiner Freundin zu trennen.
   Kürzel: ____________________
   Frage: ____________________
10. Er hat mich verletzt.
    Kürzel: ____________________
    Frage: ____________________
11. Sie mögen mich sowieso nicht.
    Kürzel: ____________________
    Frage: ____________________

12. Ich finde es nicht gut, dass Sie mir dieses Produkt anbieten.
Kürzel: ____________________
Frage: ____________________

13. Keiner beachtet mich.
Kürzel: ____________________
Frage: ____________________

14. Man muss Rücksicht auf seine Kunden nehmen.
Kürzel: ____________________
Frage: ____________________

15. Mein Freund macht mich wütend und hilflos.
Kürzel: ____________________
Frage: ____________________

16. Hätten Sie mich damals gehen lassen, wäre heute alles in Ordnung.
Kürzel: ____________________
Frage: ____________________

17. Ihr Lachen irritiert mich.
Kürzel: ____________________
Frage: ____________________

18. Alles Geniale ist einfach.
Kürzel: ____________________
Frage: ____________________

19. Es geht mir immer schlechter.
Kürzel: ____________________
Frage: ____________________

20. Es ist wichtig, für andere da zu sein.
Kürzel: ____________________
Frage: ____________________

21. Seine Tischmanieren bringen mich auf die Palme.
Kürzel: ____________________
Frage: ____________________

22. Das war in meinem Leben eine Kehrtwendung.
Kürzel: ____________________
Frage: ____________________

23. Ich habe ihm gezeigt, dass ich ihn liebe.
Kürzel: ____________________
Frage: ____________________

24. Mein Sohn macht mich wütend.
Kürzel: ____________________
Frage: ____________________

25. Ihre Missachtung kränkt mich zutiefst.
Kürzel: ____________________
Frage: ____________________

26. Sie langweilt mich.
Kürzel: ____________________
Frage: ____________________

27. Sie wissen genau, wie ich das meine.
Kürzel: ____________________
Frage: ____________________

28. Ich habe ihr gezeigt, dass ich sie liebe.
Kürzel: ____________________
Frage: ____________________

29. Für Sie sind alle anderen Mitarbeiter wichtiger.
Kürzel: ____________________
Frage: ____________________

30. Meine Frau treibt mich mit Ihren Sauberkeitstick aus dem Haus.
Kürzel: ____________________
Frage: ______________________

Kontrollierter Dialog

Übung kontrollierter Dialog

Dies ist eine Übung, zu der Sie einen Partner benötigen. Bevor Sie beginnen, legen Sie das Thema des Gespräches fest. Es sollte ein kontroverses Thema sein, über das beide einige Kenntnisse haben, z.B. alternative Energien, Geschwindigkeitsbeschränkungen auf der Autobahn, Kampfhunde- oder Massentierhaltung. Der Ablauf des Gespräches ist wie folgt:

1. A macht eine Aussage zum ausgewählten Thema.
2. B gibt sinngemäß zurück, was gesagt wurde (kontrollierter Dialog).
3. A stimmt dem zu oder auch nicht (falls unrichtig wiedergegeben).
4. Jetzt erst erwidert B die Aussage von A.
5. A gibt sinngemäß zurück, was gesagt wurde (kontrollierter Dialog).
6. B stimmt dem zu oder auch nicht (falls unrichtig wiedergegeben).
7. Jetzt erst erwidert A die Aussage von B.
8. usw.

Sie werden feststellen, dass es zu Beginn schwierig ist, nicht gleich zu antworten, da man ja auch eine eigene Meinung zu der Aussage hat. Im Alltag ist die Antwort meist im „Ja, aber"-Muster präsent. Dieses Kommunikationsmuster bedeutet jedoch letztendlich eine Konfrontation im Gespräch. Wiederholen Sie jedoch zuerst die Aussage Ihres Gesprächspartners, ist das eine Wertschätzung seiner Person und damit *pacing* des Gegenübers!

Aktives Zuhören

Übung für aktives Zuhören

Damit das aktive Zuhören nicht nur Theorie bleibt, kann es hier geübt werden. Folgende Äußerungen können Sie mit einem Partner testen. A macht jeweils eine Aussage, und B gibt Feedback, was an Gefühlen über die bloße Sachinformation hinaus gesendet worden ist. Sie werden feststellen, dass es manchmal schwierig ist, die Gefühle zu interpretieren, selbst wenn man die Körpersprache genau beobachtet.

Die Antwort kann z.B. mit „Sie meinen also …", „Wenn ich Sie richtig verstehe …", „Sie glauben also …" beginnen. Nach jeweils 5 Aussagen bitte die Positionen wechseln.

1. „Gestern Morgen hatte ich fürchterliche Kopfschmerzen."
2. „Ihre Termine liegen immer 6 Wochen im Voraus."
3. „Ihre Kolleginnen könnten auch etwas freundlicher sein. Sie gehen an einem vorüber ohne zu grüßen."
4. „Ihr Unternehmen ist auch nicht mehr auf dem neuesten Stand."
5. „Da hat sich doch an der Kasse schon wieder jemand vorgedrängt."
6. „Ihr Vorschlag hat mich auch nicht weitergebracht."
7. „Jetzt liege ich schon seit 2 Wochen hier und nichts passiert. Kann ich nicht endlich nach Hause gehen?"
8. „Der Notarzt kam dann nach 20 Minuten und hat auch nichts mehr ausrichten können."
9. „Ihr Tipp war ein Segen für mich. Ich fühle mich wie ein neuer Mensch."
10. „Der Lieferant hatte das Produkt wieder nicht vorrätig und musste es bestellen."
11. „Das ist ja ein günstiger Preis!"
12. „Ich brauche also erst in 4 Monaten den nächsten Termin machen?"
13. „Ich möchte lieber erst in 4 Wochen kommen."
14. „Mit diesem Auto fahre ich keinen Meter mehr."
15. „Wieso soll ich für diese Behandlung etwas bezahlen. Ich habe mein Leben lang Krankenkassenbeiträge gezahlt."
16. „Ihr neuer Kollege muss noch sehr viel lernen."
17. „Die Kosten haben sich gelohnt, der Umsatz ist nun deutlich besser."
18. „Muss die Visite denn jeden Tag so früh stattfinden?"
19. „Ich kaufe grundsätzlich keine Zeitschriften an der Türe."
20. „Meine Freundin hat im Schlussverkauf ein paar tolle Schuhe gekauft. Ich gehe heute auch in dieses Geschäft!"

Matching

Matching Übung:

Finden Sie zu jeder Aussage oder Frage eine Antwort im gleichen *Repräsentationssystem*:

„Mein Sohn wird in der Schule immer schlechter, ich verstehe das überhaupt nicht."

„Ich habe schon begriffen, dass meine Eltern mich nicht mögen."

„Ich habe nicht verstanden was das soll."

„Nun ganz konkret, wir sollten die Karten auf den Tisch legen oder nicht?"

„Ihr Kollege hatte keinen Durchblick. Kennen sie jemand anderes, der da klar sieht?"

„Ich habe den Eindruck, dass Ihre Mitarbeiterinnen ganz schön gestresst sind."

„Ihr Mitarbeiterin hat überhaupt keinen Durchblick bei der Termingestaltung."

„Ihre Chefin hat endlich einmal Klarheit in diese Sache gebracht."

„Mein Chef tappt völlig im Dunklen. Ich glaube nicht, dass ihm ein Licht aufgeht."

„Herr Meier, Sie haben da einen Unterton in Ihrer Stimme. Kann es sein, dass Sie Hintergedanken haben?"

„Mein Mann sperrt sich gegen alles. Das bringt mich auf die Palme."

Die Bedeutung der Dinge

Reframing

Übung:

Um Reframing auch im Alltag anwenden zu können, ist es sinnvoll, dieses zu trainieren. Für die Übung benötigen Sie mindestens eine/n Partner/in. Besser klappt es in einer kleinen Gruppe.

1. Ein/e Teilnehmer/in der Gruppe teilt den anderen eine Klage mit: Ich bin zu XY.
2. Die anderen haben danach die Aufgabe, sich das XY kurz vorzustellen, um damit eine visuelle, kinästhetische oder auditive Vorstellung davon zu bekommen.
3. Ist das geschehen, soll ein Bezugsrahmen gefunden werden, der in die persönliche Struktur des/der Klagenden passt.
4. Hat jemand eine Idee, so bittet er/sie die Klage zu wiederholen und bietet dann das Reframing an.
5. Dabei bitte auf die Physiologie achten, ob der neue Kontext in die persönliche Struktur gepasst hat und damit erfolgreich war.
6. Blieb das Angebot ohne Erfolg, hat ein anderes Gruppenmitglied die Möglichkeit, einen neuen Bezugsrahmen zu finden und beginnt wieder damit, sich die Klage noch einmal vorstellen zu lassen, um danach einen anderen Bezugsrahmen anzubieten.

Zu Beginn ist es häufig schwierig, einen passenden Kontext zu finden. Man ist sehr schnell geneigt, von sich selbst auszugehen. Leider funktioniert das, was für die eigene Welt passt, häufig bei anderen nicht.

Ziel der Übung ist es, flexibler zu werden, um sich besser den Landkarten anderer Menschen annähern zu können.

Geschäftsfeld Anti-Aging:

Visuelle Aussage: ______________________

____

Auditive Aussage: ______________________

____

Kinästhetische Aussage: ______________________

____

Geschäftsfeld Mentales Training:

Visuelle Aussage: ______________________

____

Auditive Aussage: ______________________

____

Kinästhetische Aussage: ______________________

____

Geschäftsfeld Umweltmedizin:

Visuelle Aussage: ______________________

____

Auditive Aussage: ______________________

____

Kinästhetische Aussage: ______________________

____

Geschäftsfeld Akupunktur (Schmerztherapie):

Visuelle Aussage: ______________________

____

Auditive Aussage: ______________________

____

Kinästhetische Aussage: ______________________

____

Geschäftsfeld Raucherentwöhnung:

Visuelle Aussage: ______________________

____

Auditive Aussage: ______________________

____

Kinästhetische Aussage: ______________________

____

Glossar

Aktives Zuhören: Botschaften sinngemäß zurückgeben und dabei insbesondere die verstandenen Gefühle hervorheben.

Ankern: Die Verbindung eines intensiv erlebten Zustandes aus der Vergangenheit (Gefühl, Fantasie oder angenehme Lernerfahrung) mit einem Auslösereiz. Dieser Reiz (Anker) kann auch selbst initiiert und ausgelöst werden. (Berührung, Geste, Klang oder Wort).

Assoziiert: Direkt in einer Situation sein, sie also konkret selbst erleben.

Auditiv: Den Hörsinn betreffend.

Chunking: Die Wahrnehmungsebene wechseln.

Chunking down: Etwas geringer in seiner Bedeutung erscheinen lassen. Etwas kleiner machen. In kleine Teile (chunks) zerlegen.

Dissoziiert: Situationen neutral, gewissermaßen von außen betrachten. Nicht assoziiert sein.

Future Pace: Gedankliches Ausprobieren einer neuen Verhaltensweise.

Generalisieren: Verallgemeinern.

Kalibrieren: Exaktes Feststellen des Zustandes unserer Gesprächspartner, um sich besser auf sie einzustellen.

Leading: Die Führung im Rapport übernehmen.

Leveler-Physiologie: Nach Virginia Satir die Körperhaltung, die Vertrauen und Autorität suggeriert.

Matching: Verbales pacen des bevorzugten Repräsentationssystems des Gesprächspartners.

Meta-Modell der Sprache: Von *Milton Erickson* angewandt und von *Bandler* und *Grinder* verfeinert. Es erlaubt die Aussagen der Menschen auf ihre konkreten Erfahrungen zurückzuführen.

Missmatching: Aus dem Rapport aktiv aussteigen, Pacing vermeiden und dabei aktiv eine andere Physiologie oder Sprache nutzen.

Modeln: Erfolgsfaktoren von anderen Menschen erkennen und für sich selbst anwenden.

Moment of Excellence: Übung, um nützliche Ressourcen per Ankertechnik in bestimmten Situationen zur Verfügung zu haben.

Multi mind: Das innere Team in uns oder die verschiedenen Teile.

Pacen: Der Vorgang, sich mittels Physiologie und Sprache an andere anzunähern, um Rapport zu bekommen, also sich der Landkarte oder Sicht der Dinge des Gesprächspartners anzunähern.

Prädikate: Alle Worte, Verben, Adverbien, Adjektive, einige Substantive, die sinnlich Wahrnehmbares beschreiben.

Rapport: Weitgehende Übereinstimmung in Physiologie und Sprache. Vertrauen zueinander und Annäherung der Landkarten. Voraussetzung für jede Veränderungsarbeit.

Rapportcheck: Eine Möglichkeit, um festzustellen, ob ein Gesprächspartner mit Ihnen Rapport hat. Z.B. das Ändern der Körperhaltung. Ändert Ihr Gegenüber diese gleich oder kurz darauf auch, so können Sie dann von bestehendem Rapport ausgehen. Dabei ist es noch nicht einmal entscheidend, ob sich Ihr Gesprächspartner Ihrer Haltung sofort annähert. Die Annäherung kann schrittweise erfolgen!

Reframing: Umdeutungsprozess, um einen veränderten Bezugsrahmen zu bekommen. Ungünstige Deutungen von Situation können mittels Reframing zweckmäßiger beurteilt werden.

Repräsentationssystem: Unsere inneren Denkweisen und Wahrnehmungen. Synonym zu Sinneskanal, Sinnessystem oder Wahrnehmungsebene zu verwenden.

Ressourcen: Alle Erfahrungen, Fähigkeiten, Wissen oder Potenziale, die helfen können, Ziele zu erreichen. Alle Möglichkeiten, die man dazu in bestimmten Lebenssituationen zur Verfügung hat.

Separator-State: Unterbrecher (-zustand), wird dazu genutzt, Blockaden (Stuck-State) aufzulösen. Aus dem Separator-State ist es möglich, in jeden anderen Zustand zu gelangen, z. B. einen Ressource-Zustand.

Stuck-State: Zustand in dem man keine Möglichkeit hat, auf seine Ressourcen zurückzugreifen. Der Stuck-State blockiert und man ist nicht in der Lage, Wahlmöglichkeiten für sein Verhalten zu erkennen oder nutzen.

Submodalitäten: Alle Merkmale innerer Bilder, Klänge oder Gefühle. Es sind die Qualitäten oder Formen dieser Merkmale.

Tilgen: Erfahrungen oder Teile von Erfahrungen ausblenden.

Tiefenstruktur: Unser Abbild der Welt, gefiltert durch Tilgungen, Generalisierungen und Verzerrungen.

VAKO-Prozesse: Prozesse, die zur Informationsaufnahme durch unsere Repräsentationssyteme führen. Visuell, auditiv, kinästhetisch, olfaktorisch/gustatorisch!

Literatur

Buckingham, Marcus + Coffmann, Curt: Erfolgreiche Führung gegen alle Regeln. Campus Verlag, Frankfurt 2002

Csikszentmihalyi, M.: Flow, Das Geheimnis des Glücks. Klett-Cotta Verlag, Stuttgart, 1992

Dilts Robert B.: Die Veränderung von Glaubenssystemen. Junfermann Verlag, Paderborn, 1993

Goleman Daniel: Emontionale Intelligenz. Carl Hanser Verlag, München, 1996

Gordon Thomas: Familienkonferenz. Heyne Verlag, München, 1995

Gordon Thomas: Patientenkonferenz. Heyne Verlag, München, 1995

Janmes, Ted + Shepard, David: Die Magie gekonnter Präsentation. Junfermann Verlag, Paderborn 2002

Klein Stefan: Die Glücksformel. Rowohlt Verlag, Reinbek bei Hamburg, 2002

Klein Uwe: Stressmanagement. Verlag Moderne Industrie, Landsberg am Lech, 2000

McDermott, Ian + O´Conner, Josef: NLP und Gesundheit. VAK Verlag, Kirchzarten, 1997

Millmann Dan: Der Pfad des friedvollen Kriegers. Ansata Verlag, München, 2000

Mohl, Alexa: Der Zauberlehrling. Junfermann Verlag, Paderborn, 1993

O´Connor Joseph, Prior Robin: Fair verkauft (sich) gut. Verlag für Angewandte Kinesiologie, Freiburg, 1996

Ridley Matt: Die Biologie der Tugend. Ullstein Verlag, Berlin, 1997

Robbins Anthony: Das Power Prinzip. Heyne Verlag, München, 1991

Schulz von Thun Friedemann: Miteinander Reden. Das innere Team und situationsgerechte Kommunikation. rororo Sachbuch 60545.

Stahl Thies: Triffst du 'nen Frosch unterwegs. NLP für die Praxis. Junfermann Verlag, Paderborn, 1988

Watzlawick, Paul: Wie wirklich ist die Wirklichkeit? Piper Verlag München, 1976

Welling, Heinz: Das Handbuch für den Praxiserfolg, 3. Auflage. Thieme Verlag, Stuttgart 2005

Stichwortverzeichnis